中西医结合执业医师资格考试实践技能拿分考典

《中西医结合执业医师资格考试实践技能拿分考典》编委会　编

中国中医药出版社

·北　京·

图书在版编目（CIP）数据

《中西医结合执业医师资格考试实践技能拿分考典》/《中西医结合执业医师资格考试实践技能拿分考典》编委会编 . —北京：中国中医药出版社，2017.11

（执业医师资格考试通关系列）

ISBN 978 – 7 – 5132 – 4408 – 4

Ⅰ. ①中… Ⅱ. ①中… Ⅲ. ①中西医结合 – 资格考试 – 自学参考资料
Ⅳ. ①R2 – 031

中国版本图书馆 CIP 数据核字（2017）第 213515 号

中国中医药出版社出版

北京市朝阳区北三环东路 28 号易亨大厦 16 层
邮政编码 100013
传真 010 – 64405750
廊坊市晶艺印务有限公司印刷
各地新华书店经销

开本 787 × 1092 1/16 印张 20.5 字数 446 千字
2017 年 11 月第 1 版 2017 年 11 月第 1 次印刷
书 号 ISBN 978 – 7 – 5132 – 4408 – 4

定价 78.00 元
网址 www.cptcm.com

社 长 热 线 010 – 64405720
购 书 热 线 010 – 89535836
维 权 打 假 010 – 64405753

微信服务号 zgzyycbs
微商城网址 https://kdt.im/LIdUGr
官 方 微 博 http://e.weibo.com/cptcm
天猫旗舰店网址 https://zgzyycbs.tmall.com

如有印装质量问题请与本社出版部联系 (010 – 64405510)

前　言

执业医师资格考试于每年 2 月报名，分为实践技能考试和医学综合笔试两部分。所有考生必须先通过 6 月举行的实践技能考试，才有资格继续参加 8 月下旬（"一年两试"试点地区按具体安排执行）举行的医学综合笔试。

实践技能考试为三站式考试。第一站病案（例）分析，每人随机抽取 2 道病例分析题，在答题卡上进行笔试，答题时间 60 分钟，总分 40 分，该部分权重最大，是需要重点复习的部分。第二站为基本操作，是实际操作，操作过程还需回答考官的提问，操作时间总计 15 分钟，总分 30 分。第三站为临床答辩，每人随机抽取 4 道题，答题时间总计 15 分钟，总分 30 分，该部分为口试。三站总计 100 分，达到 60 分即可通过实践技能考试。于 7 月份可上网查询实践技能考试成绩，通过者才能参加 8 月份的综合笔试考试。

为了帮助报考中西医结合执业医师实践技能考试的广大考生在短时间内熟练掌握大纲要求的各项内容，顺利通过实践技能考试，我们按照《中西医结合执业医师资格实践技能考试大纲》和《国家医师资格考试实践技能考试指导·中西医结合执业医师》，根据历年真卷将考点去粗取精，归纳总结成本书，突出应试模式。让考生能够轻松通过本阶段考试，安心复习医学综合笔试内容。

本书根据实践技能考试的顺序分为三站，每站以【考点汇总】为中心，前有考试样题及答题模板，考点后附有实战演练。实战演练的题目均来自最近几年的真题，题量大，考点全面，方便考生熟悉考试题型与解答方法。【考点汇总】为每一站的重点内容，以"★"作为重点标注，★★★最为重要，表明该考点为高频考点；★★次之，表明该考点较为重要；★最次，表明近几年考过 1 次；近几年未出现过的考点则一笔带过，不作标注。以此提醒考生着重复习，强化记忆。

根据我们对近年来真题的研究归纳，总结考点及出题规律，可以看出，实践技能考试重点突出，重要内容反复考察。考生只要熟记星标考点，勤加练习，则不难通过实践技能考试。

为了帮助记忆，本书将复杂的医考考点内容以表格形式呈现，简洁精练，各个考点之间的异同点也一目了然，这样可以极大地简化复习过程，让考生在最短的时间内掌握最核心的内容，真正做到踏进考场胸有成竹。

最后，衷心祝愿大家考试顺利！

微信公众号
更多免费题库

目　录

第一站

病案（例）分析

病案（例）分析分值表

	考试项目	所占分值
病案（例）分析1（内科） 病案（例）分析2（外、妇、儿科） 各20分，共计40分 考试方法：书面笔试 考试时间：60分钟	中医疾病诊断	2
	中医证候诊断	2
	西医诊断	2
	西医诊断依据	4
	中医治法	2
	方剂	2
	药物组成、剂量及煎服法	2
	西医治疗原则与方法	4
	合计	20

通关技巧

考生依据题目所提供的中医四诊、查体、辅助检查等临床资料，以书面形式答出中医疾病诊断、中医证候诊断、西医诊断、西医诊断依据、中医治法、方剂、药物组成、剂量及煎服方法、西医治疗原则与方法（药物、手术等）。

1. 中医疾病诊断（2分） 以题干中描述的第一症状为判断要点，结合中医四诊确定疾病诊断。

2. 中医证候诊断（2分） 根据题干中描述的中医四诊信息综合归纳分析，可从八纲和脏腑辨证角度初步分析，结合大纲中疾病的证型名称确定证型诊断，要求证型名称必须与大纲中原有名称保持一致。

3. 西医诊断（2分） 结合病史、症状、体征、辅助检查结果确定疾病诊断。

4. 西医诊断依据（4分） 从病史、症状、体征、辅助检查结果四个方面来写即可。

5. 中医治法（2分） 根据疾病和证型诊断，设立中医治法，一般为 2 个四字的专业中医治法词汇。

6. 方剂（2分） 根据考点内容熟记正确的方剂名称，原方名后添加"加减"二字。

7. 药物组成、剂量及煎服法（2分）

（1）组成原方主体用药要求基本书写，根据题目具体情况进行相关药物的加减，不能出现与证型明显不符的药物。

（2）剂量一般书写临床常用剂量，常用药物以 10～15g 为基本剂量，有明确毒副作用的药物需要在规定剂量以内。注意写明特殊煎煮方法。

（3）煎服法基本都可使用"三剂，水煎服。日一剂，早晚分服"的模板回答。

8. 西医治疗原则与方法（4分） 大部分疾病可按照下面的顺序来写：①一般治疗。②对症治疗。③病因治疗。④手术治疗。

（一）考试介绍

本站为技能考试中分值最高的部分。考试涉及的知识点主要是中西医结合内科学、中西医结合外科学、中西医结合妇科学及中西医结合儿科学的内容。要求考生在60分钟内完成2道病案（例）分析试题，每题20分，共40分。

【样题1】

病案（例）摘要：徐某，男，70岁，已婚，农民。2012年10月11日初诊。患者常年体弱多病，近日胸骨体中段附近出现闷痛，可放射至左肩、无名指。疼痛一般持续3分钟左右，舌下含服硝酸甘油可缓解。既往有吸烟史30年。现症：心悸而痛，胸闷气短，甚则胸痛彻背，心悸汗出，畏寒，肢冷，下肢浮肿，腰酸无力。

查体：T：36.3℃，P：80次/分，R：20次/分，BP：120/70mmHg。心界不大，心率80次/分，律齐，各瓣膜区未闻及杂音。舌淡白，脉沉细。

辅助检查：心电图示：窦性心律，$V_1 \sim V_4$导联 S－T 段压低0.1mV，T波低平。肌钙蛋白Ⅰ（－）。

要求：根据上述摘要，在答题卡上完成书面分析。

【样题2】

病案（例）摘要：侯某，男，30岁，干部。2015年1月18日初诊。患者进食大量油腻食物2小时后出现右上腹持续性胀痛并向右肩背部放射。现症：胁腹疼痛难忍，伴恶心呕吐，发热恶寒，口苦咽干，皮肤黄染，便秘尿赤。

查体：T：38.5℃，P：80次/分，R：20次/分，BP：115/75mmHg。右上腹压痛及肌紧张，可摸到肿大之胆囊，墨菲征阳性。舌质红，苔黄腻，脉弦滑。

辅助检查：血常规：白细胞12.5×10^9/L，中性粒细胞82%。血清转氨酶轻度升高。B超示胆囊增大、囊壁增厚，胆囊内多个强回声光团伴声影。

要求：根据上述摘要，在答题卡上完成书面分析。

答题时间：60分钟。

【参考答案】

1. 中医疾病诊断：胸痹。

中医证候诊断：心肾阳虚证。

西医诊断：冠状动脉粥样硬化性心脏病（心绞痛）。

西医诊断依据：①患者常年体弱多病，有吸烟史30年。②胸骨体中段附近出现闷痛，可放射至左肩、无名指。疼痛一般持续3分钟左右，舌下含服硝酸甘油可缓解。心界不大，心率80次/分，律齐，各瓣膜区未闻及杂音。③心电图示：窦性心律，$V_1 \sim V_4$导联 S－T 段压低0.1mV，T波低平。肌钙蛋白Ⅰ（－）。

中医治法：益气壮阳，通络止痛。

方剂：参附汤合右归丸加减。

药物组成、剂量及煎服法：人参12g，附子9g（先煎），熟地黄24g，山药12g，山茱萸9g，枸杞子12g，菟丝子12g，鹿角胶12g（烊化兑服），杜仲12g，肉桂6g，当归9g。三剂，水煎服。日一剂，早晚分服。

西医治疗原则及方法：

（1）发作时的治疗：①休息。②药物治疗：硝酸甘油、硝酸异山梨酯舌下含化。

（2）缓解期的治疗：①β受体阻滞剂（美托洛尔、比索洛尔）、硝酸酯制剂（硝酸异山梨酯、5－单硝酸异山梨酯）、钙通道阻滞剂（维拉帕米、硝苯地平、地尔硫草）、曲美他嗪，应用调脂药和抗血小板药。

2. 中医疾病诊断：胁痛。

中医证候诊断：肝胆湿热证。

西医诊断：胆石症。

西医诊断依据：①进食油腻食物后出现右上腹持续性胀痛并向右肩背部放射。②右上腹压痛及肌紧张，可摸到肿大之胆囊，墨菲征阳性。③血清转氨酶轻度升高，B超示胆囊增大、囊壁增厚，胆囊内多个强回声光团伴声影。

中医治法：清热利湿。

方剂：龙胆泻肝汤加减。

药物组成、剂量及煎服法：龙胆草6g，黄芩9g，栀子9g，泽泻12g，木通6g，当归3g，生地黄9g，柴胡6g，生甘草6g，车前子9g（包煎）。三剂，水煎服。日一剂，早晚分服。

西医治疗原则及方法：①非手术治疗：解痉，止痛，消炎利胆，应用抗生素，纠正水、电解质紊乱及酸碱失衡等。②手术治疗：胆囊切除术。

（二）考点汇总

1. 内科疾病

考点1★★★ 急性上呼吸道感染

【诊断】

（1）主要根据病史、症状及体征，结合周围血象并排除其他疾病，如过敏性鼻炎、伤寒等，可做出诊断。病毒分离及免疫荧光技术对明确病因诊断有帮助。

（2）检查

①血常规：病毒性感染可见白细胞计数一般正常或偏低，淋巴细胞比例相对增高。细菌感染时，白细胞计数及中性粒细胞增高，甚则见核左移。

②病毒分离：有助于确诊。

③荧光技术检测：阳性者有助于早期诊断。

④血清学检查：有助于早期诊断。

【西医治疗】

（1）抗病毒治疗：金刚烷胺、吗啉胍等。

（2）抗细菌治疗：头孢氨苄、罗红霉素等。

（3）对症治疗：①发热、头痛、肢体酸痛者，用复方阿司匹林片。②鼻塞流涕者，用扑尔敏，或1%的麻黄素；咳嗽者，用克咳敏或氯化铵棕色合剂。③声嘶、咽痛者，可雾化吸入治疗，或口含华素片。

【中医辨证论治】

证型	证候	治法	方剂	组成
风寒束表	恶寒重发热轻，无汗，头痛，流涕喉痒，咳嗽，口不渴，苔薄白而润，脉浮紧	辛温解表	荆防败毒散加减	人参败毒草苓芎，羌独柴前枳桔同，生姜薄荷煎汤服，祛寒除湿功效宏，若须消散疮毒肿，去参加入荆防风
风热犯表	身热著微恶寒，汗出不畅，咳嗽痰黄，口干而渴，苔微黄，脉浮数	辛凉解表	银翘散或葱豉桔梗汤加减	银翘散主上焦疴，竹叶荆蒡豉薄荷，甘桔芦根凉解法；葱豉桔梗山栀翘，薄荷竹叶甘草饶
暑湿伤表	身热，微恶风，头昏重，咳嗽痰黏，胸闷脘痞，渴不多饮，苔薄黄腻，脉濡数	清暑祛湿解表	新加香薷饮加减	三物香薷豆朴先，散寒化湿功效兼，若益银翘豆易花，新加香薷祛暑煎
气虚感冒	恶寒较甚，咳痰无力，身楚倦怠，气短懒言，舌淡苔白，脉浮而无力	益气解表	参苏饮加减	参苏饮内用陈皮，枳壳前胡半夏齐，干葛木香甘桔茯，内伤外感此方宜
阴虚感冒	头痛身热，微恶风寒，无汗，心烦，口渴咽干，舌红少苔，脉细数	滋阴解表	加减葳蕤汤加减	加减葳蕤用白薇，豆豉生葱桔梗随，草枣薄荷共八味，滋阴发汗此方魁

考点2★★★ 慢性阻塞性肺疾病（2016年版大纲新增考点）

【诊断】

（1）任何有呼吸困难、慢性咳嗽或痰多的患者，并且有暴露于危险因素的病史，需考虑慢性阻塞性肺疾病（COPD）。COPD的诊断需进行肺功能检查，吸入支气管扩张剂之后 $FEV_1/FVC < 70\%$ 表明存在气流受限，即可诊断。

（2）检查

①肺功能检查：是判断持续气流受限的主要客观指标。使用支气管扩张剂后，$FEV_1/FVC < 70\%$ 可确定为持续气流受限。肺总量和残气量增高，肺活量减低，表明肺过度充气。

②胸部X线：早期胸片可无异常，以后可出现肺纹理增粗、紊乱等，也可出现肺气肿。

③胸部CT：可见慢阻肺小气道病变、肺气肿及并发症的表现，但其主要意义在于排除其他具有相似症状的呼吸系统疾病。

④血气分析：对确定发生低氧血症、高碳酸血症、酸碱平衡失调以及判断呼吸衰竭的类型有重要价值。

【西医治疗】

（1）稳定期：①教育和劝导戒烟；因职业或环境粉尘、刺激性气体所致者，应脱离污染环境。②支气管扩张剂。③祛痰药。④对重度和极重度患者（Ⅲ级和Ⅳ级）及反复加重的患者，常用沙美特罗加氟替卡松、福莫特罗加布地奈德。⑤长期家庭氧疗。

（2）急性加重期：①确定病因及病情严重程度，根据严重程度确定治疗。②支气管舒张剂同稳定期治疗。③低流量吸氧。④抗生素。⑤糖皮质激素。

【中医辨证论治】

	证型	证候	治法	方剂	组成
实喘	风寒壅肺	喘逆胸胀，痰黏色白，恶寒发热无汗，口不渴	宣肺散寒	麻黄汤合华盖散加减	麻黄汤中臣桂枝，杏仁甘草四般施；华盖杏甘配麻黄，苏子陈皮茯苓桑
	表寒肺热	喘逆上气，胸胀，息粗鼻扇，痰黏，形寒身热，口渴	解表清里，化痰平喘	麻杏石甘汤加减	仲景麻杏石甘汤，辛凉宣肺清热良，邪热壅肺咳喘急，有汗无汗均可尝
	痰热郁肺	喘咳胸胀痛，痰黏色黄，身热有汗，渴喜冷饮	清热化痰，宣肺平喘	桑白皮汤加减	桑皮汤治肺热喘，芩栀贝杏苏连半
	痰浊阻肺	喘而胸满闷，痰黏难咯，呕恶食少，口黏不渴	祛痰降逆，宣肺平喘	二陈汤合三子养亲汤加减	二陈汤用半夏陈，苓草梅姜一并存；三子养亲祛痰方，芥苏莱菔共煎汤
	肝气乘肺	遇情志刺激而诱发，息粗气憋，咽中如窒	开郁降气平喘	五磨饮子加减	四磨饮子七情侵，人参乌药及槟沉，去参加入木香枳，五磨饮子白酒斟
虚喘	肺气虚耗	气怯声低，咳声低弱，自汗畏风	补肺益气养阴	生脉散合补肺汤加减	生脉麦味与人参；补肺五味与参芪，熟地紫菀配桑皮
	肾虚不纳	呼多吸少，气不得续，汗出肢冷，口咽干燥	补肾纳气	金匮肾气丸合参蛤散加减	肾气丸补肾阳虚，地黄山药及茱萸，苓泽丹皮合桂附，水中生火在温煦；人参、蛤蚧
	正虚喘脱	张口抬肩，鼻扇气促，不能平卧，汗出如珠	扶阳固脱，镇摄肾气	参附汤送服黑锡丹配合蛤蚧粉	人参、附子；黑锡丹中蔻硫黄，桂附楝木沉茴香，芦巴故纸阳起石，降逆平喘镇浮阳；蛤蚧粉

考点3★★★ 慢性肺源性心脏病

【诊断】

①X线：肺、胸基础疾病及急性肺部感染的特征、肺动脉高压及右心室增大。

②心电图：右心室肥大。

③超声心动图：右室内径增大，流出道增宽，肺动脉内径增大，右室前壁厚度增加。多普勒超声心动图显示三尖瓣反流和右室收缩压增高。

④动脉血气分析：呼吸衰竭时，$PaO_2 < 60mmHg$ 伴有 $PaCO_2 > 50mmHg$。

【西医治疗】

（1）急性加重期：①控制感染。②氧疗。③控制心力衰竭：利尿药（氢氯噻嗪＋螺内酯）、正性肌力药（西地兰）、血管扩张药（钙拮抗剂、一氧化氮等）。④控制心律失常。⑤抗凝治疗。⑥治疗并发症：肺性脑病、消化道出血。

（2）缓解期：①呼吸锻炼。②增强机体抵抗力。③家庭氧疗。

【中医辨证论治】

	证型	证候	治法	方剂	组成
急性期	痰浊塞肺	咳痰色白黏腻，短气喘息，脘痞纳少，倦怠乏力	健脾益肺，化痰降气	苏子降气汤加减	苏子降气半夏归，前胡桂朴草姜随，上实下虚痰咳喘，或加沉香去肉桂
	痰热郁肺	咳喘气粗，痰黄难咳，身热微恶寒，口渴，溲黄便干	清肺化痰，降逆平喘	越婢加半夏汤加减	越婢汤中有石膏，麻黄生姜加枣草，风水恶风一身肿，水道通调肿自消
	痰蒙神窍	神昏谵语，撮空理线，肢体瞤动，抽搐，咳逆喘促	涤痰开窍，息风止痉	涤痰汤加减，另服安宫牛黄丸或至宝丹	参苓橘半连茹草，枳实菖枣星麦冬；安宫牛黄开窍方，芩连栀郁朱雄黄，犀角珍珠冰麝箔，热闭心包功效良；至宝朱砂麝息香，雄黄犀角与牛黄，金银二箔兼龙脑，琥珀还同玳瑁良
	阳虚水泛	面浮肢肿，腹胀心悸，咳喘脘痞，尿少怕冷，面青舌暗	温肾健脾，化饮利水	真武汤合五苓散加减	真武附苓术芍姜；五苓散治太阳腑，白术泽泻猪茯苓
缓解期	肺肾气虚	呼吸浅短难续，声低气怯，胸闷，心慌形寒	补肺纳肾，降气平喘	补肺汤加减	补肺五味与参芪，熟地紫菀配桑皮
	气虚血瘀	喘咳无力，气短难续，痰吐不爽，面色晦暗，唇甲紫绀	益气活血，止咳化痰	生脉散合血府逐瘀汤加减	生脉麦味与人参；血府当归生地桃，红花枳壳膝芎饶，柴胡赤芍甘桔梗，血化下行不作痨

考点 4★★★ 支气管哮喘

【诊断】

（1）反复发作喘息、气急、胸闷或咳嗽。发作时在双肺可闻及散在或弥漫性以呼气相为主的哮鸣音，呼气相延长。上述症状和体征可经治疗缓解或自行缓解。除外其他疾病所引起的喘息、气急、胸闷和咳嗽。症状不典型者具备以下 1 项：支气管激发试验阳性；支气管舒张试验阳性；呼气流量峰值（PEF）变异率≥20%。

（2）检查

①痰液：涂片镜检可见较多嗜酸性粒细胞。

②血液：嗜酸性粒细胞增高。合并呼吸道感染时可有白细胞及中性粒细胞增高。

③通气功能检测：呼气量、呼气量与肺活量比值、最大呼气中期流速、呼气峰值流速均降低。肺活量减少，残气量、功能残气量和肺总量增加，残气量与肺总量比值增大。

④支气管激发试验：FEV_1下降 > 20%，为激发试验阳性。

⑤支气管舒张试验：阳性诊断标准：FEV_1较用药前增加 15% 或以上，且其绝对值增加 200mL 或以上；PEF 较治疗前增加 60L/min 或增加 ≥20%。

⑥动脉血气分析：哮喘发作严重时，PaO_2下降，$PaCO_2$下降，pH 上升而呈呼吸性碱中毒。

⑦胸部 X 线：早期发作见肺透亮度增加，反复发作或并发呼吸道感染，可见肺纹理增加及炎性浸润阴影，可并发肺不张、气胸或纵隔气肿。

【西医治疗】

（1）常用药物：①糖皮质激素。②β_2受体激动剂。③白三烯受体拮抗剂。④茶碱类。⑤抗胆碱药物。⑥抗 IgE 治疗。⑦变应原特异性免疫疗法。

（2）中度及重度急性发作治疗：①氧疗。②速效 β_2受体激动剂。③茶碱。④糖皮质激素。⑤机械通气。

【中医辨证论治】

	证型	证候	治法	方剂	组成
发作期	寒哮	呼吸急促，喉中哮鸣有声，痰稀色白，形寒畏冷	温肺散寒，化痰平喘	射干麻黄汤加减	射干麻黄治寒哮，细辛款冬加姜枣，紫菀半夏加五味，重在宣肺不发表
	热哮	气粗息涌，呛咳，喉中哮鸣，口渴喜饮，面赤口苦	清热宣肺，化痰定喘	麻杏石甘汤加减	仲景麻杏石甘汤，辛凉宣肺清热良，邪热壅肺咳喘急，有汗无汗均可尝
缓解期	肺虚	喘促气短，自汗畏风，痰稀色白，多因气候变化而诱发	补肺固卫	玉屏风散加减	玉屏风散用防风，黄芪相畏效相成，白术益气更实卫，表虚自汗服之应
	脾虚	倦怠无力，食少便溏，面色萎黄，痰黏咳吐不爽	健脾化痰	六君子汤加减	四君子汤中和义，人参苓术甘草比，益以夏陈名六君，健脾化痰又理气
	肾虚	息促气短，呼多吸少，形瘦神疲，腰酸腿软，畏寒肢冷	补肾纳气	金匮肾气丸或七味都气丸加减	肾气丸补肾阳虚，地黄山药及茱萸，苓泽丹皮合桂附，水中生火在温煦；六味地黄丸 + 五味子

考点 5★★★ 肺炎

【诊断】

（1）根据病史、症状和体征，结合 X 线检查和痰液、血液检查，可明确诊断。病原菌检测是确诊各型肺炎的主要依据。

（2）检查

①周围血象：大多数细菌性肺炎，血中白细胞总数可增高，以中性粒细胞增加为

主。通常有核左移或细胞内出现毒性颗粒。病毒性肺炎白细胞计数可正常、稍高或偏低，淋巴细胞增多，血沉通常在正常范围。肺炎支原体感染时，周围血白细胞总数正常或稍高，细胞分类正常。血沉常增快，常伴轻度贫血、网织红细胞增多。

②病原体：痰涂片：在抗菌药物使用前有意义。培养：鉴别和分离出病菌株。

③X线：肺炎球菌肺炎：早期见肺纹理增粗或受累的肺段、肺叶稍模糊，后见大片炎症浸润阴影或实变影。肋膈角可有少量胸腔积液。葡萄球菌肺炎：肺段或肺叶实变，其内有空洞，或小叶状浸润中出现单个或多发的液气囊腔；某处炎性阴影消失而在另一部位出现新的病灶，或单一病灶融合成大片阴影。肺炎支原体肺炎：肺部多种形态的浸润影。

【西医治疗】

（1）一般治疗：注意休息，高蛋白饮食，保持空气流通，注意隔离消毒，多饮水。

（2）病因治疗

①细菌性肺炎：肺炎球菌肺炎：青霉素G。葡萄球菌肺炎：半合成青霉素或头孢菌素。克雷白杆菌肺炎：头孢噻肟钠/头孢他啶联合妥布霉素/阿米卡星。军团菌肺炎：首选红霉素，亦可与利福平联合用药。

②病毒性肺炎：利巴韦林、阿昔洛韦等。

③肺炎支原体肺炎：大环内酯类。

④肺炎衣原体肺炎：红霉素。

⑤真菌性肺炎：氟康唑、两性霉素B等。

（3）支持疗法：如咳嗽、咳痰用止咳化痰药等。

（4）感染性休克的治疗：控制感染，补充血容量，纠正酸中毒，血管活性药及糖皮质激素的应用，纠正水、电解质紊乱及酸碱失衡。

（5）局部治疗：雾化吸入、局部灌注。

【中医辨证论治】

证型	证候	治法	方剂	组成
邪犯肺卫	咳嗽咳痰，痰黏色黄，发热重，恶寒轻，无汗，口微渴	疏风清热，宣肺止咳	三拗汤或桑菊饮加减	三拗汤用麻杏草，宣肺平喘效不低；桑菊饮中桔杏翘，芦根甘草薄荷饶
痰热壅肺	咳嗽，咳痰黄稠，高热不退，口渴烦躁，溲赤便干	清热化痰，宽胸止咳	麻杏石甘汤合千金苇茎汤加减	麻杏石甘；苇茎汤方出千金，桃仁薏苡冬瓜仁，肺痈痰热兼瘀血，化浊排脓病自宁
热闭心神	咳嗽气促，痰声辘辘，烦躁，神昏谵语，高热不退	清热解毒，化痰开窍	清营汤加减	清营汤治热传营，身热烦渴眠不宁，犀地银翘玄连竹，丹麦清热更护阴

续表

证型	证候	治法	方剂	组成
阴竭阳脱	高热骤降，大汗，气急肢冷，神志恍惚，舌淡青紫，脉微欲绝	益气养阴，回阳固脱	生脉散合四逆汤加减	生脉麦味与人参；四逆汤中附草姜，阳衰寒厥急煎尝
正虚邪恋	干咳少痰，咳嗽声低，气短神疲，手足心热，自汗，虚烦不眠	益气养阴，润肺化痰	竹叶石膏汤加减	竹叶石膏汤人参，麦冬半夏甘草临，再加粳米同煎服，暑烦热渴脉虚寻

考点 6★★★ 肺结核

【诊断】

（1）具有以下几种情况时，应考虑本病，并进一步检查以确诊：①有与排菌肺结核患者密切接触史。②起病隐匿，病程迁延，或呼吸道感染抗炎治疗无效或效果不显著。③长期低热。④咯血或痰中带血。⑤肺部听诊锁骨上下及肩胛间区闻及湿啰音或局限性哮鸣音。⑥存在结核病好发危险因素。⑦出现结节性红斑、疱疹性角膜炎、风湿性关节炎等过敏反应表现。⑧既往有淋巴结结核等肺外结核病史。

（2）检查：①结核分枝杆菌检查：确诊的主要方法。②影像学检查。胸部 X 线检查：原发型肺结核可见原发灶、淋巴管炎和肺门或纵隔肿大的淋巴结组织成哑铃状病灶；急性血型播散型肺结核可见分布均匀，大小、密度相近的粟粒状阴影；继发型肺结核可见浸润型病灶、干酪样病灶、空洞、纤维钙化的硬结病灶。胸部 CT：有助于发现微小或隐蔽区病变及与孤立性结节的鉴别诊断。③结核菌素试验：是诊断有无结核感染的参考指标。呈阳性反应常表示为活动性结核病。④纤维支气管镜检查：支气管结核表现为黏膜充血、溃疡、糜烂、组织增生、形成瘢痕和支气管狭窄。⑤γ-干扰素释放试验：检测结核感染。

【西医治疗】

（1）抗结核化学药物治疗

①基本原则：早期、联合、适量、规律、全程。

②常用药：第一线杀菌药物有异烟肼、利福平、链霉素和吡嗪酰胺，第二线抑菌药物有乙胺丁醇、对氨基水杨酸钠。

（2）糖皮质激素：毒性症状过重时与抗结核药同用。

（3）对症治疗

①发热、盗汗等毒性症状：抗结核治疗，高热时可给小量退热药口服或物理降温等，盗汗甚者睡前服阿托品。

②咳嗽、咳痰：可不用药，但剧咳时服喷托维林或可待因，痰多黏稠者可用稀化痰液的药物。

③痰中带血或小量咯血：维生素 K、卡巴克络等。

④大咯血：垂体后叶素 +25% 葡萄糖；输血；局部止血。

（4）手术治疗。

【中医辨证论治】

证型	证候	治法	方剂	组成
肺阴亏损	干咳，痰黏带血，午后手足心热，口咽干燥	滋阴润肺	月华丸加减	月华丸方擅滋阴，二冬二地沙贝苓，山药百部胶三七，獭肝桑菊保肺金
阴虚火旺	咳呛气急，痰黏，咯血，五心烦热，性急易怒	滋阴降火	百合固金汤合秦艽鳖甲散加减	百合固金二地黄，玄参贝母桔草藏，麦冬芍药当归配，喘咳痰血肺家伤；秦艽鳖甲治风劳，地骨柴胡及青蒿，当归知母乌梅合，止嗽除蒸敛汗超
气阴耗伤	咳嗽无力，气短声低，午后潮热，自汗盗汗	益气养阴	保真汤加减	保真治瘵功不小，二冬八珍川芎少，莲心知柏骨陈皮，柴胡朴芪五味枣
阴阳两虚	咳逆喘息，少气，自汗盗汗，肢冷形寒，五更泄泻	滋阴补阳	补天大造丸加减	补天大造参术芪，归芍山药远志依，枣仁枸杞紫河车，龟鹿茯苓大熟地

考点7★★ 原发性支气管肺癌

【诊断】

（1）对于下列情况之一的人群（特别是40岁以上男性长期或重度吸烟者）应提高警惕，及时进行排癌检查：①刺激性咳嗽2～3周而抗感染、镇咳治疗无效。②原有慢性呼吸道疾病，近来咳嗽性质改变者。③近2～3个月持续痰中带血而无其他原因可以解释者。④同一部位反复发作的肺炎。⑤原因不明的肺脓肿，无毒性症状，无大量脓痰，无异物吸入史，且抗感染治疗疗效不佳者。⑥原因不明的四肢关节疼痛及杵状指（趾）。⑦X线显示局限性肺气肿或段、叶性肺不张。⑧肺部孤立性圆形病灶和单侧性肺门阴影增大者。⑨原有肺结核病灶已稳定，而其他部位又出现新增大的病灶者。

（2）检查：①胸部X线：中央型：一侧肺门类圆形阴影，肿块与肺不张、阻塞性肺炎并存时，可呈现"S"型征象。周围型：局限性小斑片状阴影，肿块周边可有毛刺、切迹和分叶，可见偏心性癌性空洞。细支气管－肺泡癌：结节型和弥漫型两种表现。②痰脱落细胞检查：诊断肺癌的重要方法之一。③纤维支气管镜检：诊断肺癌的主要方法。④取得病变部位组织，进行病理学检查，对肺癌的诊断具有决定性意义。

【西医治疗】

①手术治疗。②化学药物治疗。③放射治疗。④其他如支气管动脉灌注化疗、经纤维支气管介导等。⑤生物缓解调节剂，如干扰素等。⑥分子靶向治疗。

【中医辨证论治】

证型	证候	治法	方剂	组成
气滞血瘀	咳嗽不畅，咳痰不爽，胸胁胀痛，面青唇暗，便秘	活血散瘀，行气化滞	血府逐瘀汤加减	血府当归生地桃，红花枳壳膝芎饶，柴胡赤芍甘桔梗，血化下行不作痨
痰湿毒蕴	咳嗽痰多，气憋胸闷，纳差便溏，身热尿黄，苔厚腻	祛湿化痰，清热解毒	导痰汤加减	二陈去梅加枳星，方名导痰消积饮，胸膈痞塞肋胀满，坐卧不安服之宁
阴虚毒热	咳嗽，痰中带血，心烦少寐，邪热炽盛，口渴，便秘	养阴清热，解毒散结	沙参麦冬汤合五味消毒饮加减	沙参麦冬扁豆桑，玉竹花粉甘草襄；五味消毒疗诸疗，银花野菊蒲公英，紫花地丁天葵子，煎加酒服效非轻
气阴两虚	咳嗽无力，痰中带血，神疲乏力，汗出，气短，手足心热	益气养阴，化痰散结	沙参麦冬汤加减	沙参麦冬扁豆桑，玉竹花粉甘草襄，秋燥耗津伤肺胃，咽痛干咳最堪尝

考点8★★★ 慢性呼吸衰竭（2016 年版大纲新增考点）

【诊断】

（1）有慢性支气管、肺部疾病或其他导致呼吸功能障碍的原发疾病，近期内有促使肺功能恶化的诱因。有缺氧和 CO_2 潴留的症状和体征。血气分析：Ⅰ型：$PaCO_2$ 正常或下降，$PaO_2 < 60mmHg$；Ⅱ型：$PaCO_2 > 50mmHg$，$PaO_2 < 60mmHg$。

（2）检查：①动脉血气分析。②其他辅助检查：如 X 线胸片，脑或肺 CT 等。

【西医治疗】

①保持呼吸道通畅。②氧疗。③控制感染。④增加通气量、减少 CO_2 潴留。⑤纠正酸碱平衡失调和电解质紊乱。⑥糖皮质激素的应用。⑦防治消化道出血。⑧防治休克。

【中医辨证论治】

证型	证候	治法	方剂	组成
痰浊阻肺	呼吸急促，喉中痰鸣，痰黏难咳，胸中窒闷，苔腻	化痰降气，活血化瘀	二陈汤合三子养亲汤加减	二陈汤用半夏陈，苓草梅姜一并存；三子养亲祛痰方，芥苏莱菔共煎汤
肺肾气虚	呼吸短浅难续，胸满气短，心悸，咳嗽，形寒汗出	补益肺肾，纳气平喘	补肺汤合参蛤散加减	补肺五味与参芪，熟地紫菀配桑皮；人参、蛤蚧
脾肾阳虚	咳喘，心悸怔忡，腹胀，浮肿，肢冷尿少，面青唇绀	温肾健脾，化湿利水	真武汤合五苓散加减	真武附苓术芍姜；五苓散治太阳腑，白术泽泻猪茯苓

证型	证候	治法	方剂	组成
痰蒙神窍	呼吸急促，或伴痰鸣，神志恍惚，谵语，嗜睡，抽搐	涤痰开窍，息风止痉	涤痰汤、安宫牛黄丸、至宝丹	参苓橘半连茹草，枳实菖枣星麦冬；安宫牛黄开窍方，芩连栀郁朱雄黄，犀角珍珠冰麝箔，热闭心包功效良；至宝朱砂麝息香，雄黄犀角与牛黄，金银二箔兼龙脑，琥珀还同玳瑁良
阳微欲脱	喘逆剧甚，张口抬肩，鼻翼煽动，面色苍白，冷汗淋漓，四肢厥冷	益气温阳，固脱救逆	独参汤灌服，同时用参麦注射液或参附注射液静脉滴注	人参煎取稠黏汁，专任方知气力宏

考点9★★★ 心力衰竭

1. 急性心力衰竭

【诊断】

（1）根据基础心血管疾病、诱因、典型临床表现以及各种检查做出急性心衰的诊断。

（2）检查

①心电图：可提供急性心衰病因诊断依据。

②胸部 X 线：肺门血管影模糊、蝶形肺门，甚至弥漫性肺内大片阴影等。③脑钠肽检测：检查血浆 BNP、NT – pro BNP，有助于急性心衰快速诊断与鉴别，阴性预测值可排除急性心力衰竭。

【西医治疗】

（1）急性左心衰竭

①治疗原则：降低左房压和（或）左室充盈压；增加左室心搏量；减少循环血量；减少肺泡内液体渗入，保证气体交换。

②一般处理：取端坐位，双腿下垂；四肢交换加压；吸氧；做好救治的准备工作；进食易消化食物；出入量管理。

③药物治疗：镇静剂（吗啡）；支气管解痉剂（氨茶碱）；利尿剂（呋塞米）；血管扩张药（硝酸酯类、硝普钠等）；正性肌力药（洋地黄类、多巴胺、多巴酚丁胺、左西孟旦）。

（2）急性右心衰竭

①右心室梗死伴急性右心衰竭：扩容治疗；禁用利尿剂、吗啡和硝酸甘油等血管扩张剂。

②急性大块肺栓塞所致急性右心衰竭：止痛、吸氧、溶栓治疗、介入治疗等。

③非药物治疗：主动脉内球囊反搏、机械通气、血液净化治疗等。

【中医辨证论治】

证型	证候	治法	方剂	组成
血瘀水阻	心悸气短，下肢水肿，口唇青紫，胁下痞块，舌紫暗	化瘀利水	血府逐瘀汤合五苓散加减	血府当归生地桃，红花枳壳膝芎饶，柴胡赤芍甘桔梗，血化下行不作痨；五苓散治太阳腑，白术泽泻猪茯苓
阳气虚脱	心悸喘促，不能平卧，烦躁不安，四肢厥冷，昏厥谵妄	回阳救逆，益气固脱	参附汤加减	人参、附子
气阴两虚	心悸喘促，疲乏无力，自汗盗汗，五心烦热，失眠多梦	益气养阴	生脉散合炙甘草汤加减	生脉麦味与人参；炙甘草汤参桂姜，麦冬生地麻仁襄，大枣阿胶加酒服，桂枝生姜为佐药
水饮凌心	心悸气短，咳嗽而喘，咳白痰或泡沫样痰，尿少浮肿	利水化饮	苓桂术甘汤加减	苓桂术甘痰饮主，桂枝甘草加苓术

2. 慢性心力衰竭

【诊断】

（1）主要标准：阵发性夜间呼吸困难、颈静脉怒张、肺部啰音、心脏扩大、急性肺水肿、第3心音奔马律、肝－颈静脉回流征阳性等。次要标准：踝部水肿、夜间咳嗽、活动后呼吸困难、肝大、胸腔积液、肺活量降低至最大肺活量的1/3、心动过速（>120次/分）等。同时存在两个主项或1个主项加2个次项即可诊断。

（2）检查

①心电图：心肌肥厚、心房扩大、心室扩大、束支传导阻滞、心律失常的类型及其严重程度。

②X线胸片：心脏增大、肺淤血、肺水肿及原有肺部疾病；肺淤血程度和肺水肿、上肺血管影增强；肺间质水肿时可见 Kerley B 线；肺动脉高压时，肺动脉影增宽，部分可见胸腔积液；肺泡性肺水肿时，出现肺门血管影模糊、肺门影呈蝴蝶状等，甚至弥漫性肺内大片阴影等。

③超声心动图：了解心脏结构和功能、心瓣膜状况等。

④血浆脑钠肽（BNP）：BNP > 400pg/mL，支持诊断；BNP < 100pg/mL，不支持诊断。

【西医治疗】

（1）一般治疗：去除或缓解基本病因；改善生活方式等。

（2）药物治疗

①抑制神经内分泌激活：ACEI、β 受体阻滞剂。

②改善血流动力学：利尿剂、地高辛。

（3）非药物治疗：心脏再同步化治疗、埋藏式心律转复除颤器、手术治疗。

【中医辨证论治】

证型	证候	治法	方剂	组成
心肺气虚	心悸，气短，肢倦乏力，神疲咳喘，面色苍白	补益心肺	养心汤合补肺汤加减	养心汤能养心神，二茯芎归半夏寻，桂草参芪北五味，远志酸柏功更纯；补肺五味与参芪，熟地紫菀配桑皮
气阴亏虚	心悸，气短，倦怠乏力，自汗或盗汗，夜寐不安	益气养阴	生脉散合酸枣仁汤加味	生脉麦味与人参；酸枣仁汤治失眠，川芎知草茯苓煎
气虚血瘀	心悸气短，胸胁作痛，面色晦暗，唇青甲紫	益气活血，疏肝通络	人参养荣汤合桃红四物汤加减	人参养荣本十全，去芎陈志五味添，食少神衰心气怯，养荣益气损能填；桃仁、红花+芎地芍归
阴虚饮停	心悸，喘息不能卧，颜面及肢体浮肿，脘痞腹胀，形寒肢冷	益气温阳，蠲饮平喘	真武汤加减	真武附苓术芍姜
心肾阳虚	心悸，气短，乏力，身寒肢冷，尿少浮肿，腹胀便溏，面颧暗红	温补心肾	桂枝甘草龙骨牡蛎汤合金匮肾气丸加减	桂枝、炙甘草、煅龙骨、煅牡蛎；肾气丸补肾阳虚，地黄山药及茱萸，苓泽丹皮合桂附，水中生火在温煦
痰饮阻肺	咳喘痰多，心悸气短，胸闷，尿少肢肿，舌苔白腻	宣肺化痰，蠲饮平喘	三子养亲汤合真武汤加减	三子养亲祛痰方，芥苏莱菔共煎汤；真武附苓术芍姜

考点 10 ★★★ 心律失常

1. 快速心律失常

【诊断】

（1）期前收缩

房性：①提早出现的 P′波，形态与窦性 P 波不同。②P′－R 间期＞0.12s。③QRS 形态正常，亦可增宽或未下传。④代偿间歇不完全。

房室交界性：①提前出现的 QRS 波，而其前无相关 P 波，如有逆行 P 波，可出现在 QRS 之前、之中或之后。②QRS 形态正常，也可因发生差异性传导而增宽。③代偿间歇多完全。

室性：①QRS 提早出现，宽大、畸形或有切迹，时间达 0.12s。②T 波亦宽大，其方向与 QRS 主波方向相反。③代偿间歇完全。

（2）室上性心动过速：①心率快而规则，阵发性室上性心动过速心率多在 160～220 次/分，非阵发性室上性心动过速心率在 70～130 次/分。②P 波形态与窦性不同，出现在 QRS 波群之后则为房室交界性心动过速；当心率过快时，P 波往往与前面的 T 波重叠，无法辨认，故统称为室上性心动过速。③QRS 波群形态通常为室上型，亦可增宽、畸形。④ST - T 波无变化，发作中也可以倒置。

（3）室性心动过速：①3 个或以上的室早连发。②常没有 P 波或 P 波与 QRS 波群无固定关系，且 P 波频率比 QRS 波群频率缓慢。③频率多数为每分钟 150～220 次，室律略有不齐。④偶有心室夺获或室性融合波。

（4）房颤：①P 波消失，代之以大小不等、形态不同、间隔不等的 f 波，频率为 350～600 次/分。②QRS 波群、T 波形态为室上性，但 QRS 波群可增宽畸形。③大多数病例，心室率快而不规则，多在 160～180 次/分。④当心室率极快而无法辨别 f 波时，主要根据心室率完全不规则及 QRS 波群与 T 波形状变异诊断。

【西医治疗】

（1）药物治疗

①房性期前收缩：症状十分明显者用 β 受体阻滞剂；可诱发诸如室上速、房颤的房性期前收缩者用维拉帕米、普罗帕酮、胺碘酮。

②室性期前收缩：无器质性心脏病，但室性期前收缩频发，引起明显心悸症状影响工作及生活，可用美西律、普罗帕酮，心率偏快、血压偏高者可用 β 受体阻滞剂。以下情况均需治疗，急性心肌梗死发病早期出现频发室性期前收缩、室性期前收缩落在前一个心搏的 T 波上、多源性室性期前收缩、成对的室性期前收缩，均宜静脉使用利多卡因（利多卡因无效者，可用胺碘酮）；心力衰竭、心肌梗死后或心肌病变患者并发室性期前收缩，应用胺碘酮能有效减少心脏性猝死。

③阵发性室上速：急性期发作：维拉帕米、普罗帕酮、腺苷或三磷酸腺苷、胺碘酮。

④室性心动过速：有血流动力学障碍的持续性室性心动过速，应施直流电复律；无血流动力学障碍的持续性室性心动过速，可用利多卡因、索他洛尔或普罗帕酮，无效时选胺碘酮；持续性室速伴心功能不全者，首选胺碘酮。

⑤房颤：控制心室率，常用地高辛、β 受体阻滞剂。若无效可用地尔硫草或维拉帕米。心律转复常用Ⅰa、Ⅰc 及Ⅲ类抗心律失常药，包括胺碘酮、普罗帕酮、索他洛尔等。

（2）非药物治疗：①心脏电复律。②埋藏式心脏复律除颤器。③导管射频消融术。④外科治疗。

【中医辨证论治】

证型	证候	治法	方剂	组成
心神不宁	心悸不宁，善惊易恐，坐卧不安，恶闻声响，失眠多梦	镇惊定志，养心安神	安神定志丸加减	安神定志用远志，人参菖蒲合龙齿，茯苓茯神二皆用，心虚胆怯用此治

证型	证候	治法	方剂	组成
气血不足	心悸气短，眩晕乏力，失眠健忘，面色无华	补血养心，益气安神	归脾汤加减	归脾汤用术参芪，归草茯神远志随，酸枣木香龙眼肉，煎加姜枣益心脾
阴虚火旺	心悸不宁，心烦少寐，手足心热，盗汗，耳鸣	滋阴清火，养心安神	天王补心丹加减	补心地归二冬仁，远茯味砂桔三参
气阴两虚	心悸气短，少气懒言，自汗盗汗，五心烦热	益气养阴，养心安神	生脉散加减	生脉麦味与人参
痰火扰心	心悸时作，胸闷烦躁，失眠多梦，便干尿赤，舌苔黄腻	清热化痰，宁心安神	黄连温胆汤加减	温胆夏茹枳陈助，佐以茯草姜枣煮+黄连
心脉瘀阻	心悸不安，胸闷，心痛时作，唇甲青紫，舌紫暗	活血化瘀，理气通络	桃仁红花煎加减	桃红四物汤+丹参、延胡索、青皮、香附
心阳不振	心悸不安，神疲乏力，面色苍白，形寒肢冷	温补心阳，安神定悸	参附汤合桂枝甘草龙骨牡蛎汤加减	人参、附子；桂枝、炙甘草、煅龙骨、煅牡蛎

2. 房室传导阻滞

【诊断】

（1）一度房室传导阻滞：①窦性P波，每个P波后都有相应的QRS波群。②P-R间期延长至0.20s以上。

（2）二度房室传导阻滞

①二度Ⅰ型：P-R间期逐渐延长；R-R间期相应地逐渐缩短，直到P波后无QRS波群出现，如此周而复始。

②二度Ⅱ型：P-R间期固定（正常或延长）；P波突然不能下传而QRS波群脱漏。

（3）三度房室传导阻滞：①窦性P波，P-P间隔一般规则。②P波与QRS波群无固定关系。③心房速率快于心室率。④心室率由交界区或心室自主起搏点维持。

【西医治疗】

（1）一度房室传导阻滞与二度Ⅰ型房室传导阻滞心室率不太慢者，无须接受治疗。

（2）二度Ⅱ型与三度房室传导阻滞，用阿托品、异丙肾上腺素。

（3）植入人工起搏器。

【中医辨证论治】

证型	证候	治法	方剂	组成
心阳不足	心悸气短，汗出倦怠，面色苍白，形寒肢冷	温补心阳，通脉定悸	人参四逆汤合桂枝甘草龙骨牡蛎汤加减	四逆汤＋人参；桂枝、炙甘草、煅龙骨、煅牡蛎
心肾阳虚	心悸气短，面白肢冷，腰膝酸软，下肢浮肿	温补心肾，温阳利水	参附汤合真武汤加减	人参、附子；真武附苓术芍姜
气阴两虚	心悸气短，乏力，失眠多梦，自汗盗汗，五心烦热	益气养阴，养心通脉	炙甘草汤加减	炙甘草汤参桂姜，麦冬生地麻仁襄，大枣阿胶加酒服，桂枝生姜为佐药
痰浊阻滞	心悸气短，心胸痞胀，痰多，食少腹胀，舌苔滑腻	理气化痰，宁心通脉	涤痰汤加减	参苓橘半连茹草，枳实菖枣星麦冬
心脉痹阻	心悸，胸闷憋气，心痛时作，舌暗，脉结代	活血化瘀，理气通络	血府逐瘀汤加减	血府当归生地桃，红花枳壳膝芎饶，柴胡赤芍甘桔梗，血化下行不作痨

考点11★★★ 冠状动脉粥样硬化性心脏病

1. 心绞痛

【诊断】

（1）诊断要点：根据典型的发作特点和体征，结合存在的冠心病危险因素，除外其他原因所致的心绞痛，一般即可确立诊断。

（2）分型

①稳定型心绞痛（稳定型劳力性心绞痛）。

②不稳定型心绞痛

分类	具体表现
初发劳力型心绞痛	病程在2个月内新发生的心绞痛
恶化劳力型心绞痛	病情突然加重，表现为胸痛发作次数增加，持续时间延长，诱发心绞痛的活动阈值明显减低，硝酸甘油缓解症状的作用减弱，病程在2个月之内
静息心绞痛	心绞痛发生在休息或安静状态，发作持续时间相对较长，硝酸甘油效果欠佳，病程在1个月内
梗死后心绞痛	AMI发病24h后至1个月内发生的心绞痛
变异型心绞痛	休息或一般活动时发生的心绞痛，发作时心电图显示S－T段暂时性抬高

（3）检查

①心电图：发作时见S－T段压低≥0.1mV，发作缓解后恢复。

②CT造影：有较高阴性预测价值。

③冠状动脉造影：对冠心病有确诊价值。

④超声：发作时有节段性室壁收缩活动减弱。

【西医治疗】

（1）发作时的治疗：①休息。②药物治疗：硝酸甘油、硝酸异山梨酯。

（2）缓解期的治疗：①β受体阻滞剂。②硝酸酯制剂。③钙通道阻滞剂。④曲美他嗪。⑤调脂药和抗血小板药。

（3）不稳定型心绞痛的治疗：①卧床休息，吸氧，持续心电监测。②抗血小板（阿司匹林、氯吡格雷）和抗凝药（低分子肝素）。③缓解症状，用硝酸酯类、β受体阻滞剂、钙通道阻滞剂。④介入和外科手术治疗。

【中医辨证论治】

证型	证候	治法	方剂	组成
心血瘀阻	胸痛较剧，如刺如绞，痛有定处，入夜为甚，舌质紫暗	活血化瘀，通脉止痛	血府逐瘀汤加减	血府当归生地桃，红花枳壳膝芎饶，柴胡赤芍甘桔梗，血化下行不作痨
痰浊闭阻	胸闷痛如窒，气短痰多，肢重形胖，舌苔浊腻	通阳泄浊，豁痰开痹	瓜蒌薤白半夏汤合涤痰汤	瓜蒌薤白半夏汤，祛痰宽胸效显彰；清心涤痰汤效灵，补正除邪两收功，参苓橘半连茹草，枳实菖枣星麦冬
阴寒凝滞	猝然胸痛如绞，感寒痛甚，形寒，冷汗自出，心悸短气	辛温通阳，开痹散寒	枳实薤白桂枝汤合当归四逆汤加减	枳实、薤白、桂枝、芍药、甘草、大枣；当归四逆用桂芍，细辛通草甘大枣
气虚血瘀	胸痛隐隐，神疲乏力，气短懒言，心悸自汗，舌质淡暗	益气活血，通脉止痛	补阳还五汤加减	补阳还五赤芍芎，归尾通经佐地龙，四两黄芪为主药，血中瘀滞用桃红
气阴两虚	胸闷隐痛，心悸气短，倦怠懒言，头晕目眩，手足心热	益气养阴，活血通络	生脉散合炙甘草汤加减	生脉麦味与人参；炙甘草汤参桂姜，麦冬生地麻仁襄，大枣阿胶加酒服，桂枝生姜为佐药
心肾阴虚	胸闷痛，心悸盗汗，虚烦不寐，腰酸膝软，舌红少津	滋阴益肾，养心安神	左归丸加减	左归丸内山药地，黄肉枸杞与牛膝，菟丝龟鹿二胶合，补阴填精功效奇
心肾阳虚	心悸而痛，胸闷气短，面白肢冷，下肢浮肿，腰酸无力	益气壮阳，温络止痛	参附汤合右归丸加减	人参、附子；右归丸中地附桂，山药茱萸菟丝归，杜仲鹿胶枸杞子，益火之源此方魁

2. 心肌梗死

【诊断】

（1）具备下列3条标准中的2条：①缺血性胸痛的临床病史。②心电图的动态演变。③血清心肌坏死标记物浓度的动态改变。

（2）检查

①心电图：S-T段抬高性MI者：S-T段抬高呈弓背向上型；宽而深的Q波；T波倒置。非S-T段抬高性MI者：无病理性Q波，有普遍性S-T段压低≥0.1mV，但aVR导联S-T段抬高，或有对称性T波倒置；无病理性Q波，也无S-T段变化，仅有T波倒置改变。

②血清心肌坏死标志物：肌钙蛋白I（cTnI）或T（cTnT）是诊断心肌坏死最特异和敏感的首选标志物。

③超声心动图：了解心室壁的运动和左心室功能等。

【西医治疗】

（1）监护和一般治疗：卧床休息，给氧，监测心电图、血压、血氧饱和度，缓解疼痛。

（2）心肌再灌注治疗：①溶栓疗法。适应证：心前区疼痛持续30分钟以上，硝酸甘油不能缓解；心电图相邻两个或以上导联S-T段抬高，肢导联≥0.1mV，胸导联≥0.2mV；起病时间≤6小时；年龄≤75岁。溶栓药物：尿激酶、链激酶、重组组织型纤维蛋白溶酶原激活剂、瑞替普酶。②介入治疗。③消除心律失常。④控制休克。⑤治疗心力衰竭，应用吗啡和利尿剂为主。

【中医辨证论治】

证型	证候	治法	方剂	组成
气滞血瘀	胸闷痛气促，烦躁易怒，脘腹胀满，舌质紫暗	活血化瘀，通络止痛	血府逐瘀汤加减	血府当归生地桃，红花枳壳膝芎饶，柴胡赤芍甘桔梗，血化下行不作痨
寒凝心脉	胸痛彻背，心痛如绞，形寒畏冷，冷汗自出	散寒宣痹，芳香温通	当归四逆汤合苏合香丸加减	当归四逆用桂芍，细辛通草甘大枣；苏合香丸麝息香，木丁熏陆荜檀襄，犀冰术沉诃香附，衣用朱砂中恶尝
痰瘀互结	胸痛剧烈，如割如刺，气短痰多，心悸不宁，腹胀纳呆	豁痰活血，理气止痛	瓜蒌薤白半夏汤合桃红四物汤加减	瓜蒌薤白半夏汤，祛痰宽胸效显彰；桃仁、红花+芎地芍归
气虚血瘀	胸闷心痛，气短懒言，心悸自汗，舌质暗	益气活血，祛瘀止痛	补阳还五汤加减	补阳还五赤芍芎，归尾通经佐地龙，四两黄芪为主药，血中瘀滞用桃红
气阴两虚	胸闷心痛，心悸气短，心烦少寐，自汗盗汗，口干耳鸣	益气滋阴，通脉止痛	生脉散合左归饮加减	生脉麦味与人参；左归饮用地药萸，茯苓炙草于枸杞，真阴不足舌光红，纯阳壮水好方剂
阳虚水泛	胸痛胸闷，喘促心悸，气短乏力，畏寒肢冷，面白肢肿，舌淡胖	温阳利水，通脉止痛	真武汤合葶苈大枣泻肺汤加减	真武附苓术芍姜；葶苈子、大枣

证型	证候	治法	方剂	组成
心阳欲脱	胸闷憋气，四肢厥逆，大汗淋漓，面白口绀	回阳救逆，益气固脱	参附龙牡汤加减	人参、附子、龙骨、牡蛎、白芍、炙甘草

考点 12 ★★★ 高血压病

【诊断】

（1）按血压水平分类

分类	收缩压（mmHg）		舒张压（mmHg）
正常血压	＜120	和	＜80
正常高值	120～139	和（或）	80～89
高血压	≥140	和（或）	≥90
1 级高血压（轻度）	140～159	和（或）	90～99
2 级高血压（中度）	160～179	和（或）	100～109
3 级高血压（重度）	≥180	和（或）	≥110
单纯收缩期高血压	≥140	和	＜90

（2）按心血管风险分层

其他危险因素和病史	血压		
	1 级高血压	2 级高血压	3 级高血压
无	低危	中危	高危
1～2 个其他危险因素	中危	中危	很高危
≥3 个其他危险因素或靶器官损害	高危	高危	很高危
临床并发症或合并糖尿病	很高危	很高危	很高危

（3）检查

①基本项目：血生化、全血细胞计数、血红蛋白和血细胞比容、尿液分析、心电图。

②推荐项目：24h 动态血压监测、超声心动图、颈动脉超声、餐后 2h 血糖等。

【西医治疗】

（1）治疗原则：①改善生活行为：减轻体重；减少钠盐、脂肪摄入；补充钙和钾盐；戒烟、限制饮酒；增加运动。②注意降压药物治疗的时机。③控制血压至 140/90mmHg 以下。

（2）降压药物

①利尿剂：氢氯噻嗪和氯噻酮。

②钙通道阻滞剂：硝苯地平、维拉帕米。

③ACEI：卡托普利、依那普利等。

④血管紧张素Ⅱ受体拮抗剂：氯沙坦、缬沙坦。

（3）高血压急症的处理

①治疗原则：迅速降低血压；控制性降压；合理选择降压药。

②降压药的应用：硝普钠、硝酸甘油、尼卡地平、地尔硫草、拉贝洛尔。

【中医辨证论治】

证型	证候	治法	方剂	组成
肝阳上亢	头晕头痛，口干口苦，面红目赤，烦躁易怒	平肝潜阳	天麻钩藤饮加减	天麻钩藤石决明，栀杜寄生膝与芩，夜藤茯神益母草，主治眩晕与耳鸣
痰湿内盛	头晕头痛，头重如裹，困倦乏力，腹胀痞满，呕吐痰涎	祛痰降浊	半夏白术天麻汤加减	半夏白术天麻汤，苓草橘红枣生姜
瘀血内停	头痛固定不移，偏身麻木，时有心前区痛，舌紫	活血化瘀	血府逐瘀汤加减	血府当归生地桃，红花枳壳膝芎饶，柴胡赤芍甘桔梗，血化下行不作痨
肝肾阴虚	头晕耳鸣，目涩咽干，五心烦热，盗汗，腰膝酸软	滋补肝肾，平潜肝阳	杞菊地黄丸加减	地八山山四，丹苓泽泻三 + 枸杞子、菊花
肾阳虚衰	头晕耳鸣，形寒肢冷，腰膝酸软，夜尿频多，便溏	温补肾阳	济生肾气丸加减	地八山山四，丹苓泽泻三 + 肉桂、附子、牛膝、车前子

考点13★★★ 胃炎

1. 急性胃炎

【诊断】

（1）确诊有赖于内镜检查（内镜检查宜在出血发生后24～48h内进行）。有近期服用非甾体类抗炎药（NSAID）史、严重疾病状态或大量饮酒患者，如发生呕血或黑便，应考虑急性糜烂出血性胃炎的可能。

（2）内镜检查见胃黏膜弥漫性充血、水肿、渗出、出血和糜烂。

【西医治疗】

（1）治疗原则：祛除病因，保护胃黏膜和对症处理。

（2）积极治疗原发病，可预防性使用 H_2 受体拮抗剂或质子泵抑制剂或胃黏膜保护剂。

（3）以呕吐、恶心或腹痛为主者可用胃复安、东莨菪碱。

（4）脱水者补充水和电解质。

（5）细菌感染引起者可根据病情选用敏感抗生素。

【中医辨证论治】

证型	证候	治法	方剂	组成
寒邪客胃	胃脘暴痛，遇冷痛剧，得热痛减，喜热饮食，脘腹胀满	温中散寒，和胃止痛	香苏散合良附丸加减	香苏散内草陈皮，外感风寒气滞宜，寒热头痛胸脘闷，解表又能疏气机；高良姜、香附子
脾胃湿热	胃痛灼热，胸腹痞满，头身重着，口苦口黏，肛门灼热，大便不爽	清化湿热，理气止痛	清中汤加减	陈皮、半夏、茯苓、甘草、黄连、栀子、白豆蔻
食积气滞	伤食胃痛，饱胀拒按，嗳腐酸臭，厌食，恶心欲吐	消食导滞，调理气机	保和丸加减	保和山楂莱菔曲，夏陈茯苓连翘齐
肝气犯胃	胃脘痞闷，胃部胀痛，气怒痛重，嗳气呕吐，嘈杂吐酸	疏肝和胃，理气止痛	柴胡疏肝散加减	柴胡疏肝芍川芎，枳壳陈皮草香附
胃络瘀阻	胃脘痛如针刺，痛有定处，拒按，入夜尤甚	活血通络，理气止痛	失笑散合丹参饮加减	五灵脂、蒲黄；檀香砂仁丹参饮，心胃瘀滞诸痛平
脾胃虚寒	胃脘隐痛，喜按喜暖，纳少便溏，遇冷痛重，得暖痛减	温补脾胃，散寒止痛	黄芪建中汤加减	小建中汤芍药多，桂枝甘草姜枣和，更加饴糖补中气，虚劳腹痛服之瘥 + 黄芪
胃阴不足	胃热隐痛，口干舌燥，五心烦热，舌红无苔	养阴益胃，和中止痛	一贯煎合芍药甘草汤加减	一贯煎中生地黄，沙参归杞麦冬藏 + 芍药甘草

2. 慢性胃炎

【诊断】

（1）确诊必须依靠胃镜检查及胃黏膜活组织病理学检查。幽门螺杆菌检测有助于病因诊断。怀疑自身免疫性胃炎应检测相关自身抗体及血清胃泌素。

（2）检查：①胃镜及组织学检查：浅表性胃炎：黏膜充血、色泽较红、边缘模糊，多为局限性，水肿与充血区共存，形成红白相间征象，黏膜粗糙不平，有出血点，可有小的糜烂。萎缩性胃炎：黏膜失去正常颜色，呈淡红、灰色，弥散性，黏膜变薄，皱襞变细平坦，黏膜血管暴露，有上皮细胞增生或明显的肠化生。②幽门螺杆菌检测。

【西医治疗】

（1）根除幽门螺杆菌。

（2）不良症状的治疗：①饱胀为主要症状者，给予胃复安、吗丁啉、西沙必利等。②有恶性贫血时，给予维生素 B_{12} 肌注。③胃痛明显可用抑酸分泌药物（H_2 受体拮抗剂，如 H_2RA；质子泵抑制剂，如 PPI）或碱性抗酸药（氢氧化铝等）。

（3）胃黏膜保护药：胶态次枸橼酸铋、硫糖铝等。

（4）异型增生的治疗：内镜下胃黏膜切除术。

（5）手术治疗。

【中医辨证论治】

证型	证候	治法	方剂	组成
肝胃不和	胃脘胀痛，随情志变化而变化，得嗳气后稍缓	疏肝理气，和胃止痛	柴胡疏肝散加减	柴胡疏肝芍川芎，枳壳陈皮草香附
脾胃虚弱	胃脘隐痛，喜温喜按，食后胀闷，便溏，神疲乏力	健脾益气，温中和胃	四君子汤加减	参术苓草
脾胃湿热	胃脘热痛，腹脘痞闷，口干不欲饮，身重肢倦	清利湿热，醒脾化浊	三仁汤加减	三仁杏蔻薏苡仁，朴夏通草滑竹伦
胃阴不足	胃脘隐痛，嘈杂，口干咽燥，五心烦热，大便干结	养阴益胃，和中止痛	益胃汤加减	益胃汤能养胃阴，冰糖玉竹与沙参，麦冬生地同煎服，温病须虑热伤津
胃络瘀阻	胃脘刺痛，痛有定处，拒按，入夜尤甚，舌紫暗	化瘀通络，和胃止痛	失笑散合丹参饮加减	五灵脂、蒲黄；檀香砂仁丹参饮，心胃瘀滞诸痛平

考点 14★★★ 消化性溃疡

【诊断】

（1）长期反复发生的周期性、节律性、慢性上腹部疼痛，应用制酸药物可缓解；上腹部可有局限深压痛；X 线钡餐造影见溃疡龛影，有确诊价值；内镜检查见到活动期溃疡可确诊。

（2）检查：①胃镜检查：最直接。溃疡镜下见圆形、椭圆形或线形，边缘光整，底部覆灰黄色或灰白色渗出物，周围黏膜充血、水肿，皱襞向溃疡集中。②X 线钡餐：龛影。有确诊价值。③幽门螺杆菌检测。④胃液分析和血清胃泌素测定。

【西医治疗】

（1）一般治疗：注意饮食和休息，戒烟。

（2）根除幽门螺杆菌：①三联疗法。PPI 或胶体铋剂（选一种）：奥美拉唑、兰索拉唑、枸橼酸铋钾；抗菌药物（选两种）：克拉霉素、阿莫西林、甲硝唑。②四联疗法。质子泵抑制剂与铋剂合用，再加任两种抗生素。

（3）抗酸药物治疗：①H_2受体拮抗剂。西咪替丁、雷尼替丁、法莫替丁等。②质子泵抑制剂。奥美拉唑、兰索拉唑、泮托拉。

（4）保护胃黏膜：硫糖铝、胶体次枸橼酸铋和前列腺素类药物。

（5）难治性溃疡：对因治疗。非幽门螺杆菌感染、非甾体类抗炎药相关溃疡，多用质子泵抑制剂。

（6）手术治疗。

【中医辨证论治】

证型	证候	治法	方剂	组成
肝胃不和	胃脘胀痛，痛引两胁，情志不遂而诱发，口苦	疏肝理气，健脾和胃	柴胡疏肝散合五磨饮子加减	柴胡疏肝芍川芎，枳壳陈皮草香附；四磨饮子七情侵，人参乌药及槟沉，去参加入木香枳，五磨饮子白酒斟
脾胃虚寒	胃痛隐隐，喜温喜按，畏寒肢冷，泛吐清水，便溏	温中散寒，健脾和胃	黄芪建中汤加减	小建中汤芍药多，桂枝甘草姜枣和，更加饴糖补中气，虚劳腹痛服之瘥+黄芪
胃阴不足	胃脘隐痛，饥不欲食，口干不欲饮，手足心热	健脾养阴，益胃止痛	一贯煎合芍药甘草汤加减	一贯煎中生地黄，沙参归杞麦冬藏；芍药甘草
肝胃郁热	胃脘热痛，胸胁胀满，口苦口干，烦躁易怒，便秘	清胃泄热，疏肝理气	化肝煎合左金丸加减	化肝煎将肝气化，青陈白芍效不差，泽泻利浊土贝母，丹皮栀子结热下；黄连、吴茱萸
胃络瘀阻	胃痛如刺，痛处固定，肢冷，汗出，黑便，舌紫暗	活血化瘀，通络和胃	活络效灵丹合丹参饮加减	活络效灵丹止痛，丹归乳没温酒送；檀香砂仁丹参饮，心胃瘀滞诸痛平

考点15★★ 上消化道出血（2016 年版大纲新增考点）

【诊断】

（1）上消化道出血诊断的确立：根据呕血、黑便和失血性周围循环衰竭的典型临床表现，呕吐物或黑粪潜血试验呈强阳性，血红蛋白浓度、红细胞计数及血细胞比容下降的实验室证据，排除消化道以外的出血因素，即可确诊。

（2）出血严重程度的估计和周围循环状态的判断：出血量 >5mL 可见粪便潜血试验阳性，50～100mL 可见黑便，胃内蓄积血量在 250～300mL 可引起呕血。一次出血量 <400mL 时，一般无全身症状；超过 400mL，可见乏力、心慌等全身症状；超过 1000mL，可见周围循环衰竭表现。

（3）检查：①血常规：正色素性正细胞性贫血，白细胞计数升高。②肾功能：氮质血症，BUN 上升。③胃镜检查：首选。

【西医治疗】

（1）一般急救措施：卧床休息，保持呼吸道通畅，必要时给氧，出血期间禁食。

（2）积极补充血容量：输血。

（3）止血措施

①食管、胃底静脉曲张破裂出血：奥曲肽；气囊压迫止血，三腔二囊管；内镜治

疗；外科手术或颈静脉肝内门体静脉分流术。

②非静脉曲张性上消化道出血：抑制胃酸分泌，静脉用 H_2 受体拮抗剂和质子泵抑制剂；内镜治疗；手术治疗；介入治疗。

【中医辨证论治】

证型	证候	治法	方剂	组成
胃中积热	吐血紫暗，甚则鲜红，常混食物残渣，黑便，口干喜冷饮，胃脘灼痛	清胃泻火，化瘀止血	泻心汤合十灰散加减	大黄、黄芩、黄连；十灰散用十般灰，柏茜茅荷丹桐随，二蓟栀黄皆妙黑，凉将止血此方推
肝火犯胃	吐血鲜红或紫暗，口苦目赤，胸胁胀痛，心烦易怒	泄肝清胃，降逆止血	龙胆泻肝汤加减	龙胆泻肝栀芩柴，生地车前泽泻偕，木通甘草当归合，肝经湿热力能排
脾不统血	吐血暗淡，大便漆黑稀溏，面白乏力，头晕心悸，纳少	益气健脾，养血止血	归脾汤加减	归脾汤用术参芪，归草茯神远志随，酸枣木香龙眼肉，煎加姜枣益心脾
气随血脱	吐血倾盆盈碗，大便溏黑，甚则紫暗，面白肢冷，大汗淋漓，昏迷	益气摄血，回阳固脱	独参汤或四味回阳饮加减	人参煎取稠黏汁，专任方知气力宏；四味回阳饮固脱，参附姜草四味酌

考点16★★★ 胃癌

【诊断】

（1）凡有下列情况者，应高度警惕并及时检查以确诊：①40岁以后开始出现中上腹不适或疼痛，无明显节律性并伴明显食欲不振和消瘦者。②胃溃疡患者，经严格内科治疗而症状仍无好转者。③慢性萎缩性胃炎伴有肠上皮化生及轻度不典型增生，经内科治疗无效者。④X线检查显示胃息肉>2cm者。⑤中年以上患者，出现不明原因贫血、消瘦和粪便潜血持续阳性者。⑥胃大部切除术后10年以上者。

（2）检查：①X线钡餐检查：半月征、环堤征。②内镜检查。③胃镜：结合黏膜活检是确诊最可靠的手段。

【西医治疗】

①内镜治疗。②手术治疗。③化学治疗：常用5-氟尿嘧啶、替加氟、丝裂霉素等。④放射治疗。⑤免疫治疗：常用卡介苗等。

【中医辨证论治】

证型	证候	治法	方剂	组成
痰气交阻	胃脘满闷作胀，纳少，吞咽不顺，呕吐痰涎，苔白腻	理气化痰，消食散结	海藻玉壶汤加减	海藻玉壶带昆布，青陈半夏草贝母，川芎独活当归翘，化痰散结瘿瘤除

证型	证候	治法	方剂	组成
肝胃不和	胃脘痞满作痛，窜及两胁，嗳气频繁或进食发噎	疏肝和胃，降逆止痛	柴胡疏肝散加减	柴胡疏肝芍川芎，枳壳陈皮草香附
脾胃虚寒	胃脘隐痛，喜按喜暖，食冷痛剧，进热食则舒，便溏肢凉	温中散寒，健脾益气	理中汤合四君子汤加减	理中汤主温中阳，人参甘草术干姜，呕哕腹痛阴寒盛，再加附子更扶阳；参术苓草
胃热伤阴	胃脘嘈杂灼热，口干喜冷饮，五心烦热，便结尿赤	清热和胃，养阴润燥	玉女煎加减	玉女石膏熟地黄，知母麦冬牛膝襄
瘀毒内阻	脘痛剧烈，痛处固定，拒按，肌肤甲错，眼眶暗黑	理气活血，软坚消积	膈下逐瘀汤加减	膈下逐瘀桃牡丹，赤芍乌药玄胡甘，归芎灵脂红花壳，香附开郁血亦安
痰湿阻胃	胸膈痞闷，呕吐痰涎，大便时结时溏，舌体胖大有齿痕	燥湿健脾，消痰和胃	开郁二陈汤加减	陈皮、茯苓、苍术、香附、川芎、半夏、青皮、莪术、槟榔、甘草、木香
气血两虚	神疲乏力，面色无华，少气懒言，动则气促、自汗，消瘦	益气养血，健脾和营	八珍汤加减	四君子汤＋四物汤

考点 17★★★ 溃疡性结肠炎

【诊断】

（1）符合以下 3 条，可确诊：①持续或反复发作腹泻、黏液脓血便及腹痛，伴（或不伴）全身症状。②排除细菌性痢疾、阿米巴痢疾、慢性血吸虫病、克罗恩病等。③具有结肠镜检查特征性改变中至少 1 项，以及黏膜活检，或具有 X 线钡剂灌肠检查征象中至少 1 项。

（2）检查

①血液：轻、中度贫血。重症患者白细胞计数增高及红细胞沉降率加速。严重者血清白蛋白及钠、钾、氯降低。

②粪便：黏液脓血便。

③纤维结肠镜：黏膜血管纹理模糊、紊乱，黏膜充血、水肿、易脆、出血及脓性分泌物附着，亦常见黏膜粗糙，呈细颗粒状；病变明显处可见弥漫性多发糜烂或溃疡。

④钡剂灌肠：黏膜粗乱和（或）颗粒样改变；肠管边缘呈锯齿状或毛刺样，肠壁有多发性小充盈缺损；肠管短缩，袋囊消失呈铅管样。

⑤黏膜组织学检查活动期：固有膜内有弥漫性慢性炎症细胞及中性粒细胞、嗜酸性粒细胞浸润；隐窝有急性炎症细胞浸润，尤其是上皮细胞间有中性粒细胞浸润及隐窝炎，甚至形成隐窝脓肿，可有脓肿溃入固有膜；隐窝上皮增生，杯状细胞减少；可见黏膜表层糜烂、溃疡形成和肉芽组织增生。

【西医治疗】

（1）一般治疗：休息，注意饮食和营养，心理治疗。

（2）药物治疗

活动期处理：①轻型：柳氮磺胺吡啶或 5 - 氨基水杨酸制剂。②中型：水杨酸类，反应不佳者改用泼尼松。③重型：激素、抗生素、环孢素、输血、卧床休息、补充电解质。

缓解期处理：氨基水杨酸制剂维持治疗至少 3 年。

（3）手术治疗。

【中医辨证论治】

证型	证候	治法	方剂	组成
湿热内蕴	腹泻，脓血便，里急后重，腹痛、肛门灼热，溲赤	清热利湿	白头翁汤加味	秦连白柏（秦连伯伯）
脾胃虚弱	大便时溏时泻，粪便带黏液，食少腹胀，神疲懒言	健脾渗湿	参苓白术散加减	参苓白术扁豆陈，山药甘莲砂薏仁，桔梗上浮兼保肺，枣汤调服益脾神
脾肾阳虚	腹泻迁延日久，腹痛喜温喜按，腰酸膝软，形寒肢冷	健脾温肾止泻	四神丸加味	四神故纸吴茱萸，肉蔻五味四般齐，大枣生姜同煎合，五更肾泻最相宜
肝郁脾虚	腹泻前抑郁恼怒，腹痛即泻，泻后痛减，食少，嗳气，神疲懒言	疏肝健脾	痛泻要方加味	痛泻要方用陈皮，术芍防风共成剂
阴血亏虚	大便秘结，腹痛隐隐，午后发热，盗汗，五心烦热	滋阴养血，清热化湿	驻车丸	驻车丸方出千金，湿热久郁而伤阴，阿胶炮姜归黄连，止痢要求寒热均
气滞血瘀	腹痛，腹泻，便血色紫暗，胸胁胀满，肌肤甲错	化瘀通络	膈下逐瘀汤加减	膈下逐瘀桃牡丹，赤芍乌药玄胡甘，归芎灵脂红花壳，香附开郁血亦安

考点18 ★ 肝硬化

【诊断】

（1）病毒性肝炎或长期大量饮酒等病史；肝功能减退、门脉高压表现；肝功能试验异常和相关检查异常；B超或CT提示肝硬化，内镜发现食管静脉曲张；肝穿刺活检见假小叶形成是确诊的金标准。

（2）检查

①肝功能试验：血清酶学：转氨酶升高，GGT 及 ALP 也可有轻至中度升高；白蛋白与球蛋白比值（A/G）降低或倒置；肝功能失代偿期凝血酶原时间延长；失代偿期血清胆红素半数以上增高，有活动性肝炎或胆管阻塞时，直接胆红素可增高。

②腹水检查：呈淡黄色漏出液，外观透明。

③X 线检查：食管静脉曲张时，呈虫蚀状或蚯蚓状充盈缺损以及纵行黏膜皱襞增宽。胃底静脉曲张时，可见菊花样缺损。

④肝活组织检查：有确诊价值。

【西医治疗】

（1）一般治疗：休息，高热量、高蛋白饮食，支持治疗。

（2）药物治疗：水飞蓟素、维生素类、抗纤维化药物。

（3）腹水的治疗：①限制钠、水的摄入。②利尿剂：螺内酯联合呋塞米。③提高血浆胶体渗透压。④放腹水同时补充白蛋白。⑤腹水浓缩回输。⑥外科治疗：腹腔 – 颈静脉引流、经颈静脉肝内门体分流术、脾切除等。

【中医辨证论治】

证型	证候	治法	方剂	组成
气滞湿阻	腹大胀满，胁下胀痛，纳少，得嗳气稍减，苔白腻	疏肝理气，健脾利湿	柴胡疏肝散合胃苓汤加减	柴胡疏肝芍川芎，枳壳陈皮草香附；术泽猪苓茯桂枝，苍术陈朴甘草施
寒湿困脾	腹大胀满，下肢浮肿，怯寒懒动，食少便溏	温中散寒，行气利水	实脾饮加减	实脾苓术与木瓜，附草木香大腹加，草果二姜兼厚朴，虚寒阴水效堪夸
湿热蕴脾	腹大坚满，烦热口苦，渴不欲饮，面目肌肤发黄	清热利湿，攻下逐水	中满分消丸合茵陈蒿汤加减	中满分消砂朴姜，芩连夏陈知泽襄，二苓参术姜黄草，枳实为丸效力彰；茵陈、栀子、大黄
肝脾血瘀	腹大胀满，胁腹刺痛，面色晦暗，口干不欲饮	活血化瘀，化气行水	调营饮加减	调营莪术麦用瞿，归芎白芷草莪茏，元胡苓桂芍三皮，大黄槟榔辛要细
脾肾阳虚	腹大胀满，神疲怯寒，面白肢肿，脘闷纳呆	温肾补脾，化气利水	附子理中汤合五苓散加减	附子理中温中阳，人参干姜术草帮；五苓散治太阳腑，白术泽泻猪茯苓
肝肾阴虚	腹大胀满，口干舌燥，心烦失眠，舌红绛少津	滋养肝肾，化气利水	一贯煎合膈下逐瘀汤加减	一贯煎中生地黄，沙参归杞麦冬藏；膈下逐瘀桃牡丹，赤芍乌药玄胡甘，归芎灵脂红花壳，香附开郁血亦安

考点 19★★ 肝癌（2016 年版大纲新增考点）

【诊断】

（1）影像学标准：两种影像学检查均显示有 >2cm 的肝癌特征性占位病变。

（2）影像学结合甲胎蛋白（AFP）标准：一种影像学检查显示有 >2cm 的肝癌特征性占位病变，同时伴 AFP≥400μg/L。

（3）组织学诊断标准：对影像学尚不能确定诊断的≤2cm 的肝内结节应通过肝穿刺活检证实本病组织学特征。

（4）检查

①肿瘤标记物检测：AFP 是特异性的标记物和主要诊断指标。

②超声显像：目前肝癌筛查的首选检查方法。

③CT：诊断小肝癌和微小肝癌的最佳方法。

④肝穿刺活检：阳性者即可确诊。

【西医治疗】

（1）手术治疗：最好方法。

（2）放射治疗。

（3）化学抗肿瘤药物治疗：肝动脉栓塞化疗。

（4）生物和免疫治疗。

【中医辨证论治】

证型	证候	治法	方剂	组成
气滞血瘀	两胁胀痛，腹部结块、胀闷，纳呆乏力，嗳气泛酸	疏肝理气，活血化瘀	逍遥散合桃红四物汤加减	逍遥散中当归芍，柴苓术草加姜薄；桃仁、红花＋芎地芍归
湿热瘀毒	胁下结块，痛如锥刺，目肤黄染，高热烦渴，舌红有瘀斑	清利湿热，化瘀解毒	茵陈蒿汤合鳖甲煎丸加减	茵陈、栀子、大黄；鳖甲煎丸疟母方，虫鼠妇及蜣螂伍，蜂窠石韦人参射，桂朴紫葳丹芍姜，瞿麦柴苓胶半夏，桃仁葶苈和硝黄，疟疾日久胁下硬，癥消积化保安康
肝肾阴虚	腹大胀满，潮热盗汗，头晕耳鸣，腰膝酸软，两胁隐痛	养阴柔肝，软坚散结	滋水清肝饮合鳖甲煎丸加减	滋水清肝六味增，柴胡山栀归芍撑，滋阴降火清肝热，阴虚齿衄此方珍；鳖甲煎丸同上

考点 20★★★　急性胰腺炎

【诊断】

（1）胆石症、大量饮酒和暴饮暴食等病史及典型的临床表现，如上腹痛或恶心呕吐，伴有上腹部压痛或腹膜刺激征；血清、尿液或腹腔穿刺液有淀粉酶含量增加；超声等显示有胰腺炎症或手术所见胰腺炎病变。

（2）检查：①白细胞增多及中性粒细胞核左移。②血清淀粉酶超过正常值 3 倍可确诊为本病。③血清脂肪酶测定对病后就诊较晚的患者有诊断价值。④CRP 有助于检测病情的严重性，胰腺坏死时 CRP 明显增高。⑤暂时性血糖升高。⑥影像学检查：X 线腹部平片可排除其他急腹症；B 超可见胰腺肿大。

【西医治疗】

（1）轻症：①低脂流质饮食。②止痛：哌替啶。③静脉输液。④抗生素。⑤抑酸治疗：H_2 受体拮抗剂或质子泵抑制剂。

（2）重症：①内科治疗：监护；维持水、电解质平衡，保持血容量；营养支持；抗菌药物（抗生素）；抑制胰酶分泌（生长抑素）；抑制胰酶分泌及其活性。②内镜下Oddi括约肌切除术。③外科治疗：腹膜灌洗。

【中医辨证论治】

证型	证候	治法	方剂	组成
肝郁气滞	两胁胀痛，恶心呕吐，大便不畅，发热，口苦纳呆	疏肝利胆解郁	柴胡疏肝散合清胰汤加减	柴胡疏肝芍川芎，枳壳陈皮草香附；清胰汤方用黄芩，柴芍元胡和胡连，木香大黄加芒硝，胰腺炎用此方良
肝胆湿热	上腹疼痛，脘腹胀满拒按，口苦呕恶，纳呆，身目尿黄	清热化湿，疏肝利胆	大柴胡汤加减，或龙胆泻肝汤和茵陈蒿汤加减，或清胰汤加减	大柴胡汤用大黄，枳芩夏芍枣生姜；龙胆泻肝栀芩柴，生地车前泽泻偕，木通甘草当归合，肝经湿热力能排；茵陈、栀子、大黄；清胰汤方同上
热毒蕴结	高热不退，神志昏迷，腹痛拒按，面目红赤，皮肤瘀斑	清热泻火解毒	黄连解毒汤加减	芩连柏栀

考点21★★★ 慢性肾小球肾炎

【诊断】

（1）水肿、高血压病史1年以上；蛋白尿、血尿及管型尿；晚期可见肾功能减退、贫血、电解质紊乱等。

（2）检查

①尿液检查：尿蛋白每天1~3g，尿沉渣可见颗粒管型和透明管型。

②血液检查：轻度贫血，血色素与红细胞成比例下降，低蛋白血症。

③肾功能检查：正常或轻度损伤，肾功能不全时，肾小球滤过率下降，肌酐清除率降低。

【西医治疗】

（1）限制食物中蛋白及磷的入量。

（2）控制高血压：蛋白尿≥1g/d，血压控制在125/75mmHg以下；蛋白尿<11g/d，血压控制在130/80mmHg以下。肾素依赖型高血压首选ACEI。

（3）应用血小板解聚药：双嘧达莫、阿司匹林。

（4）糖皮质激素和细胞毒药物。

（5）避免对肾脏有害的因素：劳累、感染、妊娠和应用肾毒性药物。

【中医辨证论治】

	证型	证候	治法	方剂	组成
本虚证	脾肾气虚	腰脊酸痛，神疲乏力，脘胀，便溏，尿频	补气健脾益肾	异功散	四君子汤中和义，参术茯苓甘草比，益以夏陈名六君，祛痰补益气虚饵，除却半夏异功，或加香砂气滞使
	肺肾气虚	肢体肿胀，疲倦乏力，自汗，易感冒，腰脊酸痛	补益肺肾	玉屏风散合金匮肾气丸	玉屏风散用防风，黄芪相畏效相成，白术益气更实卫，表虚自汗服之应；肾气丸补肾阳虚，地黄山药及茱萸，苓泽丹皮合桂附，水中生火在温煦
	脾肾阳虚	全身浮肿，面白肢冷，腰脊冷痛，纳少便溏，阳痿	温补脾肾	附子理中丸或济生肾气丸	附子理中温中阳，人参干姜术草帮，呕利腹痛阴寒盛，温中散寒健脾忙；地八山山四，丹苓泽泻三＋肉桂、附子、牛膝、车前子
	肝肾阴虚	目睛干涩，头晕耳鸣，五心烦热，腰脊酸痛	滋养肝肾	杞菊地黄丸	地八山山四，丹苓泽泻三＋枸杞子、菊花
	气阴两虚	面色无华，少气乏力，易感冒，午后低热，口干咽燥	益气养阴	参芪地黄汤	地八山山四，丹苓泽泻三＋人参、黄芪
标实证	水湿	肢体浮肿，舌苔白腻	利水消肿	五苓散合五皮饮	五苓散治太阳腑，白术泽泻猪茯苓；五皮散用五般皮，陈茯姜桑大腹齐
	湿热	面浮肢肿，身热汗出，口干不欲饮	清热利湿	三仁汤	三仁杏蔻薏苡仁，朴夏通草滑竹伦
	血瘀	面色黧黑，腰部刺痛，肌肤甲错，舌紫暗	活血化瘀	血府逐瘀汤	血府当归生地桃，红花枳壳膝芎饶，柴胡赤芍甘桔梗，血化下行不作痨
	湿浊	纳呆，口中黏腻，身重困倦，浮肿尿少	健脾化湿泄浊	胃苓汤	术泽猪苓茯桂枝，苍术陈朴甘草施

考点22★★★　肾病综合征

【诊断】

（1）大量蛋白尿（＞3.5g/24h）；低蛋白血症（血浆白蛋白≤30g/L）；明显水肿；高脂血症。

（2）检查

①尿常规及24h尿蛋白定量：尿蛋白定性为（＋＋＋）～（＋＋＋＋），定量＞3.5g/24h。

②血清蛋白测定：低蛋白血症（≤30g/L）。

③血脂测定：血清胆固醇、甘油三酯、低密度脂蛋白和极低密度脂蛋白浓度增加，高密度脂蛋白可以增加、正常或减少。

④肾功能测定：肾功能多数正常或肾小球滤过功能减退。

⑤肾B超、双肾ECT：有助诊断。

⑥肾活检：确定肾组织病理类型的唯一手段，为治疗方案和预后提供依据。

【西医治疗】

（1）一般治疗：①休息。②饮食治疗：正常量优质蛋白饮食，多食富含多聚不饱和脂肪酸及富含可溶性纤维的饮食；水肿时低盐饮食。

（2）对症治疗：①利尿消肿：噻嗪类（氢氯噻嗪）、保钾利尿剂（氨苯蝶啶）、袢利尿剂（呋塞米）、渗透性利尿剂（右旋糖酐40）、提高血浆胶体渗透压。②减少尿蛋白：ACEI、血管紧张素Ⅱ受体拮抗剂。

（3）免疫调节治疗：①糖皮质激素（泼尼松）。②细胞毒药物（环磷酰胺、氮芥）。③环孢素。④吗替麦考酚酯。

【中医辨证论治】

证型	证候	治法	方剂	组成
风水相搏	眼睑浮肿，继则四肢、全身亦肿，皮肤光泽，按之凹陷易恢复	疏风解表，宣肺利水	越婢加术汤加减	越婢汤中有石膏，麻黄生姜加枣草，风水恶风一身肿，水道通调肿自消
湿毒浸淫	眼睑浮肿，延及全身，身发痛疡，恶风发热，小便不利	宣肺解毒，利湿消肿	麻黄连翘赤小豆汤合五味消毒饮加减	麻黄连翘小豆汤，梓白杏仁枣草姜；五味消毒疗诸疗，银花野菊蒲公英，紫花地丁天葵子，煎加酒服效非轻
水湿浸渍	全身水肿，按之没指，伴胸闷腹胀，身重困倦，纳呆泛恶	健脾化湿，通阳利水	五皮饮合胃苓汤加减	五皮散用五般皮，陈茯姜桑大腹齐；术泽猪苓茯桂枝，苍术陈朴甘草施
湿热内蕴	浮肿明显，肌肤绷急，胸闷烦热，口苦口干，便干尿赤	清热利湿，利水消肿	疏凿饮子加减	疏凿饮子泻水方，木通泽泻与槟榔，羌艽苓腹椒商陆，赤豆姜皮退肿良
脾虚湿困	浮肿，腹胀纳少，面色萎黄，神疲乏力，尿少色清	温运脾阳，利水消肿	实脾饮加减	实脾苓术与木瓜，附草木香大腹加，草果二姜兼厚朴，虚寒阴水效堪夸
肾阳衰微	面浮身肿，心悸气促，腰部冷痛酸重，尿少，形寒神疲	温肾助阳，化气行水	济生肾气丸合真武汤加减	地八山山四，丹苓泽泻三 + 肉桂、附子、牛膝、车前子；真武附苓术芍姜

证型	证候	治法	方剂	组成
肾阴亏虚	水肿反复发作，精神疲惫，腰酸遗精，五心烦热	滋补肾阴，兼利水湿	左归丸加泽泻、茯苓、冬葵子	左归丸内山药地，萸肉枸杞与牛膝，菟丝龟鹿二胶合，补阴填精功效奇＋泽泻、茯苓、冬葵子

考点23★★★　尿路感染

【诊断】

（1）诊断标准

①清洁中段尿细菌定量培养，菌落 $>10^5/mL$。②参考清洁离心中段尿沉渣白细胞数 >10 个/高倍视野，或有泌尿系感染症状者。

具备此2项可确诊。如无②应再做尿菌计数复查，如仍 $\geqslant 10^5/mL$，且两次的细菌相同者，可确诊。

③进行膀胱穿刺尿培养，细菌阳性亦可确诊。④进行尿细菌培养计数有困难者，可用治疗前清晨清洁中段尿离心尿沉渣革兰染色找细菌，如细菌 >1 个/油镜视野，结合临床有尿路感染症状，亦可确诊。具备③④任意一项可确诊。⑤尿细菌数在 $10^4 \sim 10^5/mL$ 者，应复查，如仍为 $10^4 \sim 10^5/mL$，应结合临床表现来诊断或进行膀胱穿刺尿培养来确诊。

（2）检查

①尿常规检查：尿白细胞显著增加（>5 个/高倍视野）。

②尿细菌培养：清洁中段尿培养，菌落计数 $>10^5/mL$。

③尿涂片镜检细菌：观察10个视野，每个视野平均有1个以上细菌者为阳性，此时尿中含菌量常 $>10^5/mL$。

④亚硝酸盐试验：可作为筛选试验。

⑤12小时尿Addis计数：正常人12h尿白细胞和上皮细胞计数不超过100万，红细胞不超过50万。

⑥血常规检查：急性肾盂肾炎时，白细胞可轻度增加，中性粒细胞增加或有核左移。

【西医治疗】

（1）一般治疗：休息，多饮水，勤排尿。

（2）碱化尿液：碳酸氢钠。

（3）抗菌治疗

①初发者：磺胺类（复方磺胺甲噁唑）或喹诺酮类（环丙沙星）。

②大肠杆菌敏感且肾功能正常者：氨基糖苷类（庆大霉素）。

③急性重症肾盂肾炎：三代头孢菌素类（头孢曲松钠、头孢三嗪等）、半合成广谱菌霉素（羧苄青霉素、氧哌嗪青霉素等），加用一种氨基糖苷类抗生素。

【中医辨证论治】

证型	证候	治法	方剂	组成
膀胱湿热	小便频数，灼热刺痛，色黄赤，口苦，便秘，舌苔黄腻	清热利湿通淋	八正散加减	八正木通与车前，萹蓄大黄栀滑研，草梢瞿麦灯心草，湿热诸淋宜服煎
气滞血瘀	少腹胀痛，小便灼痛，偶见血尿，烦躁易怒，舌质暗红	活血化瘀，疏肝理气	丹栀逍遥散加减	逍遥散＋牡丹皮、栀子
脾肾亏虚，湿热屡犯	小便淋沥不已，劳累后发作，尿热，腰膝酸软，食欲不振，口干不欲饮	健脾补肾	无比山药丸加减	局方无比山药丸，六味地黄要去丹，苁蓉菟丝仲巴戟，牛膝五味石脂全
肾阴不足，湿热留恋	小便频数，尿黄赤混浊，腰膝酸软，手足心热，头晕耳鸣	滋阴益肾，清热通淋	知柏地黄丸加减	地八山山四，丹苓泽泻三＋知母、黄柏

考点24★★★　慢性肾衰竭

【诊断】

（1）诊断要点：病史、肾功能检查及临床表现。

（2）检查

①肾功能检查：血尿素氮、血肌酐上升，内生肌酐清除率降低，二氧化碳结合力下降，血尿酸升高。

②尿常规检查：蛋白尿、血尿、管型尿或低比重尿。

③血常规检查：不同程度贫血。

④电解质检查：高钾、高磷、低钙。

⑤B超检查：双肾明显缩小、结构模糊。

【西医治疗】

（1）饮食治疗：①优质低蛋白、富含维生素饮食。②低蛋白饮食加必需氨基酸或α－酮酸治疗。

（2）药物治疗

①纠正酸中毒和水、电解质紊乱：代谢性酸中毒，口服碳酸氢钠；水钠紊乱，限制钠摄入；高钾血症，限制钾摄入。

②高血压的治疗：ACEI、血管紧张素Ⅱ受体拮抗剂、钙通道拮抗剂、醛固酮受体阻断剂。

③贫血的治疗和红细胞生成刺激剂的应用：如有缺铁，应补铁，必要时可应用人类重组红细胞生成素、达依泊丁等。

④低钙血症、高磷血症和肾性骨病的治疗：治疗当 GFR＜50mL/min 后，即应适当限制磷摄入量；当 GFR＜30mL/min 时，在限制磷摄入的同时，须应用碳酸钙、枸橼

酸钙。

⑤防治感染：抗生素。

（3）尿毒症期的替代治疗：①透析治疗。②肾移植。

【中医辨证论治】

	证型	证候	治法	方剂	组成
本虚证	脾肾气虚	倦怠乏力，气短懒言，纳呆腹胀，腰酸膝软，便溏	补气健脾益肾	六君子汤加减	四君子汤中和义，人参苓术甘草比，益以夏陈名六君，健脾化痰又理气
	脾肾阳虚	面色萎黄，下肢浮肿，纳差便溏，腰膝酸痛，畏寒肢冷	温补脾肾	济生肾气丸加减	地八山山四，丹苓泽泻三＋肉桂、附子、牛膝、车前子
	气阴两虚	面色少华，神疲乏力，腰膝酸软，手足心热	益气养阴，健脾补肾	参芪地黄汤加减	地八山山四，丹苓泽泻三＋人参、黄芪
	肝肾阴虚	头晕头痛，耳鸣眼花，两目干涩，渴而喜饮，腰膝酸软	滋肾平肝	杞菊地黄汤加减	地八山山四，丹苓泽泻三＋枸杞子、菊花
	阴阳两虚	畏寒肢冷，手足心热，口干欲饮，腰膝酸软，五更泄泻，小便黄赤	温扶元阳，补益真阴	金匮肾气丸或全鹿丸加减	肾气丸补肾阳虚，地黄山药及茱萸，苓泽丹皮合桂附，水中生火在温煦；全鹿干、地黄、楮实子、补骨脂、肉苁蓉、甘草、麦冬、杜仲、茯苓
标实证	湿浊	恶心呕吐，胸闷纳呆，口淡黏腻	和中降逆，化湿泄浊	小半夏加茯苓汤加减	半夏、生姜、茯苓
	湿热	中焦湿郁化热，口干口苦，舌苔黄腻，下焦见小溲黄赤，尿频、尿急、尿痛	中焦湿热宜清化和中；下焦湿热宜清利湿热	中焦湿热者用黄连温胆汤加减；下焦湿热者用四妙丸加减	温胆夏茹枳陈助，佐以茯草姜枣煮＋黄连；二妙散中苍柏兼，若云三妙牛膝添，四妙再加薏苡仁，湿热下注痿痹痉
	水气	面、肢浮肿，甚有胸水、腹水	利水消肿	五皮饮或五苓散加减	五皮散用五般皮，陈茯姜桑大腹齐；五苓散治太阳腑，白术泽泻猪茯苓
	血瘀	面色晦暗，腰痛固定，舌紫暗	活血化瘀	桃红四物汤加减	桃仁、红花＋芎地芍归
	肝风	头痛头晕，手足蠕动，筋惕肉瞤，抽搐痉厥	镇肝息风	天麻钩藤饮加减	天麻钩藤石决明，栀杜寄生膝与苓，夜藤茯神益母草，主治眩晕与耳鸣

考点 25 ★★★ 缺铁性贫血

【诊断】

（1）诊断标准：①小细胞低色素性贫血，男性 Hb＜120g/L，女性 Hb＜110g/L，孕妇 Hb＜100g/L，MCV＜80fL，MCH＜27pg，MCHC＜30％。②有明确的缺铁病因和临床表现。③血清铁浓度常＜8.9μmol/L，总铁结合力＞64.41μmol/L。④转铁蛋白饱和度＜15％。⑤血清铁蛋白＜12μg/L。⑥骨髓铁染色显示骨髓小粒可染铁消失，铁粒幼红细胞＜15％。⑦红细胞内游离原卟啉＞0.9μmol/L。⑧铁剂治疗有效。

符合第①条和第②～⑧条中任何两条以上者，可确诊。

（2）检查

①血象：男性 Hb＜120g/L，女性 Hb＜110g/L，孕妇 Hb＜100g/L；MCV＜80fL，MCHC＜30％，MCH＜27pg。网织红细胞计数大多正常，亦可减低或轻度升高。

②骨髓象：骨髓铁染色显示骨髓小粒可染铁消失，铁粒幼红细胞消失或减少（＜15％）。

③血清铁、总铁结合力及铁蛋白：缺铁性贫血时血清铁浓度常＜8.9μmol/L（50μg/dL），总铁结合力＞64.41μmol/L（360μg/dL），转铁蛋白饱和度＜15％。

④红细胞内游离原卟啉：浓度增高，＞0.9μmol/L（50μg/dL）。

【西医治疗】

（1）病因治疗：①防治寄生虫、驱除钩虫。②积极治疗慢性失血。③积极治疗慢性胃肠疾病。④改变偏食习惯。⑤婴幼儿及时添加辅食。⑥生长期儿童、孕妇及哺乳期妇女宜给予含铁较多的事物。

（2）铁剂治疗

①口服铁剂：硫酸亚铁片、多糖铁复合物、富马酸亚铁片。口服铁剂要先从小剂量开始，渐达足量。进餐时或饭后吞服，可减少恶心、呕吐、上腹部不适等胃肠道不良反应。口服铁剂有效者3～4天后网织红细胞开始升高，1周后血红蛋白开始上升，一般2个月可恢复正常。贫血纠正后仍要继续治疗3～6个月以补充体内应有的贮存铁。

②注射铁剂：右旋糖酐铁或山梨醇枸橼酸铁。

（3）辅助治疗：①输血或输入红细胞。②加用维生素 E。③补充高蛋白及含铁丰富的饮食。

【中医辨证论治】

证型	证候	治法	方剂	组成
脾胃虚弱	面色萎黄，口唇色淡，爪甲无泽，神疲乏力，食少便溏	健脾和胃，益气养血	香砂六君子汤合当归补血汤加减	六君子汤＋木香、砂仁；黄芪、当归
心脾两虚	面色苍白，倦怠乏力，头晕目眩，心悸失眠，少气懒言	益气补血，养心安神	归脾汤或八珍汤加减	归脾汤用术参芪，归草茯神远志随，酸枣木香龙眼肉，煎加姜枣益心脾；四君子汤＋四物汤

续表

证型	证候	治法	方剂	组成
脾肾阳虚	面色苍白，形寒肢冷，腰膝酸软，腹水，便溏，男子阳痿，女子经闭	温补脾肾	八珍汤合无比山药丸加减	八珍汤同上；局方无比山药丸，六味地黄要去丹，苁蓉菟丝仲巴戟，牛膝五味石脂全
虫积	面黄少华，腹胀，善食易饥，恶心呕吐，嗜食生米、泥土	杀虫消积，补益气血	化虫丸合八珍汤加减	化虫鹤虱与使君，槟榔芜荑苦楝群，白矾铅粉糊丸服，肠中诸虫皆能除；八珍汤同上

考点 26★★★ 再生障碍性贫血

【诊断】

（1）全血细胞减少，网织红细胞绝对值减少，淋巴细胞比例增高；一般无肝、脾肿大；骨髓检查显示至少一个部位增生减低或重度减低，骨髓小粒成分中应见非造血细胞增多；能除外其他引起全血细胞减少的疾病；一般抗贫血治疗无效。

（2）检查

①血象：全血细胞减少。急性型血红蛋白可低于 $30g/L$，网织红细胞 $<0.5\%$，绝对值 $<15\times10^9/L$，白细胞数（$1.0\sim2.0$）$\times10^9/L$，中性粒细胞绝对值 $<0.5\times10^9/L$，淋巴细胞 $>60\%$，血小板常 $<20\times10^9/L$。慢性型血红蛋白 $30\sim50g/L$，网织红细胞 $>1\%$，但绝对值均低于正常，白细胞数（$2.0\sim3.0$）$\times10^9/L$，中性粒细胞绝对值 $<1.0\times10^9/L$，淋巴细胞 $50\%\sim60\%$，血小板（$20\sim50$）$\times10^9/L$。

②骨髓象：急性型多呈部位增生减低或重度减低。

③骨髓活检：红骨髓显著减少，红细胞、白细胞、血小板均减少，巨核细胞多有变性。

【西医治疗】

（1）一般治疗：防止患者与任何对骨髓造血有毒性的物质接触，禁用对骨髓有抑制作用的药物，注意休息，防止交叉感染等。

（2）支持疗法：控制感染、止血、输血。

（3）刺激骨髓造血功能的药物：①雄激素：丙酸睾酮、司坦唑。②免疫调节剂：左旋咪唑。③免疫抑制剂：制剂抗胸腺球蛋白和抗淋巴细胞球蛋白、环孢素 A、大剂量丙种球蛋白。④骨髓移植。

【中医辨证论治】

证型	证候	治法	方剂	组成
肾阴虚	面色苍白，心悸乏力，颧红盗汗，手足心热，腰膝酸软	滋阴补肾，益气养血	左归丸合当归补血汤加减	左归丸内山药地，萸肉枸杞与牛膝，菟丝龟鹿二胶合，补阴填精功效奇；黄芪、当归

证型	证候	治法	方剂	组成
肾阳亏虚	形寒肢冷，面白气短，唇甲色淡，便溏，面浮肢肿	补肾助阳，益气养血	右归丸合当归补血汤加减	右归丸中地附桂，山药茱萸菟丝归，杜仲鹿胶枸杞子，益火之源此方魁；黄芪、当归
肾阴阳两虚	面色苍白，倦怠乏力，手足心热，腰膝酸软，畏寒肢冷	滋阴助阳，益气补血	左归丸、右归丸合当归补血汤加减	左归丸内山药地，茰肉枸杞与牛膝，菟丝龟鹿二胶合，补阴填精功效奇；右归丸同上；黄芪、当归
肾虚血瘀	心悸气短，周身乏力，头晕耳鸣，腰膝酸软，皮肤紫斑，肌肤甲错	补肾活血	六味地黄丸或肾气丸合桃红四物汤加减	地八山山四，丹苓泽泻三；肾气丸补肾阳虚，地黄山药及茱萸，苓泽丹皮合桂附，水中生火在温煦；桃仁、红花＋芎地芍归
气血两虚	面白无华，唇淡，头晕心悸，气短乏力	补益气血	八珍汤	四君子汤＋四物汤
热毒壅盛	壮热，口渴，咽痛，鼻衄，皮下紫癜	清热凉血，解毒养阴	清瘟败毒饮加减	清瘟败毒生石膏，知母生地桔牛角，芩连栀子丹竹叶，玄参赤芍翘甘草

考点27★★　急性白血病（2016年版大纲新增考点）

【诊断】

（1）根据临床表现、血象和骨髓象特点，不难诊断。

（2）检查

①血象：贫血。白细胞增多超过 $10 \times 10^9/L$ 以上者称为白细胞增多性白血病。低者可 $<1.0 \times 10^9/L$，称为白细胞不增多性白血病。血涂片分类检查可见原始和幼稚细胞，半数患者血小板低于 $60 \times 10^9/L$，晚期极度减少。

②骨髓象：骨髓原始细胞≥20%为诊断标准。多数病例见核细胞显著增生，以原始细胞为主，而较成熟中间阶段细胞缺如，并残留少量成熟粒细胞，形成"裂孔"现象。

【西医治疗】

（1）一般治疗：①高白细胞血症紧急处理：白细胞 $>100 \times 10^9/L$ 时，立即使用血细胞分离机清除过高白细胞，同时予以化疗和水化。②防治感染。③纠正贫血。④控制出血。⑤防治高尿酸血症肾病。⑥维持营养。

（2）抗白血病治疗：化疗、造血干细胞移植。

【中医辨证论治】

证型	证候	治法	方剂	组成
热毒炽盛	壮热，口渴多汗，头痛面赤，口舌生疮，衄血	清热解毒，凉血止血	黄连解毒汤合清营汤加减	芩连柏栀；犀地银翘玄连竹，丹麦清热更护阴
痰热瘀阻	颈部有痰核，发热，肢体困倦，口渴不欲饮，舌紫暗	清热化痰，活血散结	温胆汤合桃红四物汤加减	温胆夏茹枳陈助，佐以茯草姜枣煮；桃仁、红花＋芎地芍归
阴虚火旺	皮肤瘀斑，鼻衄，齿龈出血，五心烦热，口干苦，盗汗	滋阴降火，凉血解毒	知柏地黄丸合二至丸加减	地八山山四，丹苓泽泻三＋知母、黄柏；二至丸用女贞子，配伍旱莲等分比
气阴两虚	自汗盗汗，气短乏力，腰膝酸软，手足心热	益气养阴，清热解毒	五阴煎加减	熟地、山药、扁豆、炙甘草、茯苓、芍药、五味子、人参、白术
湿热内蕴	发热，头身困重，大便不爽，小便黄赤而不利	清热解毒，利湿化浊	葛根芩连汤加减	葛根黄芩黄连汤，甘草四般治二阳

考点28★★ 慢性粒细胞白血病（2016年版大纲新增考点）

【诊断】

（1）凡有不明原因的持续性白细胞数增高，根据典型的血象、骨髓象改变，脾肿大，Ph染色体阳性，BCR－ABL融合基因阳性即可诊断。

（2）检查

1）慢性期：①血象：白细胞数明显增多，$> 20 \times 10^9/L$，可达$100 \times 10^9/L$。血片中粒细胞显著增多，以中性中幼、晚幼和杆状核粒细胞居多，原始细胞$< 10\%$，嗜酸性及嗜碱性粒细胞增多。血小板多正常，部分患者增多。晚期血小板减少，出现贫血。②中性粒细胞碱性磷酸酶测定：活性减低或呈阴性反应。③骨髓：增生活跃，以粒细胞为主，粒红比例明显增高，其中中性中幼、晚幼和杆状核粒细胞明显增多，原始细胞$< 10\%$。嗜酸性和嗜碱性粒细胞增多。红细胞相对减少。巨核细胞增多或正常，后期减少。④细胞遗传学及分子生物学改变。⑤血液生化：血清及尿中尿酸浓度增高。血清乳酸脱氢酶增高。

2）加速期：外周血或骨髓原始细胞≥10%，外周血嗜碱性粒细胞$> 20\%$，不明原因的血小板进行性减少或增加。

3）急变期：外周血中原粒＋早幼粒细胞$> 30\%$，骨髓中原始细胞或原淋＋幼淋或原单＋幼单$> 20\%$，原粒＋早幼粒细胞$> 50\%$，出现髓外原始细胞浸润。

【西医治疗】

（1）白细胞淤滞症：紧急处理见急性白血病，应并用羟基脲和别嘌呤醇。

（2）化学治疗：羟基脲、白消安（马利兰）等。

（3）其他治疗：干扰素－α、甲磺酸伊马替尼、异基因造血干细胞移植。

【中医辨证论治】

证型	证候	治法	方剂	组成
阴虚内热	低热，盗汗，虚烦，口干口苦，手足心热，鼻衄	滋阴清热，解毒祛瘀	青蒿鳖甲汤加减	青蒿鳖甲知地丹，热伏阴分仔细看，夜热早凉无汗出，养阴透热服之安
瘀血内阻	形体消瘦，面色晦暗，按之坚硬，刺痛，皮肤瘀斑	活血化瘀	膈下逐瘀汤加减	膈下逐瘀桃牡丹，赤芍乌药玄胡甘，归芎灵脂红花壳，香附开郁血亦安
气血两虚	面色萎黄或苍白，头晕眼花，疲乏无力，自汗	补益气血	八珍汤加减	四君子汤（参术苓草）＋四物汤（芎地芍归）
热毒壅盛	发热甚或壮热，汗出，口渴喜冷饮，衄血发斑，消瘦	清热解毒为主，佐以扶正祛邪	清营汤合犀角地黄汤加减	犀地银翘玄连竹，丹麦清热更护阴，犀角地黄芍药丹，血升胃热火邪干

考点29★★★ 特发性血小板减少性紫癜

【诊断】

（1）广泛出血累及皮肤、黏膜及内脏；多次检查血小板计数减少；脾不大或轻度大；骨髓巨核细胞增多或正常，有成熟障碍；具备下列五项中任一项：①泼尼松治疗有效。②脾切除治疗有效。③PAIg 阳性。④PAC$_3$ 阳性。⑤血小板生存时间缩短。

（2）检查

①血小板：急性型多在 $20 \times 10^9/L$ 以下，慢性型常在 $50 \times 10^9/L$ 左右。

②骨髓象：急性型骨髓巨核细胞轻度增加或正常，慢性型骨髓巨核细胞显著增加；巨核细胞体积变小，幼稚巨核细胞增加；有血小板形成型巨核细胞减少。

③PAIg 及血小板相关补体：80％以上患者阳性。

④其他：90％以上患者血小板生存时间明显缩短。

【西医治疗】

（1）一般治疗：卧床休息，注意止血药的应用及局部止血。

（2）糖皮质激素：首选，常用泼尼松。

（3）脾切除。

（4）免疫抑制剂治疗：长春新碱、环磷酰胺、硫唑嘌呤、环孢素。

（5）其他治疗：达那唑、氨肽素。

（6）急症处理：①血小板悬液输注。②静脉注射丙种球蛋白。③血浆置换。④大剂量甲泼尼龙。

【中医辨证论治】

证型	证候	治法	方剂	组成
血热妄行	皮肤紫癜，发热，口渴，便秘，尿黄，鼻衄	清热解毒，凉血止血	十灰散加减	十灰散用十般灰，柏茜茅荷丹棕随，二蓟栀黄皆妙黑，凉将止血此方推
阴虚火旺	紫斑较多，目眩，耳鸣，低热颧红，心烦盗汗	滋阴降火，清热止血	茜根散或玉女煎加减	苓连地黄与地榆，栀子当归犀牛角；玉女石膏熟地黄，知母麦冬牛膝襄
气不摄血	斑色暗淡，时起时消，过劳加重，心悸气短，面色苍白	益气摄血，健脾养血	归脾汤加减	归脾汤用术参芪，归草茯神远志随，酸枣木香龙眼肉，煎加姜枣益心脾
瘀血内阻	肌衄，吐血，便血，月经有血块，面色黧黑，舌紫暗	活血化瘀止血	桃红四物汤加减	桃仁、红花＋芎地芍归

考点 30 ★ 甲状腺功能亢进症

【诊断】

（1）诊断要点：根据典型临床表现（怕热、易激动、多食易饥、消瘦、眼征、甲状腺肿大等）、体征（甲状腺部位闻及血管杂音和触到震颤），即可诊断。

（2）特殊类型：①甲状腺危象：原有的甲亢症状加重，包括高热（39℃以上）、心动过速（140～240 次/分）、心房颤动或心房扑动、烦躁不安、呼吸急促、大汗淋漓、厌食、恶心呕吐、腹泻等，严重者出现虚脱、休克、嗜睡、谵妄、昏迷，部分患者有心力衰竭、肺水肿，偶有黄疸。②甲状腺功能亢进性心脏病。③妊娠期甲状腺功能亢进症。

（3）检查

①FT_3 与 FT_4：两者直接反映甲状腺功能状态。

②TT_4：判定甲状腺功能最基本的指标。

③TT_3：较为敏感的指标。

④血清 TSH 测定：反映甲状腺功能最有价值的指标。

⑤甲状腺摄[131]I 率测定：甲亢时增高，3h＞25%，24h＞45%，且高峰前移。

⑥甲状腺抗体检查：血 TRAb 阳性检出率达80%～100%，有早期诊断意义。

【西医治疗】

（1）一般治疗：高热量、高蛋白质、高维生素和低碘饮食；精神放松；休息，避免重体力活动。

（2）药物治疗：首选硫脲嘧啶类，常用甲巯咪唑（他巴唑）、丙基硫氧嘧啶、卡比马唑（甲亢平）、甲基硫氧嘧啶。辅助药物：普萘洛尔（心得安）、碘剂及甲状腺制剂。

（3）手术治疗：甲状腺次全切除。

（4）放射性^{131}I治疗。

（5）甲状腺介入栓塞治疗。

【中医辨证论治】

证型	证候	治法	方剂	组成
气滞痰凝	颈前肿胀，烦躁易怒，胸闷胁胀，善太息，舌苔白腻	疏肝理气，化痰散结	逍遥散合二陈汤加减	逍遥散中当归芍，柴苓术草加姜薄；二陈汤用半夏陈，苓草梅姜一并存
肝火旺盛	颈前肿胀，眼突，烦躁易怒，恶热多汗，口苦咽干	清肝泻火，消瘿散结	龙胆泻肝汤加减	龙胆泻肝栀芩柴，生地车前泽泻偕，木通甘草当归合，肝经湿热力能排
阴虚火旺	颈前肿大，眼突，易饥多食，口干咽燥，五心烦热，急躁易怒	滋阴降火，消瘿散结	天王补心丹加减	补心地归二冬仁，远茯味砂桔三参
气阴两虚	颈前肿大，眼突，心悸失眠，消瘦，神疲乏力，气短汗多，手足心热	益气养阴，消瘿散结	生脉散加减	生脉麦味与人参

考点31★★★ 糖尿病

【诊断】

（1）有糖尿病症状（如多尿、多食、不明原因的消瘦）加随机血糖 >11.1mmol/L 或200mg/dL；空腹血糖≥7mmol/L 或126mg/dL；75g 糖 OGTT2h 血糖≥11.1mmol/L 或200mg/dL。

（2）检查

①尿糖测定：尿糖阳性。

②血糖测定：空腹血糖≥7.0mmol/L，餐后2h 血糖≥11.1mmol/L。

③葡萄糖耐量试验（OGTT）：适用于血糖高于正常范围而又未达到诊断糖尿病标准者。

④糖化血红蛋白和糖化血浆白蛋白测定：前者反映采血前2～3 个月内平均血糖控制水平，后者可反映病人近2～3 周血糖总的水平。

⑤血浆胰岛素和C 肽测定：了解胰岛β细胞功能。

⑥胰岛自身抗体测定：谷氨酸脱羧酶抗体和胰岛细胞抗体的检测阳性有助1 型糖尿病诊断。

【西医治疗】

（1）饮食治疗：补充足够的热量，碳水化合物、蛋白质、脂肪合理分配。

（2）口服药治疗：①磺脲类：格列本脲、格列吡嗪、格列齐特、格列喹酮等。②双胍类：二甲双胍。适应证：适用于2 型糖尿病患者经饮食及运动治疗未能控制者，尤其是肥胖或超重患者为首选药。③α-葡萄糖苷酶抑制剂：拜糖平（阿卡波糖）、倍欣（伏格列波糖）。④噻唑烷二酮。⑤格列奈类：瑞格列奈、那格列奈。

（3）胰岛素治疗：①适应证：1型糖尿病替代治疗；糖尿病酮症酸中毒、高渗性非酮症糖尿病昏迷和乳酸性酸中毒伴高血糖；2型糖尿病口服降糖药治疗无效；妊娠期糖尿病；糖尿病合并严重并发症；全胰腺切除引起的继发性糖尿病；因伴发病需外科治疗的围手术期。②使用方法：1型糖尿病患者平均每日35~40U；2型糖尿病患者起始为20U，老年或虚弱的病人减至10~15U。

（4）胰腺移植和胰岛细胞移植：用于1型糖尿病。

（5）并发症的治疗

①糖尿病酮症酸中毒：补液、应用胰岛素、纠酸、补钾、处理诱因和并发症。

②高渗性非酮症糖尿病昏迷：补液、小剂量胰岛素疗法、补钾、积极治疗诱发病和防治并发症。

【中医辨证论治】

（1）无症状期

临床特征：一般没有突出的临床症状，食欲旺盛，而耐劳程度减退，实验室检查一般血糖偏高，但常无尿糖。应激情况下血糖可明显升高，出现尿糖。

治法：滋养肾阴。

方药：麦味地黄汤加减。

组成：地八山山四，丹苓泽泻三+麦冬、五味子。

（2）症状期

证型	证候	治法	方剂	组成
肺热津伤	烦渴多饮，口干舌燥，尿频量多，多汗	清热润肺，生津止渴	消渴方加减	消渴方可将阴补，藕汁姜蜜鲜牛乳，花粉地黄鸡瓜连，益血润燥把火侮
胃热炽盛	多食易饥，口渴多尿，形体消瘦，大便干燥	清胃泻火，养阴增液	玉女煎加减	玉女石膏熟地黄，知母麦冬牛膝襄
肾阴亏虚	尿频量多，混浊如脂膏，腰膝酸软，头晕耳鸣	滋阴固肾	六味地黄丸加减	地八山山四，丹苓泽泻三
气阴两虚	口渴引饮，能食与便溏并见，精神不振，乏力体瘦	益气健脾，生津止渴	七味白术散加减	白术人参甘茯苓，藿木二香合葛根
阴阳两虚	小便频数，面色黧黑，腰膝酸软，形寒畏冷，阳痿	滋阴温阳，补肾固摄	肾气丸加减	肾气丸补肾阳虚，地黄山药及茱萸，苓泽丹皮合桂附，水中生火在温煦

证型	证候	治法	方剂	组成
痰瘀互结	形体肥胖，肌肉酸胀，四肢刺痛，舌暗	活血化瘀祛痰	平胃散合桃红四物汤加减	平胃散用苍术朴，陈皮甘草四般施；桃仁、红花＋芎地芍归
脉络瘀阻	面色晦暗，消瘦乏力，胸中闷痛，肢体刺痛，舌暗	活血通络	血府逐瘀汤加减	血府当归生地桃，红花枳壳膝芎饶，柴胡赤芍甘桔梗，血化下行不作痨

（3）并发症

病名	治法	方剂	组成
疮痈	清热解毒	五味消毒饮合黄芪六一散加减	五味消毒疗诸疔，银花野菊蒲公英，紫花地丁天葵子，煎加酒服效非轻；甘草、黄芪、大枣
白内障、雀目、耳聋	滋补肝肾，益精养血	杞菊地黄丸、羊肝丸、磁朱丸	地八山山四，丹苓泽泻三＋枸杞子、菊花；木贼、夜明砂、蝉蜕、羊肝、当归；磁朱丸中有神曲，安神潜阳指目疾，心悸失眠皆可用，癫狂痫证服之宜

考点 32 ★★★ 类风湿关节炎

【诊断】

（1）下列符合 4 项即可诊断：①晨僵至少 1h（≥6 周）。②3 个或 3 个以上的关节受累（≥6 周）。③手关节（腕、掌指关节或近端指间关节）受累（≥6 周）。④对称性关节炎（≥6 周）。⑤有类风湿皮下结节。⑥X 线片改变。⑦血清类风湿因子阳性（滴度 >1：32）。

（2）检查

①血象：轻度贫血，血小板多增高。

②红细胞沉降率：增快。

③C 反应蛋白：增高。

④RF：70% IgM 型类风湿因子（RF）阳性。

⑤抗角蛋白抗体谱：对早期诊断有一定意义。

⑥X 线检查：诊断和观察疗效的重要指标。

【西医治疗】

（1）药物治疗：①非甾体抗炎药：常用布洛芬、萘普生、吲哚美辛等。②改善病情抗风湿药：常用甲氨蝶呤、青霉胺、雷公藤总苷等。③糖皮质激素。

（2）外科手术治疗：关节置换和滑膜切除术。

【中医辨证论治】

	证型	证候	治法	方剂	组成
活动期	湿热痹阻	发热，口苦，纳呆，下肢关节肿痛，全身乏力	清热利湿，祛风通络	四妙丸加减	二妙散中苍柏兼，若云三妙牛膝添，四妙再加薏苡仁，湿热下注痿痹痊
	阴虚内热	午后发热，盗汗，口干咽燥，手足心热，关节肿胀疼痛	养阴清热，祛风通络	丁氏清络饮加减	清络祛暑六药鲜，银扁翠衣瓜络添，佐以竹叶荷叶边，暑热伤肺轻症安
	寒热错杂	关节灼热疼痛，形寒肢凉，阴雨天疼痛加重，得温则舒	祛风散寒，清热化湿	桂枝芍药知母汤加减	桂枝芍药知母汤，甘草麻黄与生姜，白术防风与附子，主治阴虚郁热证
缓解期	痰瘀互结，经脉痹阻	关节肿痛且变形，肌肉刺痛，面色黧黑，肢体顽麻	活血化瘀，祛痰通络	身痛逐瘀汤合指迷茯苓丸加减	身痛逐瘀膝地龙，香附羌秦草归芎，黄芪苍柏量加减，要紧五灵桃没红；指迷茯苓丸最精，风化芒硝枳实并
	肝肾亏损，邪痹筋骨	形体消瘦，关节变形，肌肉萎缩，屈伸不利，筋惕肉瞤，腰膝酸软	益肝肾，补气血，祛风湿，通经络	独活寄生汤加减	独活寄生艽防辛，归芎地芍桂苓均，杜仲牛膝人参草，冷风顽痹屈能伸

考点33★★ 系统性红斑狼疮（2016 年版大纲新增考点）

【诊断】

（1）下列超过 4 项阳性即可确诊：①颧部红斑。②盘状红斑。③光过敏。④口腔溃疡。⑤关节炎。⑥浆膜炎。⑦肾脏病变：蛋白尿＞0.5g/d 或细胞管型。⑧神经系统病变：癫痫等。⑨血液系统异常：溶血性贫血或血白细胞减少或淋巴细胞绝对值减少或血小板减少。⑩免疫学异常：狼疮细胞阳性或抗双链 DNA 或抗 Sm 抗体阳性或梅毒血清试验假阳性。⑪抗核抗体阳性。

（2）检查

①一般检查：血沉在活动期常增高；C 反应蛋白通常不高。

②抗核抗体：目前最佳的筛选试验。

③补体：C_3 低下提示有 SLE 活动。

【西医治疗】

（1）一般治疗：心理及精神支持、避免日晒或紫外线照射、预防和治疗感染。

（2）药物治疗：①糖皮质激素。②免疫抑制剂：环磷酰胺、硫唑嘌呤、甲氨蝶呤、环孢素 A、长春新碱。③非甾体抗炎药。④羟氯喹。

【中医辨证论治】

证型	证候	治法	方剂	组成
气营热盛	高热不恶寒，满面红赤，皮肤红斑，口渴喜冷饮	清热解毒，凉血化斑	清瘟败毒饮加减	清瘟败毒生石膏，知母生地桔牛角，芩连栀子丹竹叶，玄参赤芍翘甘草
阴虚内热	长期低热，手足心热，口渴喜冷饮，齿衄	养阴清热	玉女煎合增液汤加减	玉女石膏熟地黄，知母麦冬牛膝襄；增液麦地与玄参
热郁积饮	胸闷胸痛，咽干口渴，红斑皮疹	清热蠲饮	葶苈大枣泻肺汤合泻白散加减	葶苈子、大枣；泻白桑皮地骨皮，甘草粳米四般宜
瘀热痹阻	手足瘀点，两手白紫相继，鼻衄，血尿，低热	清热凉血，活血散瘀	犀角地黄汤加减	犀角地黄芍药丹，血升胃热火邪干
脾肾两虚	面色不华，神疲乏力，畏寒肢冷，午后烘热，两腿浮肿	滋肾填精，健脾利水	济生肾气丸加减	地八山山四，丹苓泽泻三＋肉桂、附子、牛膝、车前子
气血两亏	心悸怔忡，健忘失眠，面色不华，肢体麻木	益气养血	八珍汤加减	四君子汤＋四物汤
脑虚瘀热	病情危笃，身热肢厥，神昏谵语，痰壅气粗	清心开窍	清宫汤送服或鼻饲安宫牛黄丸或至宝丹加减	清宫汤用莲子心，犀角麦冬与玄参，竹叶连翘透心热，或加沥胆菖郁金；安宫牛黄开窍方，芩连栀郁朱雄黄，犀角珍珠冰麝箔，热闭心包功效良；至宝朱砂麝息香，雄黄犀角与牛黄，金银二箔兼龙脑，琥珀还同玳瑁良
瘀热伤肝	低热，两胁胀痛，月经提前，经血暗紫，烦躁易怒，黄疸	疏肝清热，凉血活血	茵陈蒿汤合柴胡疏肝散加减	茵陈、栀子、大黄；柴胡疏肝芍川芎，枳壳陈皮草香附

考点 34 ★★★ 脑梗死

【诊断】

（1）起病急：多见于有动脉硬化、高血压、糖尿病及心脏病病史的中老年人；一般无头痛、呕吐、昏迷等全脑症状；有颈内动脉系统和（或）椎－基底动脉系统体征和症状；头颅 CT、MRI 发现梗死灶，或排除脑出血、瘤卒中和炎症性疾病等。

（2）检查

①颅脑 CT：示低密度梗死灶。

②颅 MRI：病灶区呈长 T_1、长 T_2 信号。

③血管造影：显示血管狭窄和闭塞的部位。

④脑脊液检查：大面积脑梗死压力可增高，出血性脑梗死可见红细胞。

⑤其他：彩色多普勒超声检查可发现颈动脉及颈内动脉的狭窄，动脉粥样硬化斑或血栓形成。

【西医治疗】

（1）一般治疗：①卧床休息，监测生命体征。②维持呼吸道通畅并控制感染。③进行心电监护。④治疗脑水肿。

（2）超早期溶栓治疗：常用尿激酶、链激酶、重组的组织型纤溶酶原激活剂。

（3）抗凝治疗：常用肝素、低分子肝素。

（4）脑保护治疗：钙离子通道阻滞剂、镁离子等。

（5）降纤治疗：降纤酶、巴曲酶等。

（6）抗血小板凝聚治疗：阿司匹林。

（7）手术治疗：颈动脉内膜切除术、颅内外动脉吻合术、开颅减压术、脑室引流术等。

（8）高压氧治疗。

（9）康复治疗。

（10）预防性治疗。

【中医辨证论治】

证型	证候	治法	方剂	组成
肝阳暴亢，风火上扰	头晕头痛，耳鸣目眩，突然发生口眼喝斜，舌强语謇	平肝潜阳，活血通络	天麻钩藤饮加减	天麻钩藤石决明，栀杜寄生膝与芩，夜藤茯神益母草，主治眩晕与耳鸣
风痰瘀血，痹阻脉络	肌肤不仁，突然口眼喝斜，口角流涎，舌强语謇，手足拘挛	祛风化痰通络	真方白丸子加减	真方白丸半夏附，南星天麻与川乌，全蝎木香枳壳合，祛风化痰通经络
痰热腑实，风痰上扰	半身不遂，舌强语謇，偏身麻木，口黏痰多，腹胀便秘	通腑泄热，化痰理气	星蒌承气汤加减	全瓜蒌、胆南星、石菖蒲、地龙、丹参、郁金、枳壳、厚朴、大黄
气虚血瘀	肢体不遂，软弱无力，形体肥胖，气短声低，面色萎黄	益气养血，化瘀通络	补阳还五汤加减	补阳还五赤芍芎，归尾通经佐地龙，四两黄芪为主药，血中瘀滞用桃红
阴虚风动	口眼喝斜，舌强语謇，半身不遂，耳鸣目眩，膝酸腿软	滋阴潜阳，镇肝息风	镇肝息风汤加减	张氏镇肝息风汤，龙牡龟牛治亢阳，代赭天冬元芍草，茵陈川楝麦芽襄

证型	证候	治法	方剂	组成
痰热内闭清窍	突然昏仆，口噤目张，气粗息高，口眼㖞斜，昏不知人，舌苔黄腻	清热化痰，醒神开窍	首先灌服（或鼻饲）至宝丹或安宫牛黄丸以辛凉开窍，继以羚羊角汤加减	至宝朱砂麝息香，雄黄犀角与牛黄，金银二箔兼龙脑，琥珀还同玳瑁良；安宫牛黄开窍方，芩连栀郁朱雄黄，犀角珍珠冰麝箔，热闭心包功效良；龟蝉生石羚羊角，夏菊丹芍柴薄枣
痰湿壅闭心神	突然昏仆，不省人事，口噤不开，痰涎壅盛，苔白滑而腻	辛温开窍，豁痰息风	急用苏合香丸灌服，继用涤痰汤加减	苏合香丸麝息香，木丁熏陆荜檀襄，犀冰术沉诃香附，衣用朱砂中恶尝；参苓橘半连茹草，枳实菖枣星麦冬
元气败脱，心神涣散	突然昏仆，不省人事，目合口开，鼻鼾息微，手撒肢冷	益气回阳，救阴固脱	大剂参附汤合生脉散加减	人参、附子；生脉麦味与人参

考点35★★★ 脑出血

【诊断】

（1）50岁以上，多有高血压史，体力劳动或情绪激动时突然起病，发病迅速；早期有意识障碍及头痛、呕吐等颅内压增高症状，并有脑膜刺激征及偏瘫、失语等；头颅CT示高密度阴影。

（2）检查

①CT检查：高密度影。

②MRI检查：可区别陈旧性脑出血和脑梗死。

③脑脊液检查：压力一般均增高，多呈洗肉水样均匀血性。

【西医治疗】

（1）内科治疗：①急性期：组织抢救，保持呼吸通畅；给氧；意识障碍及消化道出血者禁食；尿潴留时导尿。②水、电解质平衡和营养。③控制脑水肿，降低颅内压：立即使用脱水剂，快速静滴甘露醇；利尿剂：静脉注射呋塞米，常与甘露醇合用，亦可使用甘油、10%血清白蛋白、地塞米松等。④控制高血压：口服卡托普利、倍他乐克等，必要时用利血平。⑤止血药和凝血药：6-氨基己酸，抗血纤溶芳酸、凝血酶、仙鹤草素等。⑥并发症的防治。

（2）手术治疗。

【中医辨证论治】

参见"脑梗死"的中医治疗。

考点36★★★ 癫痫

【诊断】

（1）根据患者的发作病史、发作过程和表现，辅以脑电图痫性放电即可诊断。

（2）检查

①脑电图：40%～50%患者在发作间歇期的首次EEG检查可见棘波、尖波或棘－慢、尖、慢波等痫性放电波形。

②神经影像学检查：可确定脑结构性异常或损害。

【西医治疗】

（1）药物治疗

①药物控制：大发作：苯妥英钠、卡马西平。失神发作：乙琥胺或丙戊酸钠、氯硝西泮（氯硝安定）。单纯部分性发作：卡马西平、苯妥英钠、扑痫酮、苯巴比妥。儿童肌阵挛发作：丙戊酸钠、乙琥胺或氯硝西泮。

②癫痫持续状态的处理：地西泮（安定）为首选；苯妥英钠；苯巴比妥钠（鲁米那）；异戊巴比妥钠；对症处理。

（2）神经外科治疗。

【中医辨证论治】

证型	证候	治法	方剂	组成
风痰上扰	突然跌仆，目睛上视，手足抽搐，喉间痰鸣	涤痰息风，开窍定痫	定痫丸加减	定痫二茯贝天麻，丹麦陈远菖蒲夏，胆星蝎蚕草竹沥，姜汁琥珀与朱砂
痰热内扰	猝然仆倒，不省人事，四肢抽搐，气高息粗，痰鸣辘辘	清热化痰，息风定痫	黄连温胆汤加减	温胆夏茹枳陈助，佐以茯草姜枣煮＋黄连
肝郁痰火	性情急躁，口苦咽干，时吐痰涎，大便秘结，昏仆抽搐	清肝泻火，化痰息风	龙胆泻肝汤合涤痰汤加减	龙胆泻肝栀芩柴，生地车前泽泻偕，木通甘草当归合，肝经湿热力能排；参苓橘半连茹草，枳实菖枣星麦冬
瘀阻清窍	猝然昏仆、抽搐，颜面口唇青紫，舌紫暗	活血化瘀，通络息风	通窍活血汤加减	通窍全凭好麝香，桃红大枣老葱姜，川芎黄酒赤芍药，表里通经第一方
脾虚痰湿	痫病日久，神疲乏力，胸闷痰多，纳少便溏	健脾和胃，化痰息风	醒脾汤加减	白术、黄芪、人参、茯神、酸枣仁、地骨皮、远志、柴胡、甘草、桔梗、黄连、木香、香附、龙眼肉
肝肾阴虚	痫病久发，头晕目眩，心烦失眠，腰膝酸软	补益肝肾，育阴息风	左归丸加减	左归丸内山药地，萸肉枸杞与牛膝，菟丝龟鹿二胶合，补阴填精功效奇

考点 37 ★★★ 帕金森病（2016 年版大纲新增考点）

【诊断】

根据隐袭起病、逐渐进展的特点，单侧受累进而发展至对侧，表现为静止性震颤和行动迟缓，排除非典型帕金森病样症状即可诊断。对左旋多巴制剂治疗有效则更加支持诊断。

【西医治疗】

（1）药物治疗：①抗胆碱能药物：盐酸苯海索。②金刚烷胺。③单胺氧化酶 B 抑制剂。④DR 激动剂。⑤复方左旋多巴。⑥儿茶酚 - 氧位 - 甲基转移酶抑制剂。

（2）手术治疗：神经核毁损术和脑深部电刺激术。

【中医辨证论治】

证型	证候	治法	方剂	组成
气血两虚	肢体震颤，颈项强直，气短乏力，头晕眼花，自汗	益气养血，息风通络	八珍汤合天麻钩藤饮加减	四君子汤＋四物汤；天麻钩藤石决明，栀杜寄生膝与芩，夜藤茯神益母草，主治眩晕与耳鸣
肝肾阴虚	肢体震颤，耳鸣健忘，急躁易怒，腰膝酸软	补肾养阴，柔肝息风	大定风珠加减	大定风珠鸡子黄，麦地胶芍草麻仁，三甲并同五味子，滋阴息风是妙方
风痰阻络	肢体震颤，四肢拘挛，胸胁满闷，痰涎增多	行气化痰，息风通络	导痰汤加减	二陈去梅加枳星，方名导痰消积饮，胸膈痞塞肋胀满，坐卧不安服之宁
血郁动风	面色灰暗，肢体强直震颤，舌謇语涩，舌紫暗	活血化瘀，息风通络	补阳还五汤加减	补阳还五赤芍芎，归尾通经佐地龙，四两黄芪为主药，血中瘀滞用桃红
阴阳两虚	震颤日久，肢体强直，面色无华，神疲乏力，自汗畏寒	阴阳双补，兼以息风	地黄饮子加减	地黄饮子山茱斛，麦味菖蒲远志茯，苁蓉桂附巴戟天，少入薄荷姜枣服

考点 38 ★★★ 病毒性肝炎

【诊断】

（1）流行病学资料：有肝炎接触史，或饮食不洁史（甲型肝炎）、输血或应用血制品史（乙、丙、丁型肝炎）。

（2）临床诊断

肝炎分型	临床表现
急性肝炎	起病急，常见畏寒、发热、乏力、头痛、纳差、恶心、呕吐等，肝大，质偏软，ALT 显著升高。黄疸型肝炎血清胆红素 $<17\mu mol/L$，尿胆红素阳性
慢性肝炎	常见乏力、厌油、肝区不适、肝病面容、肝掌、蜘蛛痣、胸前毛细血管扩张、肝大质偏硬、脾大等

续表

肝炎分型	临床表现
重型肝炎	极度疲乏，严重消化道症状，黄疸加深，胆酶分离，肝脏缩小，出血，PTA < 40% 等
淤胆型肝炎	黄疸持续时间长，症状轻，肝内梗阻
肝炎肝硬化	慢性肝炎病史。常见乏力、腹胀、尿少、肝掌、蜘蛛痣、脾大、腹水、下肢水肿、胃底和食管下段静脉曲张、白蛋白下降、A/G 倒置等

（4）检查

①肝功能检查：血清酶测定：丙氨酸转氨酶（ALT）、天门冬氨酸转氨酶（AST）、γ-谷氨酰转肽酶（γ-GT）、碱性磷酸酶（ALP）升高。

②血清蛋白：急性肝炎时不变，慢性肝炎中度以上、肝硬化、重型肝炎时出现白蛋白下降，γ球蛋白升高，白/球（A/G）下降甚至倒置。

③胆红素：急性或慢性黄疸性肝炎时升高。

④凝血酶原活动度（PTA）：<40% 是诊断重型肝炎的重要依据。

⑤甲胎蛋白（AFP）：肝炎活动和肝细胞修复时有不同程度的升高。

⑥乙型肝炎病原学诊断：HBsAg 与抗-HBs：HBsAg 阳性就可诊断 HBV 感染；HBsAg 阴性不能排除 HBV 感染；抗-HBs 为保护性抗体，阳性表示对 HBV 有免疫力，见于乙型肝炎恢复期、过去感染及乙肝疫苗接种后；HBeAg 与抗-HBe：HBeAg 的存在表示病毒复制活跃且有较强的传染性；HBcAg 与抗-HBc：HBcAg 阳性表示 HBV 处于复制状态，有传染性；HBVDNA：是病毒复制和具有传染性的直接标志。

【西医治疗】

肝炎分型	治疗方法
急性肝炎	①一般治疗：清淡饮食，进食易消化食物，补充维生素、热量。②病原治疗：急性肝炎一般为自限性，多可完全康复，一般不用抗病毒治疗。病毒性肝炎干扰素或长效干扰素＋利巴韦林。③对症治疗：非特异性护肝药（维生素类、还原型谷胱甘肽、肝泰乐等）；降酶药（甘草甜素、联苯双酯、苦参碱等）；退黄药物（丹参注射液、苯巴比妥等）
慢性肝炎	①一般治疗：休息，高蛋白、高热量、高维生素饮食，心理平衡。②病原治疗：干扰素、拉米呋啶。③免疫调节：如胸腺肽或胸腺素、转移因子、特异性免疫核糖核酸。④抗纤维化。⑤对症治疗：非特异性护肝药（维生素类、还原型谷胱甘肽、肝泰乐等）；降酶药（甘草甜素、联苯双酯、苦参碱等）；退黄药物（丹参注射液、苯巴比妥等）
重型肝炎	①一般支持疗法：休息，重症监护，补充维生素 B、C、K，输注新鲜血浆、白蛋白等。②促进肝细胞再生：肝细胞生长因子；胰高血糖素-胰岛素疗法。③并发症防治
淤胆型肝炎	早期治疗同急性黄疸型肝炎，黄疸持续不退时，可加用泼尼松或静脉滴注地塞米松
肝炎肝硬化	可参照慢性肝炎和重型肝炎，有脾功能亢进或门脉高压明显时可手术或介入治疗

【中医辨证论治】

	证型	证候	治法	方剂	组成
急性黄疸型肝炎	阳黄	尿黄，身目俱黄，色泽鲜明，恶心，便干，尿黄赤	清热解毒，利湿退黄	茵陈蒿汤合甘露消毒丹加减	茵陈、栀子、大黄；甘露消毒蔻藿香，茵陈滑石木通菖，芩翘贝母射干薄，湿热时疫是主方
	阴黄	身目发黄，色泽晦暗，形寒肢冷，大便溏薄	健脾和胃，温化寒湿	茵陈术附汤加减	茵陈术附寒湿伤，乃是四逆巧梳妆，肉桂加之热更壮，此治阴黄不粗伧
急性无黄疸型肝炎	湿阻脾胃	脘闷不饥，肢体困重，口中黏腻，便溏	清热利湿，健脾和胃	茵陈五苓散加减	五苓散治太阳腑，白术泽泻猪茯苓，桂枝化气兼解表，小便通利水饮逐
	肝郁气滞	胁肋胀痛，胸闷不舒，善太息，不欲饮食	疏肝理气	柴胡疏肝散加减	柴胡疏肝芍川芎，枳壳陈皮草香附
慢性病毒性肝炎	湿热中阻	右胁胀痛，身目黄，小便黄赤，大便黏滞臭秽	清利湿热，凉血解毒	茵陈蒿汤合甘露消毒丹加减	茵陈蒿汤同上；甘露消毒蔻藿香，茵陈滑石木通菖，芩翘贝母射干薄，湿热时疫是主方
	肝郁脾虚	胁肋胀满，精神抑郁，面黄纳呆，口淡，便溏	疏肝解郁，健脾和中	逍遥散加减	逍遥散中当归芍，柴苓术草加姜薄
	肝肾阴虚	头晕耳鸣，目涩，失眠多梦，五心烦热，腰膝酸软	养血柔肝，滋阴补肾	一贯煎加减	一贯煎中生地黄，沙参归杞麦冬藏
	脾肾阳虚	畏寒喜暖，腰膝冷痛，食少便溏，食谷不化	健脾益气，温肾扶阳	附子理中汤合五苓散或四君子汤合肾气丸加减	附子理中温中阳，人参干姜术草帮；五苓散治太阳腑，白术泽泻猪茯苓；参术苓草；肾气丸补肾阳虚，地黄山药及茱萸，苓泽丹皮合桂附，水中生火在温煦
	瘀血阻络	面色晦暗，肝脾肿大，或有蜘蛛痣、肝掌，舌紫暗	活血化瘀，散结通络	膈下逐瘀汤加减	膈下逐瘀桃牡丹，赤芍乌药玄胡甘，归芎灵脂红花壳，香附开郁血亦安

续表

证型		证候	治法	方剂	组成
重型肝炎	毒热炽盛	高热烦渴，胸腹胀满，黄疸迅速加深，神昏谵语	清热解毒，凉血救阴	神犀丹加减	神犀丹中犀玄参，芩蒲地银板蓝根，翘豉金汁天花粉，紫草合治热毒深
	脾肾阳虚，痰湿蒙闭	黄疸色不鲜，面白神倦，喉中有痰声，腰膝冷痛，便溏	健脾温肾，行气利水，化痰开窍	茵陈四逆汤合菖蒲郁金汤加减	茵陈、干姜、甘草、附子；石菖蒲、炒栀子、鲜竹叶、牡丹皮、郁金、连翘、灯心草、木通、淡竹沥、紫金片
	气阴两虚，脉络瘀阻	极度乏力，面色黧黑，黄疸晦暗，两胁胀痛，舌质暗红	益气救阴，活血化瘀	生脉饮合桃红四物汤加减	生脉麦味与人参；桃仁、红花＋芎地芍归

考点 39★ 有机磷杀虫药中毒

【诊断】

（1）根据有机磷杀虫药接触史结合呼出大蒜刺激性气味、瞳孔针尖样缩小、大汗淋漓、腺体分泌增多、肌纤维颤动和意识障碍等中毒表现，结合实验室检查即可做出诊断。

（2）检查

①全血胆碱酯酶活力测定：诊断的特异性指标。急性有机磷杀虫药中毒时，胆碱酯酶活力降至 50%～70% 为轻度中毒，30%～50% 为中度中毒，30% 以下为重度中毒。

②呕吐物或胃内容物的有机磷浓度测定：具有诊断意义。

③尿中有机磷杀虫药分解产物测定：作为毒物接触与吸收的指标。

【西医治疗】

（1）急性中毒：①迅速清除毒物。②抗毒药的使用：抗毒蕈碱药（阿托品）、胆碱酯酶复活剂（氯解磷定、碘解磷定、双复磷）。③对症治疗：维持正常呼吸；肺水肿时用阿托品，必要时可用地塞米松、呋塞米、西地兰等；脑水肿时注射甘露醇及地塞米松。

（2）慢性中毒：脱离接触有机磷杀虫药，予小剂量阿托品。

【中医辨证论治】

治疗以扶正解毒为主，根据不同情况，辨证论治。

Ⅱ 外科疾病

考点 40★★ 乳腺增生病

【诊断】

（1）患者多为中青年妇女，常伴月经不调；乳房胀痛，有周期性，常发生或加重于月经前期，经后可减轻或消失，也可随情志的变化而加重或减轻；双侧或单侧乳房内有肿块，常为多发性，呈数目不等、大小不一、形态不规则的结节状，质韧而不硬，推之能移，有压痛；部分病人可有乳头溢液，呈黄绿色、棕色或血性，少数为无色浆液。

（2）检查

①X 线钼靶摄片：边缘模糊不清的阴影或有条索状组织穿越其间。

②B 超：不均匀的低回声区以及无回声囊肿。

③切除（或切取）活检：最确切的诊断。

【西医治疗】

（1）药物治疗

①维生素类药物：口服维生素 B_6、E_1，或维生素 A。

②激素类药物：常用黄体酮、达那唑、丙酸睾酮等。

（2）手术治疗。

【中医辨证论治】

证型	证候	治法	方剂	组成
肝郁气滞	乳房胀痛，经行前疼痛加重，情绪抑郁，失眠多梦	疏肝理气，散结止痛	逍遥散加减	逍遥散中当归芍，柴苓术草加姜薄
痰瘀凝结	乳中结块，边界不清，质地较韧，乳房刺痛	活血祛瘀，软坚化痰	失笑散合开郁散加减	五灵脂、蒲黄；开郁散中郁金开，乳癖乳痨并乳癌，白芥天葵全蝎待，香附逍遥薄荷裁
气滞血瘀	乳房刺痛，肿块坚韧，经行不畅，少腹疼痛	行气活血，散瘀止痛	桃红四物汤合失笑散加减	桃仁、红花＋芎地芍归；五灵脂、蒲黄
冲任失调	乳房轻微胀痛，月经紊乱，量少色淡，腰酸乏力	调理冲任，温阳化痰，活血散结	二仙汤加减	二仙汤将癃症医，仙茅巴戟仙灵脾，方中知柏当归合，调补冲任贵合机

考点 41★★ 急性阑尾炎

【诊断】

（1）根据转移性右下腹疼痛的病史，以及右下腹局限性压痛的典型阑尾炎的特点，一般即可做出诊断。

（2）检查

①血常规：多数患者白细胞升高，中性粒细胞比例不同程度升高。

②尿常规：部分患者尿中可出现少量红细胞与白细胞。

【西医治疗】

（1）手术治疗：阑尾切除术。

（2）急性化脓性或坏疽性阑尾炎，同时行腹腔引流。

（3）阑尾周围脓肿如有扩散趋势，可行脓肿切开引流。

（4）较大和脓液多的阑尾周围脓肿，除药物治疗外，可进行脓肿穿刺抽脓，或在合适位置放入引流管。

【中医辨证论治】

证型	证候	治法	方剂	组成
瘀滞	转移性右下腹痛，右下腹局限性压痛或拒按，伴恶心纳差，轻度发热	行气活血，通腑泄热	大黄牡丹汤合红藤煎剂加减	金匮大黄牡丹汤，桃仁芒硝瓜子襄；红藤、延胡索、乳香、没药
湿热	腹痛加剧，右下腹或全腹压痛、反跳痛，壮热，便秘，舌红苔黄腻	通腑泄热，利湿解毒	大黄牡丹汤合红藤煎剂加败酱草、白花蛇舌草、蒲公英	金匮大黄牡丹汤，桃仁芒硝瓜子襄；红藤、延胡索、乳香、没药、败酱草、白花蛇舌草、蒲公英
热毒	腹痛剧烈，全腹压痛、反跳痛，腹皮挛急，高热不退，恶心纳差，便秘	通腑排毒，养阴清热	大黄牡丹汤合透脓散加减	金匮大黄牡丹汤，桃仁芒硝瓜子襄；透脓散内用黄芪，山甲芎归总得宜，加上角针头自破，何妨脓毒隔千皮

考点 42★★ 肠梗阻（2016 年版大纲新增考点）

【诊断】

（1）具有痛、呕、胀、闭四大症状，腹部可见肠型及肠蠕动波，肠鸣音亢进，可出现全身脱水等体征，结合腹部 X 线检查，可确诊。

（2）X 线检查：肠管的气液平面是特有表现。小肠梗阻者见小肠扩张积气，并有大小不等的阶梯状液平面；小肠高位梗阻者，空肠黏膜环状皱襞常呈"鱼骨刺"样；结肠梗阻者，盲肠、升结肠膨胀显著。麻痹性肠梗阻者，大肠、小肠皆广泛扩张；怀疑肠套叠、乙状结肠扭转或结肠肿瘤时，应做钡剂灌肠检查，可见钡剂通过受阻，呈杯口形、鸟嘴形、狭窄等不同特征。

【西医治疗】

（1）非手术治疗：①禁食与胃肠减压。②纠正水、电解质紊乱及酸碱失衡。③防治感染和脓毒症。④灌肠疗法。⑤颠簸疗法。

（2）手术治疗：①解除梗阻病因：粘连松解术、束带切断术、肠套叠和肠扭转复位术等。②切除病变肠管行肠吻合术。③短路手术。④肠造口术或肠外置术。

【中医辨证论治】

证型	证候	治法	方剂	组成
气滞血瘀	腹痛阵作，胀满拒按，恶心呕吐，无排气排便，脉涩	行气活血，通腑攻下	桃核承气汤加减	桃仁承气五般施，甘草硝黄并桂枝，瘀热互结小腹胀，蓄血如狂最相宜
肠腑热结	腹痛腹胀，痞满拒按，恶心呕吐，无排气排便，发热口渴	活血清热，通里攻下	复方大承气汤加减	大承气汤枳朴硝，大黄后下硝冲调，今有复方大承气，此加赤芍菔子桃

证型	证候	治法	方剂	组成
肠腑寒凝	腹痛剧烈，遇冷加重，腹胀，呕吐，无排气排便，畏寒	温中散寒，通里攻下	温脾汤加减	温脾附子大黄硝，当归干姜人参草
水结湿阻	腹痛加剧，肠鸣辘辘有声，腹胀拒按，恶心呕吐，口渴不欲饮，无排气排便	理气通下，攻逐水饮	甘遂通结汤加减	甘遂末、桃仁、木香、生牛膝、川朴、赤芍、大黄
虫积阻滞	腹痛绕脐阵作，腹胀不甚，腹部有条索状团块，恶心呕吐，吐蛔	消导积滞，驱蛔杀虫	驱蛔承气汤加减	大黄、元明粉、槟榔、川楝子、乌梅、木香、苦参、川椒

考点43★★ 胆石症（2016年版大纲新增考点）

【诊断】

（1）胆囊结石：有典型的胆绞痛病史，右上腹有轻度压痛，提示胆囊结石可能。影像学检查可确诊。B超阳性率可高达95%。

（2）肝外胆管结石：胆绞痛发作伴黄疸时，除考虑胆囊结石外还需考虑肝外胆管结石，主要依据影像学检查。结石位于肝总管触不到胆囊，结石在胆总管可触到肿大的胆囊。合并胆道感染时，有寒战、高热及右上腹和剑突下压痛，出现腹膜刺激征者较少。B超可见到扩张的肝内、外胆管及结石影像。CT、MRI、ERCP检查有助于诊断。

（3）肝内胆管结石：有典型的胆石梗阻和急性胆管炎的病史。如不合并感染，常有肝区、胸背部的深在而持续性的疼痛。如肝内胆管结石脱落，成为继发肝外胆管结石，其临床症状和体征同肝外胆管结石。肝区可有叩击痛，合并感染时临床表现和体征同胆管炎，影像学可确定诊断。

【西医治疗】

（1）胆囊结石：①手术治疗：腹腔镜胆囊切除术。②非手术治疗：解痉，止痛，消炎利胆，应用抗生素，纠正水、电解质紊乱及酸碱失衡等。

（2）肝外胆管结石：①非手术治疗：同胆囊结石非手术治疗。②手术治疗：胆总管切开取石、T管引流术；胆肠吻合术。

（3）肝内胆管结石：胆管切开取石、胆肠吻合术和肝脏切除术。

【中医辨证论治】

证型	证候	治法	方剂	组成
肝郁气滞	右上腹间歇性绞痛，局限性压痛，低热，口苦，食欲减退	疏肝利胆，理气开郁	金铃子散合大柴胡汤加减	金铃子、延胡索；大柴胡汤用大黄，枳芩夏芍枣生姜

续表

证型	证候	治法	方剂	组成
肝胆湿热	右上腹有持续性胀痛，有时可摸到肿大之胆囊，高热口苦，舌苔黄腻	疏肝利胆，清热利湿	茵陈蒿汤合大柴胡汤加减	茵陈、栀子、大黄；大柴胡汤同上
肝胆脓毒	右上腹硬满灼痛，痛而拒按，或可触及肿大的胆囊，壮热不止	泻火解毒，养阴利胆	茵陈蒿汤合黄连解毒汤加减	茵陈、栀子、大黄；芩连柏栀
肝阴不足	胁肋隐痛，可向右肩背部放射，口干咽燥，心中烦热，头晕目眩	滋阴柔肝，养血通络	一贯煎加减	一贯煎中生地黄，沙参归杞麦冬藏

考点 44 ★ 前列腺增生症

【诊断】

（1）男性 50 岁后出现进行性尿频、排尿困难，应考虑前列腺增生的可能。有的患者可出现急性尿潴留、充溢性尿失禁、血尿。部分老年患者虽无明显排尿困难，但有膀胱炎、膀胱结石、肾功能不全时，也应注意有无前列腺增生。结合其他体征、直肠指检、实验室检查可明确诊断。

（2）检查

①尿流率检查：最大尿流率 < 15mL/s 说明排尿不畅，< 10mL/s 说明梗阻严重，需治疗。

②血清前列腺特异抗原（PSA）测定：正常 PSA < 4ng/mL，如异常增高，应考虑癌肿。

③B 超检查：观察前列腺，测定残余尿。

④膀胱镜检查：观察后尿道、膀胱颈形态、腔内前列腺增生情况。

⑤泌尿系 X 线检查：静脉尿路造影观察下尿路梗阻及肾盂、输尿管扩张程度；前列腺造影观察前列腺形态、大小、密度及病变性质。

【西医治疗】

（1）一般治疗：戒烟禁酒，忌食辛辣，避免受凉，预防感染，保持心态平和，多饮水，不憋尿。

（2）药物治疗

①5α-还原酶抑制剂：非那雄胺。

②α受体阻滞剂：特拉唑嗪、阿夫唑嗪、坦索罗辛。

③植物药：太得恩、普适泰及中药制剂。

（3）手术治疗：①开放性手术：手术经耻骨上前列腺摘除术、耻骨后前列腺摘除术、经会阴前列腺摘除术。②非开放性腔内手术。

【中医辨证论治】

证型	证候	治法	方剂	组成
湿热下注	小便频数，排尿不畅，尿黄而热，伴小腹拘急胀痛，口苦而黏	清热利湿，通闭利尿	八正散加减	八正木通与车前，蓄大黄栀滑研，草梢瞿麦灯心草，湿热诸淋宜服煎
气滞血瘀	小便不畅，尿道闭塞不通，小腹拘急胀痛，舌质紫暗	行气活血，通窍利尿	沉香散加减	沉香散将结石摧，橘皮白芍滑石飞，甘草冬葵和石韦，当归不留谁还追
脾肾气虚	尿频不爽，排尿无力，尿线变细，倦怠乏力，气短懒言，食欲不振	健脾温肾，益气利尿	补中益气汤加减	补中益气芪术陈，升柴参草当归身
肾阳衰微	小便频数，夜间尤甚，排尿无力，畏寒肢冷，面色㿠白	温补肾阳，行气化水	济生肾气丸加减	地八山山四，丹苓泽泻三 + 肉桂、附子、牛膝、车前子
肾阴亏虚	小便频数不爽，滴沥不尽，五心烦热，腰膝酸软，咽干口燥	滋补肾阴，清利小便	知柏地黄丸加减	地八山山四，丹苓泽泻三 + 知母、黄柏

考点45★下肢动脉硬化性闭塞症（2016年版大纲新增考点）

【诊断】

（1）45岁以上发病，男性多见，常伴有高血压病、冠心病、糖尿病或脑血管硬化疾病等；可有眼底动脉硬化以及血胆固醇、甘油三酯、β–脂蛋白增高；X线可有高血压心脏病改变及动脉钙化斑点；心电图检查有冠状动脉供血不足、心律失常、陈旧性心梗等；超声多普勒肢体血流检查提示动脉内管腔狭窄或闭塞，动脉腔内有硬化斑块形成；磁共振血管造影或数字减影动脉造影可直观地显示动脉闭塞改变；肢体远端缺血改变，如皮肤颜色苍白、潮红，皮温降低，足背及胫后动脉搏动减弱或消失等；踝肱压指数（ABI）<0.9。

（2）检查

①无创伤性血管检查：超声多普勒清晰地显示血管腔形态及血流状态，还可测定节段动脉压。

②踝肱压指数（ABI）：<0.9。

③影像学检查：数字减影（DSA）动脉造影和磁共振血管造影（MRA）检查能提供周围血管的形态及侧支循环、腔内斑块等情况。

【西医治疗】

（1）药物治疗

①降血脂：他汀类药物及烟酸等。

②扩血管：选用丁咯地尔、前列地尔、贝前列素钠、占替诺等。

③抗凝祛聚：阿司匹林、潘生丁、安步乐克（沙格雷酯）、华法林等。

④去纤溶栓：溶栓药有尿激酶，降纤药有降纤酶、蕲蛇酶、东菱巴曲酶等。

⑤凝血酶抑制剂：诺保思泰（阿加曲班）等。

（2）手术治疗：①经皮腔内血管成形术。②动脉旁路转流术。③动脉内膜剥膜术。④截肢（趾）术。

【中医辨证论治】

证型	证候	治法	方剂	组成
寒凝血脉	肢体肢端发凉，肤色苍白，肢体疼痛	温经散寒，活血化瘀	阳和汤加减	阳和熟地鹿角胶，姜炭肉桂麻芥草
血瘀脉络	肢体刺痛，病位有瘀点，舌有瘀斑	活血化瘀，通络止痛	桃红四物汤加减	桃仁、红花＋芎地芍归
热毒蕴结	肢体坏疽，局部红肿疼痛，伴瘀点、瘀斑，甚者神志失常	清热解毒，利湿通络	四妙勇安汤加减	四妙勇安用当归，玄参银花甘草随
脾肾阳虚	全身怕冷，肌肉枯萎，神疲乏力，阳痿，食少纳呆	补肾健脾，益气活血	八珍汤合右归丸或左归丸加减	参术茯草＋芎地芍归；右归丸中地附桂，山药茱萸菟丝归，杜仲鹿胶枸杞子，益火之源此方魁；左归丸内山药地，萸肉枸杞与牛膝，菟丝龟鹿二胶合，补阴填精功效奇

考点46★★ 湿疹（2016年版大纲新增考点）

【诊断】

（1）急性湿疹：皮损呈多形性，对称分布，以头、面、四肢远端、阴囊等处多见，可泛发全身。自觉灼热、剧烈瘙痒。

（2）亚急性湿疹：皮损渗出较少，以丘疹、丘疱疹、结痂、鳞屑为主。有轻度糜烂，颜色较暗红。自觉瘙痒剧烈。

（3）慢性湿疹：皮损多局限于某一部位，境界清楚，有明显的肥厚浸润，表面粗糙，或呈苔藓样变，颜色褐红或褐色，常伴有丘疱疹、痂皮、抓痕。常反复发作，时轻时重，有阵发性瘙痒。

（4）血常规：嗜酸性粒细胞比例可增加。

【西医治疗】

（1）全身治疗：①抗组胺类药物：如扑尔敏、赛庚啶等。②镇静剂：如5%溴化钠、冬眠灵等。③非特异性脱敏疗法：葡萄糖酸钙或硫代硫酸钠、维生素C。④普鲁卡因静脉注射。⑤皮质类固醇激素。⑥抗生素应用：青霉素、大环内酯类抗生素、喹诺酮类抗生素。

（2）局部治疗

①急性湿疹：急性红肿，有大量浆液或脓液、或多或少的痂皮糜烂面和溃破面，宜用药湿敷，如醋酸铅、3%硼酸溶液、高锰酸钾溶液等；急性红肿，有丘疹、水疱，

甚至脓疱疹，但无糜烂面或溢液，用干燥疗法，如用炉甘石洗剂或粉剂外搽。

②亚急性湿疹：炎症不显著或稍有溢液，宜用糊剂，如 3% ~5% 糠馏油糊剂或含有 2% ~5% 的硫黄煤焦油糊剂，3% 黑豆馏油等。

③慢性湿疹：常用 5% ~10% 复方松馏油软膏、10% ~20% 黑豆馏油软膏、皮质类固醇激素乳剂等。

【中医辨证论治】

1. 内治法

证型	证候	治法	方剂	组成
湿热浸淫	皮损潮红灼热，瘙痒无休，身热，口渴，便干尿赤	清热利湿	萆薢渗湿汤合三妙丸加减	萆薢渗湿湿作怪，赤苓苡米水气败，丹皮滑石川黄柏，泽泻通草渗透快；二妙散中苍柏兼，若云三妙牛膝添
脾虚湿蕴	皮损潮红，瘙痒，抓后糜烂渗出，纳少，便溏	健脾利湿	除湿胃苓汤加减	除湿胃苓厚朴苍，陈泽赤苓猪苓尝；木通肉桂草灯心，白术防风滑栀裹
血虚风燥	皮损色暗或色素沉着，剧痒，皮损粗糙肥厚，口干不欲饮	养血润肤，祛风止痒	当归饮子加减	当归饮子治血燥，病因皆是血虚耗，四物荆防与芪草，首乌蒺藜最重要

2. 外治法

（1）急性湿疹：①初期仅有潮红、丘疹，或少数水疱而无渗液时，外治宜清热利湿，避免刺激，可用苦参、黄柏、地肤子、荆芥等煎汤温洗以清热止痒。或用 10% 黄柏溶液、炉甘石洗剂外搽。②若水疱糜烂、渗出明显时，外治宜收敛、消炎，促进表皮恢复，可选用黄柏、生地榆、马齿苋、野菊花等煎汤外洗；或 10% 黄柏溶液、三黄洗剂等外洗、湿敷；或用青黛散麻油调敷。③后期渗出减少时，可选用黄连软膏、青黛膏外搽。

（2）亚急性湿疹：外治以消炎、止痒、干燥、收敛为治疗原则，可用三黄洗剂、氧化锌油、10% 生地榆氧化锌油、2% 冰片外搽。

（3）慢性湿疹：可用青黛膏、5% 硫黄软膏、2% 冰片等外搽。

Ⅲ 妇产科疾病

考点 47★★★ 功能失调性子宫出血

【诊断】

（1）详细了解相关病史；表现为不规则子宫出血；检查是否有出血性疾病的阳性体征，完善妇科检查以确诊。

（2）检查：①血液测定。②尿妊娠试验或血 HCG 检测：应除外妊娠及妊娠相关疾病。③盆腔 B 超检查：明确有无宫腔内占位病变及其他生殖道器质性病变等。④基础体温测定：基础体温呈单相型提示无排卵，黄体功能不全时显示双相型，高温相 9 ~11

天，子宫内膜脱落不全时呈双相型但下降缓慢。⑤诊断性刮宫：止血；明确子宫内膜病理诊断。⑥宫腔镜检查：诊断宫腔病变。⑦激素测定：黄体中期测孕酮呈卵泡期水平为无排卵；测血催乳激素水平及甲状腺功能，排除其他内分泌疾病。⑧宫颈细胞学检查：排除宫颈癌及癌前病变。

【西医治疗】

（1）治疗原则：排卵型功血治以促进黄体功能的恢复，青春期及生育期无排卵型功血以止血、调整周期、促排卵为主；绝经过渡期患者以止血、调整周期、减少经量、防止子宫内膜病变为原则。

（2）一般治疗：贫血者应补充铁剂、维生素 C、蛋白质，严重者需输血。流血时间长者，给予抗生素预防感染。

（3）药物治疗

无排卵型功血：①止血：性激素联合用药，雌激素，孕激素，雄激素等。②调整月经周期：雌、孕激素序贯法，雌、孕激素联合法，后半周期疗法，宫内孕激素释放系统。③促进排卵：氯米芬，促性腺激素，促性腺激素释放激素。④手术治疗：刮宫术，子宫内膜切除术，子宫切除术。

有排卵型功血：①黄体功能不全：促进卵泡发育（低剂量雌激素如妊马雌酮或 β - 雌二醇）、氯米芬，促进 LH 峰形成（肌注 HCG），黄体功能刺激疗法（肌注 HCG），黄体功能替代疗法（肌注黄体酮），黄体功能不足合并高催乳素血症的治疗（溴隐亭）。②子宫内膜不规则脱落：孕激素，绒促性素。

【中医辨证论治】

	证型	证候	治法	方剂	组成
血热	虚热	经血非时而下，淋漓少许，色红质稠，尿少便干	滋阴清热，止血调经	上下相资汤	上下相资用三参，归地五味车前追，葳蕤麦冬牛膝入，虚热崩漏此方推
	实热	经血非时暴下，色深质稠，口渴烦热	清热凉血，止血调经	清热固经汤	清热固经棕炭芩，焦栀三地藕龟寻；牡蛎胶草清血热，淋漓血崩热盛因
肾虚	肾气虚	出血淋漓不净，反复发作，色淡红质清稀，面色晦暗，腰脊酸软	补肾益气，固冲止血	加减苁蓉菟丝子丸	加减苁蓉菟丝子，熟地当归枸杞子，桑寄艾叶覆盆子，补肾益气血即止
	肾阳虚	经量或多或少，色淡质清，畏寒肢冷，腰腿酸软，小便清长	温肾固冲，止血调经	右归丸	右归丸中地附桂，山药茱萸菟丝归，杜仲鹿胶枸杞子，益火之源此方魁
	肾阴虚	经乱无期，淋漓不净，色鲜红质稠，头晕耳鸣，腰膝酸软	滋肾养阴，调经止血	左归丸合二至丸	左归丸内山药地，萸肉枸杞与牛膝，菟丝龟鹿二胶合，补阴填精功效奇；二至丸用女贞子，配伍旱莲等分比

证型	证候	治法	方剂	组成
脾虚	经血非时暴下，淋漓不止，色淡质稀，倦怠懒言，面白肢肿	补气摄血，固冲调经	固本止崩汤合举元煎	固本止崩参术芪，黑姜当归功熟地；举元煎中用参芪，白术升麻灸草宜
血瘀	经血骤然而下，色暗质稠，夹有血块，小腹胀痛	活血化瘀，止血调经	桃红四物汤合失笑散	桃仁、红花＋芎地芍归；五灵脂、蒲黄

考点 48★★ 闭经（2016 年版大纲新增考点）

【诊断】

（1）详细询问月经史、闭经诱因、生育史；检查全身发育状况，完善妇科相关检查以确诊。

（2）检查

①功能试验：药物撤退性试验如孕激素试验、雌孕激素序贯试验。垂体兴奋试验等。

②激素测定：血甾体激素测定如性激素六项，胰岛素、OGTT、胰岛素释放试验等确定是否存在胰岛素抵抗、高雄激素血症或先天性 21 – 羟化酶功能缺陷等。库欣综合征可测定 24h 尿皮质醇或 1mg 地塞米松抑制试验排除。

③影像学检查：盆腔超声检查、子宫输卵管造影等。

④宫腔镜检查：排除宫腔粘连。

【西医治疗】

（1）积极治疗全身疾病，供给足够营养。

（2）激素治疗、促排卵、溴隐亭，其他激素治疗。

（3）辅助生殖技术。

（4）手术治疗。

【中医辨证论治】

证型	证候	治法	方剂	组成
气血虚弱	月经周期延迟，量少，色淡红，质薄，渐至经闭不行，神疲肢倦，心悸气短	益气养血调经	人参养荣汤	人参养荣本十全，去芎陈志五味添，食少神衰心气怯，养荣益气损能填
肾气亏损	月经初潮延迟，渐至经闭，腰膝酸软，头晕耳鸣，夜尿频多	补益肾气，调理冲任	加减苁蓉菟丝子丸	加减苁蓉菟丝子，熟地当归枸杞子，桑寄艾叶覆盆子，补肾益气血即止
阴虚血燥	月经周期延后，量少，色红质稠，渐至经闭不行，五心烦热，颧红唇干	养阴清热调经	加减一阴煎	一阴煎是景岳方，麦冬芍药二地黄，丹参膝草或杜仲，滋阴清热保安康

续表

证型	证候	治法	方剂	组成
气滞血瘀	月经停闭不行,胸胁、乳房胀痛,精神抑郁,舌紫暗	理气活血,祛瘀通经	血府逐瘀汤	血府当归生地桃,红花枳壳膝芎饶,柴胡赤芍甘桔梗,血化下行不作痨
痰湿阻滞	月经延后,量少,色淡质黏腻,渐至经闭,形体肥胖,胸闷泛恶,纳少痰多	健脾燥湿化痰,活血调经	四君子汤合苍附导痰丸	参术苓草;苍附导痰叶氏方,陈苓神曲夏姜南,甘草枳壳行气滞,痰浊经闭此方商

考点 49★盆腔炎

【诊断】

(1)最低标准:宫颈举痛或子宫压痛或附件压痛。

(2)附加标准:标准体温 > 38.3℃;宫颈或阴道异常黏液脓性分泌物;阴道分泌物 0.9%氯化钠溶液涂片见到大量白细胞;红细胞沉降率升高;血 C 反应蛋白升高;实验室证实的宫颈淋病奈瑟菌或衣原体阳性。

(3)特异标准:子宫内膜活检组织学证实子宫内膜炎;阴道超声或磁共振检查显示输卵管增粗、输卵管积液,伴或不伴有盆腔积液、输卵管卵巢肿块,以及腹腔镜检查发现 PID 征象。

【西医治疗】

(1)药物治疗:抗生素。

(2)手术治疗。

(3)物理疗法:常用的有短波、超短波、离子透入(可加入各种药物如青霉素、链霉素等)、蜡疗等。

【中医辨证论治】

证型	证候	治法	方剂	组成
热毒炽盛	高热腹痛,恶寒或寒战,下腹疼痛拒按,咽干口苦,便秘尿赤	清热解毒,利湿排脓	五味消毒饮合大黄牡丹汤	五味消毒疗诸疗,银花野菊蒲公英,紫花地丁天葵子,煎加酒服效非轻;金匮大黄牡丹汤,桃仁芒硝瓜子囊
湿热瘀结	下腹部疼痛拒按,寒热往来,带下量多,色黄、质稠、味臭秽,便溏	清热利湿,化瘀止痛	仙方活命饮加薏苡仁、冬瓜仁	仙方活命金银花,防芷归陈草芍加,贝母天花兼乳没,穿山皂刺酒煎佳
寒湿凝滞	少腹冷痛,得温则舒,月经后期,量少色暗有块,白带增多	温经散寒,活血化瘀	少腹逐瘀汤	少腹茴香与炒姜,元胡灵脂没芎当,蒲黄官桂赤芍药,调经种子第一方

证型	证候	治法	方剂	组成
气滞血瘀	少腹胀或刺痛，带下增多，经行腹痛，经前乳胀，舌暗有瘀点	理气活血，消癥散结	膈下逐瘀汤	膈下逐瘀桃牡丹，赤芍乌药玄胡甘，归芎灵脂红花壳，香附开郁血亦安
气虚血瘀	下腹部疼痛，经血量多有块，带下量多，疲乏无力，食少纳呆	益气健脾，化瘀散结	理冲汤	黄芪、党参、白术、山药、天花粉、知母、三棱、莪术、鸡内金

考点 50 ★ 先兆流产（2016 年版大纲新增考点）

【诊断】

（1）诊断要点：有无停经史，有无阴道流血及腹痛。

（2）检查

①B 超检查：对疑为先兆流产者，根据妊娠囊的形态，有无胎心搏动，确定胚胎或胎儿是否存活，以确定治法。若妊娠囊形态异常或位置下移，则预后不良。不全流产及稽留流产均可借助 B 超检查协助确诊。

②妊娠试验：多采用尿早孕诊断试纸法，对诊断妊娠有价值。为进一步了解流产的预后，多选用各种敏感方法连续测定血 HCG 的水平，正常妊娠 6~8 周时，其值每日应以 66% 的速度增长，若 48h 增长速度小于 66%，提示妊娠预后不良。

③孕激素的测定：测定血孕酮水平，能协助诊断先兆流产的预后。

【西医治疗】

（1）卧床休息，禁止性生活，避免不必要的阴道检查。

（2）黄体功能不全的患者，肌注黄体酮、绒毛膜促性腺激素，也可口服维生素 E。甲状腺功能低下者，可口服小剂量甲状腺片。

（3）对症处理。

【中医辨证论治】

证型	证候	治法	方剂	组成
肾虚	妊娠期，阴道少量出血，色淡红，腰酸腹坠痛，头晕耳鸣，小便清长	补肾健脾，益气安胎	寿胎丸加味	寿胎丸中用菟丝，寄生续断阿胶施
气血虚弱	妊娠期，阴道少量出血，色淡质稀，面色㿠白，心悸气短	益气养血，固肾安胎	胎元饮加味	人参归芍胎元饮，杜仲熟地白术迎，再加陈皮炙甘草，固肾补胎功效灵
血热	妊娠期，阴道少量出血，色深红，渴喜冷饮，便秘溲赤	滋阴清热，养血安胎	保阴煎加味	保阴煎中两地芩，柏草山药续断行

证型	证候	治法	方剂	组成
血瘀	妊娠期，阴道少量流血，色暗质黏，小腹疼痛拒按，舌有瘀斑	祛瘀消癥，固冲安胎	桂枝茯苓丸合寿胎丸加减	金匮桂枝茯苓丸，桃仁芍药和牡丹；寿胎丸中用菟丝，寄生续断阿胶施
外伤	妊娠期，跌仆闪挫，或劳累过度，致阴道少量出血，腰酸，小腹坠痛	益气养血，固肾安胎	圣愈汤	东垣方中有圣愈，四物汤内加参芪，气虚血弱均能补，经期量多总能医

考点 51★★ 异位妊娠（2016 年版大纲新增考点）

【诊断】

（1）输卵管妊娠未发生流产或破裂前，临床表现不明显，应结合辅助检查以确诊。

（2）检查

①血β-HCG定量：异位妊娠时该值通常低于同期正常宫内妊娠。

②血孕酮定量：输卵管妊娠时，孕酮一般偏低。

③超声检查：有助于诊断异位妊娠，阴道超声优于腹部超声。超声与血β-HCG结合对确诊帮助很大。

④阴道后穹隆穿刺：适用于疑有腹腔内出血的患者，可抽出不凝血液。

⑤腹腔镜检查术：是诊断的"金标准"。

【西医治疗】

（1）手术治疗：保守手术（保留患侧输卵管）和根治手术（切除患侧输卵管）。

（2）化学药物治疗：常用甲氨蝶呤。常用剂量0.4mg/（kg·d），肌肉注射，5天一疗程。

【中医辨证论治】

证型		证候	治法	方剂	组成
未破损期		停经后可有早孕反应，双合诊可触及一侧附件有软性包块，有压痛，尿妊娠试验为阳性	活血化瘀，消癥杀胚	宫外孕Ⅱ号方	丹参、赤芍、桃仁、三棱、莪术、蜈蚣、全蝎、紫草
已破损期	休克型	突发下腹剧痛，面色苍白，四肢厥逆，恶心呕吐，血压下降，脉微欲绝	益气固脱，活血祛瘀	生脉散合宫外孕Ⅰ号方	人参、麦冬、五味子；赤芍、丹参、桃仁
	不稳定型	腹痛拒按，腹部有压痛及反跳痛，但逐渐减轻，可触及界限不清的包块，兼有少量阴道流血	活血祛瘀，佐以益气	宫外孕Ⅰ号方加党参、黄芪	宫外孕Ⅰ号方同上
	包块型	腹腔血肿包块形成，腹痛逐渐减轻，可有下腹坠胀，阴道出血渐止	活血祛瘀消癥	宫外孕Ⅱ号方	同上

考点52★★ 产褥感染（2016年版大纲新增考点）

【诊断】

（1）详询病史及分娩经过，排除其他疾病；全身及局部体检，确定感染的部位和严重程度；确定病原体。

（2）B超、彩色超声多普勒、CT、磁共振成像等能对产褥感染形成的炎性包块、脓肿以及静脉血栓做出定位及定性诊断。血、尿常规检查，血清C反应蛋白检测，有助于早期感染的诊断。

【西医治疗】

（1）支持疗法：加强营养，纠正贫血与电解质紊乱。

（2）处理感染灶。

（3）应用抗生素。

（4）适量选用抗凝药物。

（5）手术治疗。

【中医辨证论治】

证型	证候	治法	方剂	组成
感染邪毒	产后高热寒战，小腹疼痛拒按，恶露量多，色紫暗如败酱，有臭气，心烦口渴，便燥溲赤	清热解毒，凉血化瘀	五味消毒饮合失笑散加味或解毒活血汤加减	五味消毒疗诸疔，银花野菊蒲公英，紫花地丁天葵子，煎加酒服效非轻；五灵脂、蒲黄；解毒活血连翘桃，红花归壳葛赤芍，柴胡甘草同生地，产后发热加银黄
热入营血	高热汗出，心烦不安，斑疹隐隐，舌红绛，苔黄燥	清营解毒，凉血养阴	清营汤加味	犀地银翘玄连竹，丹麦清热更护阴
热入心包	壮热不退，神昏谵语，甚至昏迷，面色苍白，四肢厥冷	凉血托毒，清心开窍	清营汤送服安宫牛黄丸，或紫雪丹	犀地银翘玄连竹，丹麦清热更护阴；安宫牛黄开窍方，芩连栀郁朱雄黄，犀角珍珠冰麝箔，热闭心包功效良；紫雪犀羚朱朴硝，硝磁寒水滑和膏，丁沉木麝升玄草，更用赤金法亦超
血瘀	产后乍寒乍热，恶露不下，小腹疼痛拒按，舌紫暗	活血祛瘀，和营退热	生化汤	生化汤宜产后尝，归芎桃草炮姜良

考点53★★ 子宫肌瘤（2016年版大纲新增考点）

【诊断】

（1）根据病史、体征及辅助检查可确诊。

（2）B超能区分子宫肌瘤与其他盆腔肿块。MRI可准确判断肌瘤大小、数目和位置。如有需要，还可选择宫腔镜、腹腔镜、子宫输卵管造影术等协助诊断。

【西医治疗】

（1）药物：雄激素、促性腺激素释放激素类似物、米非司酮。

（2）介入治疗。

（3）手术治疗：肌瘤摘除术，子宫切除术。

【中医辨证论治】

证型	证候	治法	方剂	组成
气滞血瘀	小腹包块坚硬，经行不畅，经前乳房胀痛，小腹刺痛	行气活血，软坚散结	膈下逐瘀汤	膈下逐瘀桃牡丹，赤芍乌药玄胡甘，归芎灵脂红花壳，香附开郁血亦安
寒湿凝滞	小腹包块坚硬，月经量少色暗有血块，下腹冷痛喜温，带下色白清稀	温经散寒，活血消癥	少腹逐瘀汤	少腹茴香与炒姜，元胡灵脂没芎当，蒲黄官桂赤芍药，调经种子第一方
痰湿瘀阻	小腹有包块，月经量多有块，色紫暗，脘痞多痰，形体肥胖	化痰除湿，活血消癥	开郁二陈汤加减	陈皮、茯苓、苍术、香附、川芎、半夏、青皮、莪术、槟榔、甘草、木香
湿热夹瘀	小腹包块，经行量多，色红有血块，腰骶酸痛，发热，带下色黄而臭	清热利湿，活血消癥	清宫消癥汤	半枝莲、白花蛇舌草、皂角刺、夏枯草、败酱草、石见穿、紫草、莪术、三棱、桃仁、赤芍、丹参
阴虚内热	经行量不多，经色暗红，头晕心悸，腰酸，口干咽燥	养阴清热，凉血止血	清海丸	熟地黄、山萸肉、山药、丹皮、五味子、麦冬、白术、白芍、龙骨、桑叶、地骨皮、玄参、沙参、石斛

Ⅳ 儿科疾病

考点54★★★ 小儿肺炎

【诊断】

（1）根据临床有发热、咳嗽、气促或呼吸困难，肺部有较固定的中、细湿啰音，一般不难诊断。胸片有斑片影，可协助诊断。

（2）检查

①外周血检查：细菌性肺炎时，白细胞总数和中性粒细胞多增高，甚至可见核左移，胞浆有中毒颗粒；病毒性肺炎时，白细胞总数正常或降低，淋巴细胞增高，偶见异型淋巴细胞。细菌感染时，C反应蛋白（CRP）浓度上升。

②病原学检查：细菌培养可明确病原菌；病毒分离阳性率高，但时间长，不能做早期诊断；急性期特异性IgM测定有早期诊断价值；急性期与恢复期双份血清特异性IgG检测4倍以上增高或降低，对诊断有重要意义。

③血气分析：重症肺炎有呼吸困难的患儿，可做PaO_2、$PaCO_2$及血pH测定。

④X线检查：支气管肺炎可见点状或小斑片状肺实质浸润阴影；也可见大片状浸

润影。肺不张可见均匀致密的阴影，肺纹理消失；肺气肿可见病侧肋间距较大，透明度增强；并发脓胸可见肋膈角变钝，积液多可见一片致密阴影，肋间隙增大，纵隔、心脏向健侧移位；肺大泡可见完整的薄壁，多无液平面的大泡影。

【西医治疗】

（1）病因治疗

病因	治疗
细菌感染	①肺炎球菌感染，首选青霉素或羟氨苄青霉素。 ②金黄色葡萄球菌感染，甲氧西林敏感者首选苯唑西林钠或氯唑西林钠，耐药者用万古霉素或联用利福平。 ③流感嗜血杆菌感染，首选阿莫西林加克拉维酸（或加舒巴坦）。 ④大肠杆菌和肺炎杆菌感染，首选头孢曲松或头孢噻肟。 ⑤若绿脓杆菌肺炎首选替卡西林加克拉维酸。 ⑥肺炎支原体、衣原体感染，选用大环内酯类抗生素，如红霉素、罗红霉素、阿奇霉素等
病毒感染	三氮唑核苷（病毒唑）

（2）对症治疗：①氧疗。②保持呼吸道通畅。③腹胀的治疗：低钾血症引起者及时补钾。中毒性肠麻痹者应禁食，胃肠减压，用酚妥拉明加 10% 葡萄糖液。④肺炎合并心力衰竭的治疗：镇静，给氧，增强心肌收缩力，减慢心率，增加心搏出量，减轻心脏负荷。⑤糖皮质激素的应用。⑥治疗并发症。

【中医辨证论治】

证型		证候	治法	方剂	组成
常证	风寒闭肺	恶寒发热，无汗，痰白而稀，口不渴，舌苔薄白，脉浮紧	辛温开闭，宣肺止咳	华盖散加减	华盖杏甘配麻黄，苏子陈皮茯苓桑
	风热闭肺	发热恶风，微汗出，咳嗽气急，口渴咽红，舌红苔薄黄，脉浮数	辛凉开闭，清肺止咳	银翘散合麻杏石甘汤加减	银翘散主上焦疴，竹叶荆蒡豉薄荷，甘桔芦根凉解法；麻杏石甘
	痰热闭肺	发热，烦躁，咳嗽喘促，面赤口渴，胸闷胀满，泛吐痰涎	清热涤痰，开肺定喘	五虎汤合葶苈大枣泻肺汤加减	五虎汤清热定喘，细茶入麻杏石甘；葶苈子、大枣
	毒热闭肺	高热持续，咳嗽剧烈，气急鼻扇，喘憋，面赤唇红，烦躁口渴	清热解毒，泻肺开闭	黄连解毒汤合麻杏石甘汤加减	芩连柏栀；麻杏石甘
	阴虚肺热	干咳少痰，低热盗汗，面色潮红，五心烦热，舌红乏津	养阴清肺，润肺止咳	沙参麦冬汤加减	沙参麦冬扁豆桑，玉竹花粉甘草襄，秋燥耗津伤肺胃，咽痛干咳最堪尝
	肺脾气虚	咳嗽无力，喉中痰鸣，面白少华，动辄汗出，食欲不振，便溏	补肺健脾，益气化痰	人参五味子汤加减	人参五味汤法良，茯术甘草姜枣藏，再加麦冬养肺胃，敛肺止咳保安康

续表

	证型	证候	治法	方剂	组成
变证	心阳虚衰	面色苍白，口唇青紫，呼吸困难，四肢厥冷，烦躁不安	温补心阳，救逆固脱	参附龙牡救逆汤加减	参附龙牡救逆汤，白芍炙草合成方，心阳虚衰肢厥冷，回阳救逆效速良
	邪陷厥阴	壮热烦躁，神昏谵语，口噤项强，指纹青紫可达命关	平肝息风，清心开窍	羚角钩藤汤合牛黄清心丸加减	羚角钩藤菊花桑，地芍贝茹茯草囊，凉肝息风又养阴，肝热生风急煎尝；牛黄清心丸最精，芩连栀予郁砂用，热入心包神昏迷，清热开窍亦治惊

考点 55★★★ 小儿腹泻

【诊断】

（1）根据发病季节、病史、临床表现和大便性状易于做出诊断。

（2）检查

①大便常规检查：大便显微镜检查，注意有无脓细胞、白细胞、红细胞及吞噬细胞，有无虫卵、寄生虫、真菌孢子和菌丝。

②血常规检查：病毒性肠炎白细胞总数一般不增高，50%以上的患儿有杆状核增高，杆状核 >10%，有助于细菌感染的诊断。

③大便培养：对确定腹泻病原有重要意义。

④大便乳胶凝集实验：对某些病毒性肠炎有诊断价值，如轮状病毒、肠道腺病毒。

⑤血生化检查：对腹泻较重的患儿，应及时检查 pH、二氧化碳结合力等。

【西医治疗】

（1）饮食疗法：母乳喂养的患儿可继续母乳喂养；混合喂养或人工喂养的患儿，用稀释牛奶或奶制品喂养，逐渐恢复正常饮食；儿童则采用半流质易消化饮食，然后恢复正常饮食；严重呕吐者暂禁食，但不禁水，后由少到多、由稀到稠逐渐恢复正常饮食。

（2）液体疗法：①口服补液。②静脉补液：定性，定量，定速，纠正酸中毒，补钾。

（3）药物治疗：①控制感染：病毒性及非侵袭性细菌所致，选微生态制剂和肠黏膜保护剂；重症患儿、新生儿、小婴儿和免疫功能低下的患儿选抗生素；黏液、脓血便患者选第三代头孢菌素类、氨基糖苷类抗生素。②微生态疗法：常用双歧杆菌、嗜乳酸杆菌等菌制剂。③肠黏膜保护剂：如蒙脱石粉。④补锌治疗。

（4）迁延性和慢性腹泻病的治疗：①液体疗法。②营养疗法。③药物疗法：慎用抗生素，补充微量元素与维生素。

【中医辨证论治】

	证型	证候	治法	方剂	组成
常证	风寒泻	大便清稀，夹有泡沫，肠鸣腹痛，恶寒发热，咳嗽	疏风散寒，化湿和中	藿香正气散加减	藿香正气大腹苏，甘桔陈苓芷术朴，夏曲加入姜枣煎，外寒内湿均能除
	湿热泻	大便水样，泻下急迫，气味秽臭，纳呆，呕恶，发热口渴	清肠解热，化湿止泻	葛根黄芩黄连汤加减	葛根黄芩黄连汤，甘草四般治二阳
	伤食泻	大便稀溏，夹有食物残渣，气味酸臭，脘腹胀满，不思乳食	消食化滞，运脾和胃	保和丸加减	保和山楂莱菔曲，夏陈茯苓连翘齐
	脾虚泻	大便稀溏，食后作泻，神疲倦怠，面色萎黄，纳呆	健脾益气，助运止泻	参苓白术散加减	参苓白术扁豆陈，山药甘莲砂薏仁，桔梗上浮兼保肺，枣汤调服益脾神
	脾肾阳虚泻	久泻不止，大便清稀，澄澈清冷，完谷不化，形寒肢冷	温补脾肾，固涩止泻	附子理中汤合四神丸加减	附子理中温中阳，人参干姜术草帮；四神故纸吴茱萸，肉蔻五味四般齐，大枣生姜同煎合，五更肾泻最相宜
变证	气阴两伤	泻下过度，质稀如水，精神不振，皮肤干燥，舌红少津	益气养阴，酸甘敛阴	人参乌梅汤加减	人参乌梅淮山药，木瓜莲肉炙甘草；气阴两伤因泻迫，酸甘并用补中焦
	阴竭阳脱	泻下不止，次频量多，面色苍白，精神萎靡，四肢厥冷	挽阴回阳，救逆固脱	生脉散合参附龙牡救逆汤加减	生脉麦味与人参；参附龙牡救逆汤，白芍炙草合成方，心阳虚衰肢厥冷，回阳救逆效速良

考点56★★★　急性肾小球肾炎

【诊断】

（1）根据急性起病，1~3周前有链球菌感染史（上呼吸道或皮肤感染），典型表现为浮肿、高血压和血尿，不同程度蛋白尿，急性期血清抗"O"升高，总补体及 C_3 暂时性下降，可确诊。

（2）检查

①尿常规检查：血尿，尿镜检可见红细胞、白细胞、颗粒管型、细胞管型等。尿蛋白多在（＋）~（＋＋＋）之间。

②血常规：白细胞计数可增高或正常，血沉加快。

③肾功能检查：血尿素氮和肌酐可增高，肌酐清除率降低。

④血清补体检查：总补体及 C_3 暂时性下降。

⑤抗链球菌抗体检查：急性期血清抗"O"升高。

【西医治疗】

(1) 休息。

(2) 饮食：水肿、高血压者应限盐及限水；氮质血症者应限制蛋白摄入；尿少尿闭时，应限制高钾食物。

(3) 防治感染：青霉素。

(4) 利尿：氢氯噻嗪、呋塞米。

(5) 降压：卡托普利、硝苯地平。

(6) 治疗严重并发症。

【中医辨证论治】

	证型	证候	治法	方剂	组成
常证	风水相搏	头面眼睑先肿，继而四肢及全身水肿，尿少，发热，恶风	疏风利水	麻黄连翘赤小豆汤加减	麻黄连翘小豆汤，梓白杏仁枣草姜
	湿热内侵	浮肿或轻或重，尿少色赤，咽喉肿痛，口渴口苦，便溏不爽	清热利湿，凉血止血	五味消毒饮合小蓟饮子加减	五味消毒疗诸疗，银花野菊蒲公英，紫花地丁天葵子，煎加酒服效非轻；小蓟饮子藕蒲黄，滑竹通栀归草襄
	气虚邪恋	水肿不著，身倦乏力，面色萎黄，纳少便溏，自汗，易感冒	健脾益气，兼化湿浊	参苓白术散加减	参苓白术扁豆陈，山药甘莲砂薏仁，桔梗上浮兼保肺，枣汤调服益脾神
	阴虚邪恋	水肿不著，血尿迁延，神倦头晕，手足心热，盗汗	滋阴补肾，兼清余热	知柏地黄丸合二至丸加减	地八山山四，丹苓泽泻三＋知母、黄柏；二至丸用女贞子，配伍旱莲等分比
变证	水凌心肺	全身浮肿，尿少，咳嗽气急，心悸，胸闷，四末不温	泻肺逐水，宁心安神	己椒苈黄丸合参附汤加减	防己、椒目、葶苈、大黄；人参、附子
	邪陷心肝	面目肢体浮肿，尿少色赤，头痛眩晕，口苦烦躁，甚或神昏	平肝泻火，清心利水	龙胆泻肝汤合羚角钩藤汤加减	龙胆泻肝栀芩柴，生地车前泽泻偕，木通甘草当归合，肝经湿热力能排；羚角钩藤菊花桑，地芍贝茹茯草襄，凉肝息风又养阴，肝热生风急煎尝
	水毒内闭	全身浮肿，尿闭，头晕头痛，恶心呕吐，嗜睡，甚或昏迷	辛升苦降，辟秽解毒	温胆汤合附子泻心汤加减	温胆汤夏茹枳陈助，佐以茯草姜枣煮；大黄、黄芩、黄连、附子

考点 57★★ 过敏性紫癜（2016 年版大纲新增考点）

【诊断】

（1）主要依靠典型的皮肤紫癜，或同时伴腹痛、便血、关节肿痛、肾损害等确诊。

（2）检查

①血常规：白细胞正常或增加，嗜酸性粒细胞可增高；血小板计数正常或升高。

②尿常规：肾脏受累时可出现镜下血尿及蛋白尿，重症有肉眼血尿。

③大便常规：有消化道症状，如腹痛患儿大便潜血试验可阳性。

④免疫学检查：约半数病人 IgA 水平升高，IgG、IgM 水平升高或正常，补体 C_3、C_4 正常或升高。抗核抗体及类风湿因子阴性。

【西医治疗】

（1）对症治疗：有腹痛时应用 654 - 2、阿托品等；有消化道症状时应限制粗糖饮食，应用大剂量维生素 C、钙剂及抗组胺药；有消化道出血时应禁食并考虑输血，可用西咪替丁。

（2）肾上腺皮质激素与免疫抑制剂：急性发作时应用泼尼松，或甲基泼尼松龙。并发肾炎且经激素治疗无效者，可考虑联合用硫唑嘌呤、环磷酰胺或雷公藤多苷片等。

（3）抗凝治疗：阿司匹林，潘生丁，以过敏性紫癜肾炎为主时可用肝素钠。

【中医辨证论治】

证型	证候	治法	方剂	组成
风热伤络	紫癜颜色鲜红，呈丘疹，融合成片，发热恶风，咳嗽咽痛	疏风清热，凉血止血	银翘散加减	银翘散主上焦疴，竹叶荆蒡豉薄荷，甘桔芦根凉解法
血热妄行	面赤咽干，皮肤瘀点瘀斑成片，腹痛，便血尿血，发热	清热解毒，凉血化斑	犀角地黄汤加减	犀角地黄芍药丹，血升胃热火邪干
湿热痹阻	皮肤紫癜多见于关节周围，关节肿胀灼痛，舌红苔黄腻	清热利湿，通络止痛	四妙丸加减	二妙散中苍柏兼，若云三妙牛膝添，四妙再加薏苡仁，湿热下注痿痹痊
阴虚火旺	紫癜时发时隐，五心烦热，潮热盗汗，尿血便血	滋阴补肾，活血化瘀	知柏地黄丸加减	地八山山四，丹苓泽泻三 + 知母、黄柏
气虚血瘀	斑疹紫暗，腹痛绵绵，神疲倦怠，面色少华，舌有瘀斑	补中益气，化瘀止血	补中益气汤加减	补中益气芪术陈，升柴参草当归身

考点 58★水痘

【诊断】

（1）典型水痘根据流行病学资料、临床表现，尤其皮疹形态、分布特点，即可确诊。

（2）检查

①血常规：白细胞总数正常或稍低。

②疱疹刮片：瑞氏染色见多核巨细胞，苏木素－伊红染色可见细胞核内包涵体。

③病毒分离：仅用于非典型病例。

④血清学检测：水痘病毒特异性 IgM 抗体或双份血清特异性 IgG 抗体 4 倍以上升高可协助诊断。

【西医治疗】

（1）对症治疗：皮肤瘙痒可局部应用炉甘石洗剂。

（2）抗病毒治疗：阿昔洛韦、α－干扰素。继发皮肤感染时加用抗菌药物。

【中医辨证论治】

证型	证候	治法	方剂	组成
邪郁肺卫	微热，鼻塞流涕，偶有轻咳，疱疹壁薄，疱浆清亮，痘疹稀疏	疏风清热，解毒利湿	银翘散加减	银翘散主上焦疴，竹叶荆蒡豉薄荷，甘桔芦根凉解法
毒炽气营	壮热烦躁，口渴引饮，口舌生疮，痘疹密布，便结溲赤	清气凉营，化湿解毒	清胃解毒汤加减	清胃解毒升麻连，生地丹皮膏芩掺

考点 59 ★流行性腮腺炎

【诊断】

（1）根据流行病学史、接触史以及腮腺肿大疼痛的表现，不难诊断。

（2）检查

①血清和尿液中淀粉酶测定：90% 患儿发病早期有血清淀粉酶和尿淀粉酶增高，有助于诊断。

②血清学检查：IgM 抗体可作为近期感染的诊断依据；应用 PCR 技术检测腮腺炎病毒 RNA，可提高可疑患者的诊断率。

（3）病毒分离：可分离出腮腺炎病毒。

【西医治疗】

（1）对高热患儿可采用物理降温或使用解热药。

（2）严重头痛和并发睾丸炎者可酌情使用止痛药。

（3）合并睾丸炎时，用丁字带托住阴囊。

（4）对并发脑膜脑炎、心肌炎的患儿，可短期应用氢化可的松。

（5）合并胰腺炎时应禁食，静脉输液加用抗生素，也可使用干扰素。

【中医辨证论治】

证型		证候	治法	方剂	组成
常证	邪犯少阳	轻微发热，一侧或双侧耳下腮部漫肿疼痛，边缘不清，咀嚼不便	疏风清热，散结消肿	柴胡葛根汤加减	柴胡、天花粉、干葛、黄芩、桔梗、连翘、牛蒡子、石膏、甘草、升麻
常证	热毒蕴结	高热不退，两侧腮部肿胀疼痛，口渴引饮，烦躁不安	清热解毒，软坚散结	普济消毒饮加减	普济消毒芩连鼠，玄参甘桔蓝根侣，升柴马勃连翘陈，僵蚕薄荷为末咀，或加人参及大黄，大头天行力能御
变证	邪陷心肝	腮肿，壮热不退，头痛项强，嗜睡，重者昏迷，惊厥	清热解毒，息风开窍	清瘟败毒饮加减	清瘟败毒生石膏，知母生地桔牛角，芩连栀子丹竹叶，玄参赤芍翘甘草
变证	毒窜睾腹	腮部肿胀渐消，男性一侧或两侧睾丸肿胀疼痛，女性一侧或两侧少腹疼痛，伴发热	清肝泻火，活血止痛	龙胆泻肝汤加减	龙胆泻肝栀芩柴，生地车前泽泻偕，木通甘草当归合，肝经湿热力能排

V 骨科疾病

考点60★桡骨下端骨折

【诊断】

（1）根据受伤史、临床症状、体征及X线检查可做出诊断。

（2）检查

①伸直型骨折X线征象：骨折远端向背、桡侧移位；骨折处向掌侧成角，骨折端重叠，骨折处背侧骨质嵌入或粉碎骨折，掌倾角和尺偏角减小或呈负角。

②屈曲型骨折X线征象：骨折线斜行，自背侧关节面的边缘斜向近侧和掌侧，骨折远端连同腕骨向掌侧、近侧移位。

【治疗方法】

（1）手法整复

骨折类型	整复方法
伸直型骨折	①骨折线未进入关节、骨折段完整者，一助手把住上臂，术者两拇指并列置于骨折远端背侧，其他四指置于其腕掌部，扣紧大小鱼际肌，先顺势拔伸2~3分钟，待重叠移位完全纠正后，将骨折远段旋前，并利用牵引力，骤然猛抖，同时迅速尺偏、掌屈，使之复位。若仍未完全复位，则由两助手维持牵引，术者用两拇指迫使骨折远端尺偏、掌屈，即可达到解剖对位。 ②骨折线进入关节或骨折块粉碎，则在助手和术者拔伸牵引纠正重叠移位后，术者双手拇指在背侧按压骨折远端，双手余指置于近端的掌侧，按压远端向掌侧、端提近端向背侧，以矫正掌、背侧移位，恢复其掌倾角，同时使腕掌屈、尺偏，以纠正侧方移位，恢复其尺倾角

续表

骨折类型	整复方法
屈曲型骨折	由两助手拔伸牵引，术者双手拇指置于骨折远端的掌侧，余指置于骨折近端的背侧，相对用力挤压、端提，以纠正骨折远端的掌侧移位及恢复其掌倾角；然后术者捏住骨折部，牵引手指的助手徐徐将腕关节背伸，使屈肌腱紧张，防止复位的骨折块移位

（2）固定方法

骨折类型	固定方法
伸直型骨折	在维持牵引下，先在骨折远端的背侧和近端的掌侧分别放一平垫，然后放置夹板。夹板上端达前臂中、上1/3，桡、背侧夹板下端应超过腕关节，置腕关节于轻度掌屈、尺偏位固定，限制腕关节的桡偏和背伸活动。压垫夹板置妥后用3条布带捆扎固定，将前臂悬挂胸前，固定4~6周
屈曲型骨折	在维持牵引下，先在骨折远端的掌侧和近端的背侧分别放一平垫，然后放置夹板。桡、掌侧夹板下端应超过腕关节，置关节于轻度背伸位固定，限制腕关节的桡偏和掌屈活动。压垫夹板置妥后用3条布带捆扎固定，将前臂悬挂胸前，固定4~6周

（3）手术治疗。

（4）药物治疗：①儿童骨折，初期治宜活血祛瘀、消肿止痛，中后期内服药可减免。②中年人骨折，按三期辨证用药。③老年人骨折，中后期着重养气血、壮筋骨、补肝肾。④解除固定后，均应用中药熏洗以舒筋活络，通利关节。

（5）练功活动。

考点61★肩关节脱位（2016年版大纲新增考点）

【诊断】

根据患者的外伤史、典型的临床表现及X线检查所见，一般即可做出诊断，但查体时应注意患肢有无神经、血管损伤的表现。X线摄片检查可确定脱位的类型及有无并发骨折。

【治疗方法】

（1）手法复位

复位名称	复位方法
手牵足蹬法	以右侧为例。患者仰卧，术者立于右侧，将右足掌抵住患者右侧腋窝部，同时双手握住患者右侧腕部，先沿畸形方向做顺势牵引后，将伤肩外展、外旋，再逐渐内收、内旋，闻及入臼声，即表明复位成功
牵引回旋法	以右肩前脱位为例，患者坐位或卧位，术者右手握住患肢肘部、屈肘90°位，左手握住腕部，先沿上臂畸形方向牵引，在维持牵引下外旋上臂至极限位，再内收上臂，使肘关节贴近胸壁，至肘接近体中线时内旋上臂，使患侧手掌搭于对侧肩上，即可复位

续表

复位名称	复位方法
拔伸托入法	患者坐位或卧位，近端助手用布带套住固定患肩及躯干，远端助手握患肢肘部和腕上部，徐徐将患肢向外下方做拔伸牵引；术者立于患侧肩部外侧，用两拇指压住患侧肩峰，余指置入腋下，钩托脱位的肱骨头向外上方；与此同时，令远端助手将患肢在牵引下慢慢内收、内旋，直至肱骨头有回纳感觉，复位即成

（2）固定方法：采用胸壁绷带固定，将患侧上臂保持在内收、内旋位，肘关节屈曲60°～90°，腋窝部衬以软垫，前臂依附胸前，用绷带将上臂固定在胸壁上，前臂用颈腕带或三角巾悬吊于胸前。时间为2～3周。

（3）手术治疗。

（4）药物治疗

脱位类型		治疗药物
新鲜脱位	初期	内服舒筋活血汤、活血止痛汤等；外敷活血散、消肿止痛膏
	中期	内服壮筋养血汤、补肾壮筋汤等；外敷舒筋活络膏
	后期	内服八珍汤、补中益气汤等；外洗方可用苏木煎、上肢损伤洗方等
习惯性脱位		内服补肝肾、壮筋骨之剂，如补肾壮筋汤、健步虎潜丸等
合并骨折		按骨折三期辨证用药
合并神经损伤		加强祛风通络，加用地龙、僵蚕、全蝎等
合并血管损伤		加强活血祛瘀通络，可合用当归四逆汤加减

（5）练功活动。

考点62★★★ 颈椎病

【诊断】

（1）诊断要点：①有慢性劳损或外伤史，或有颈椎先天性畸形、颈椎退行性病变，多发于40岁以上的中年人、长期低头工作者，往往呈慢性发病。②颈、肩背疼痛，头痛头晕，颈部板硬，上肢麻木。③颈部活动受限，病变颈椎棘突、患侧肩胛骨内上角常有压痛，可摸到条索状硬块，可有上肢肌力减弱和肌肉萎缩。④臂丛牵拉试验阳性，颈椎间孔挤压试验阳性。⑤X线正位摄片显示钩椎关节增生，张口位可有齿状突偏歪。⑥侧位片显示颈椎曲度变直，椎间隙变窄，有骨质增生或钙化。⑦斜位片可见椎间孔变小等改变；CT和MRI检查可进行定性、定位诊断。

（2）检查

分型	X线	CT	MRI
神经根型	颈椎生理弧度平直或呈反弓，第3~7颈椎骨质增生，椎间隙变窄，项韧带钙化等；伸屈运动颈椎侧位片上会出现病变节段过度松动，斜位片上可看到骨刺突入椎间孔	颈椎间盘突出，侧隐窝狭窄，或神经根、硬膜囊受压等	颈椎某节段脊髓有压迹现象
脊髓型	颈椎生理弧度变直或向后成角，颈椎骨质增生，椎间隙狭窄，椎间孔缩小。后纵韧带骨化者，侧位片上椎体后有钙化阴影，呈点状、条状，连续型者可自颈2至颈7连成一长条	骨质增生占位在椎体后椎管前壁，使椎管明显狭窄	对脊髓、椎间盘组织显示清晰，对椎间盘脱出、脊髓受压的诊断和治疗均有帮助
椎动脉型	钩椎关节有骨质增生，向侧方隆突，以及椎间孔变小	–	–
交感神经型	与神经根型相似	与神经根型相似	与神经根型相似

【治疗方法】

（1）**手法治疗**：①患者坐位，头部前屈至适当的角度，医生一手用拇指按住患椎棘突，一手用肘部托住病人颏部，向前上方牵引，同时向患侧旋转头部，此时可听到整复的弹响声。②患者仰卧时，肩后用枕垫高。医生立于床头，右手紧托病人枕部，左手托住颏部，将病人头部自枕上拉起，使颈与水平面呈45°，牵引持续1~2分钟，然后轻轻将头向左右旋转和前后摆动，此时可听到整复时的弹响声。

（2）**牵引治疗**：①轻者采用坐位间断牵引，牵引姿势以头部略向前倾为宜，牵引悬重从3kg开始，可增至12kg。每次20~30分钟，每日1~2次，15天为1个疗程。②重者采用卧位牵引，根据患者性别、年龄、体质强弱、颈部肌肉情况和临床症状酌情处理。

（3）**中药治疗**

证型	证候	治法	方剂	组成
风寒湿阻	颈、肩、上肢疼痛麻木，以痛为主，头沉重，颈僵硬，活动不利，恶寒畏风	祛风除湿，温经通络	羌活胜湿汤加减	羌活胜湿独防风，蔓荆秦本草川芎
气滞血瘀	颈肩部、上肢刺痛，痛处固定，肢体麻木，舌质暗	行气活血，化瘀通络	活血舒筋汤加减	归尾、赤芍、片姜黄、伸筋草、松节、海桐皮、落得打、路路通、羌（独）活、防风、续断、甘草

证型	证候	治法	方剂	组成
痰湿阻络	头晕目眩，头重如裹，四肢麻木，纳呆，舌苔厚腻	除湿化痰，蠲痹通络	天麻钩藤饮加减	天麻钩藤石决明，栀杜寄生膝与芩，夜藤茯神益母草，主治眩晕与耳鸣
肝肾不足	眩晕头痛，耳鸣耳聋，失眠多梦，肢体麻木，舌红少津	补益肝肾，活血通络	六味地黄丸加减	地八山山四，丹苓泽泻三
气血亏虚	头晕目眩，面色苍白，心悸气短，四肢麻木，倦怠乏力	益气养血，活血通络	黄芪桂枝五物汤加减	黄芪桂枝五物汤，芍药大枣与生姜

（4）针灸治疗：主穴为华佗夹脊、后溪。

（5）西药治疗：①非甾体类抗炎药、肌肉松弛剂及镇静剂对症治疗。②局部有固定且范围较小的压痛时，可局部封闭治疗。

（6）手术治疗：①前路椎间盘及骨刺切除、椎体间植骨融合术：适用于神经根型和脊髓型颈椎病。②侧方减压和椎间融合术：适用于椎动脉型和神经根型颈椎病。③颈椎后路减压术或椎管扩大术：适用于经前路手术后效果不佳，多节段椎管狭窄者。

考点63★ 腰椎间盘突出症

【诊断】

（1）根据有腰痛加腿痛的压痛和放射痛等症状，结合病史、临床表现与体征、配合影像学检查，可做出诊断。

（2）检查

①X线检查：部分患者可显示腰椎间盘突出的生理前凸平浅或消失等。

②CT扫描：可显示硬膜囊和（或）神经根受压变形、移位、消失的压迫征象等。

③MRI检查：能清楚地显示椎间盘退变、突出状态和椎管内硬膜囊、神经根受压状态，对本病的诊断价值较大。

【治疗方法】

（1）基础治疗：急性期、症状重者，卧床休息。慢性期或症状缓解后可与功能锻炼交替进行。

（2）手法治疗

治疗方法	操作要点
循经按揉法	患者取俯卧位，术者先以𢻣法沿脊柱两侧自上而下数次放松骶棘肌，力度适中，侧重腰部肌肉的放松；继以大鱼际或掌根循两侧足太阳膀胱经反复按揉3遍；再以双手叠掌，掌根自胸腰椎督脉向下逐次移动按压，以患者能耐受为度
穴位点压法	以两手拇指指腹对应，在腰椎横突上及秩边、环跳、殷门、承山等穴按压，至患者感觉酸胀时止，再以掌根轻柔按摩

续表

治疗方法	操作要点
脊柱斜扳法	患者取侧卧位，术者面向患者，术者一手按肩后部，一手按髂前上棘，两手同时做相反方向斜扳，通常可闻及一清脆的弹响声
拔伸按腰法	患者取俯卧位，嘱患者双手上举拉住床头，一助手双手握患者双踝做拔伸牵引，术者叠掌按压突出部位棘突，在助手持续拔伸牵引下骤然向上抖动时用力下压掌根，要配合默契，动作协调
屈膝屈髋法	患者仰卧位屈膝屈髋，术者两手扶患者双膝关节做正、反方向环转后用力下按，尽量使膝关节贴近胸壁，然后将患肢由屈膝屈髋位拉向伸直位，反复3次
俯卧扳腿法	患者俯卧位，术者一手按压突出部位棘突，一手托住患者对侧膝部，使下肢尽量后伸，双手同时协调用力，左右各1次
直腿抬高法	患者俯卧位，术者一手按压突出部位棘突，一手托住患者对侧膝部，使下肢尽量后伸，双手同时协调用力，左右各1次
坐位旋转法	患者取坐位，下肢相对固定，术者一手拇指按压突出部位偏歪的棘突旁，一手穿过偏歪一侧的腋下按颈后部，双手相对用力，使脊柱做顺时针或逆时针方向旋转

（3）牵引治疗：骨盆牵引多采用仰卧、略微屈膝屈髋位，每侧牵引悬重在 10～15kg 之间，牵引方向一般在水平线向上15°左右。

（4）针灸治疗：以循经取穴与局部取穴为主，亦可取患椎旁华佗夹脊穴。

（5）封闭疗法。

（6）药物治疗：①常用身痛逐瘀汤、大活络丹、独活寄生汤等。②西药治疗：急性期，静滴塞米松与脱水剂；常用口服药有芬必得、苯丙氨酯、维生素 B_{12}。

（7）功能锻炼。

（8）手术治疗。

Ⅵ中医常见疾病

考点64★肺胀（2016年版大纲新增考点）

【诊断】

有慢性肺系疾患病史，多见于老年人。临床表现为咳逆上气，痰多，胸中憋闷如塞，胸部膨满，喘息，动则加剧，甚者鼻扇气促，张口抬肩等，严重者可出现喘脱。常因外感而诱发。

【辨证论治】

（1）辨证要点

辨证有偏实、偏虚的不同，应分清其标本虚实的主次。一般感邪时偏于邪实，平时偏于本虚。偏实者须分清痰浊、水饮、血瘀的偏盛。偏虚者当区别气（阳）虚、阴虚的性质，肺、心、肾、脾病变的主次。

（2）治疗原则

治病应祛邪与扶正共施，依其标本缓急有所侧重。标实者依其病邪的性质，分别采用祛邪宣肺，降气化痰，温阳利水，甚或开窍、息风、止血等法。本虚者，当以补养心肺、益肾健脾为主，或气阴兼调，或阴阳两顾。正气欲脱时应扶正固脱，救阴回阳。

（3）证治分类

证型	证候	治法	方剂	组成
外寒里饮	咳逆喘满不得卧，咳痰稀白量多，口干不欲饮，周身酸楚，恶寒无汗	温肺散寒，涤痰降逆	小青龙汤加减	小小青龙最有功，风寒束表饮停胸，细辛半夏甘和味，姜桂麻黄芍药同
痰浊壅肺	胸膺满闷，短气喘息，咳嗽痰多，色白黏腻，脘痞纳少	宣肺健脾，化痰降逆	二陈汤合三子养亲汤加减	二陈汤用半夏陈，苓草梅姜一并存；三子养亲祛痰方，芥苏莱菔共煎汤
痰热郁肺	咳逆，喘息气粗，胸满烦躁，痰黄黏难咳，身热，口渴欲饮	清肺化痰，降逆平喘	越婢加半夏汤或桑白皮汤加减	越婢汤中有石膏，麻黄生姜加枣草；桑皮汤治肺热喘，芩栀贝杏苏连半
痰蒙神窍	神志恍惚，表情淡漠，谵妄，烦躁不安，撮空理线，嗜睡，咳逆喘促	涤痰，开窍，息风	涤痰汤加减	参苓橘半连茹草，枳实菖枣星麦冬
阳虚水泛	心悸，喘咳，面浮肢肿，脘痞纳差，尿少，怕冷	温肾健脾，化饮利水	真武汤合五苓散加减	真武附苓术芍姜；五苓散治太阳腑，白术泽泻猪茯苓
肺肾气虚	呼吸浅短难续，声低气怯，咳嗽，痰白如沫，形寒汗出，腰膝酸软	补肺纳肾，降气平喘	参蛤散合补肺汤加减	人参、蛤蚧；补肺五味与参芪，熟地紫菀配桑皮

考点65 ★不寐

【诊断】

轻者入寐困难或寐而易醒，醒后不寐，连续3周以上，重者彻夜难眠，伴头痛、头昏、心悸、健忘等症。常有饮食不节，情志失常，劳倦，思虑过度，病后体虚等病史。

【辨证论治】

（1）辨证要点

辨证首分虚实。虚证，多属阴血不足，心失所养，临床特点为体质瘦弱，面色无华，神疲懒言，心悸健忘。实证为邪热扰心，临床特点为心烦易怒，口苦咽干，便秘溲赤。次辨病位，病位主要在心。

（2）治疗原则

治疗当以补虚泻实，调整脏腑阴阳为原则。实证泻其有余，如疏肝泻火，清化痰热，消导和中；虚证补其不足，如益气养血，健脾补肝益肾。在此基础上安神定志，如养血安神，镇惊安神，清心安神。

（3）证治分类

证型	证候	治法	方剂	组成
肝火扰心	不寐多梦，急躁易怒，头晕头胀，口干而苦	疏肝泻火，镇心安神	龙胆泻肝汤加减	龙胆泻肝栀芩柴，生地车前泽泻偕，木通甘草当归合，肝经湿热力能排
痰热扰心	心烦不寐，胸闷脘痞，泛恶嗳气，口苦，舌红苔黄腻	清化痰热，和中安神	黄连温胆汤加减	温胆夏茹枳陈助，佐以茯草姜枣煮＋黄连
心脾两虚	多梦易醒，心悸健忘，神疲食少，腹胀便溏，面色少华	补益心脾，养血安神	归脾汤加减	归脾汤用术参芪，归草茯神远志随，酸枣木香龙眼肉，煎加姜枣益心脾
心肾不交	心烦不寐，心悸多梦，头晕耳鸣，腰膝酸软，潮热盗汗，五心烦热	滋阴降火，交通心肾	六味地黄丸合交泰丸加减	地八山山四，丹苓泽泻三；心肾不交交泰丸，一份桂心十份连
心胆气虚	虚烦不寐，触事易惊，胆怯心悸，气短自汗，倦怠乏力	益气镇惊，安神定志	安神定志丸合酸枣仁汤加减	安神定志用远志，人参菖蒲合龙齿，茯苓茯神二皆用，心虚胆怯用此治；酸枣仁汤治失眠，川芎知草茯苓煎

考点66★★ 头痛

【诊断】

头痛是临床上常见的自觉症状，凡由外感六淫或内伤杂病引起的以头痛为主症的病证，均可称为头痛。

【辨证论治】

（1）治疗原则

初病为外感多实，治宜祛邪，以祛风散邪为主，根据不同的病因施以不同治法。久病多为内伤，病证多虚，以滋养阴血补虚为主。有虚中夹实者，如瘀血、痰浊等，当权衡主次，随证治之。

（2）证治分类

证型	证候	治法	方剂	组成
风寒头痛	痛连项背，恶风畏寒，遇风加重，口不渴，喜裹头	疏散风寒	川芎茶调散加减	川芎茶调散荆防，辛芷薄荷甘草羌
风热头痛	头痛而胀，发热恶风，面红目赤，口渴喜饮	疏风清热	芎芷石膏汤加减	芎芷石膏汤芎芷，石膏藁本菊羌使

证型	证候	治法	方剂	组成
风湿头痛	头痛如裹，肢体困重，胸闷纳呆，便溏	祛风胜湿	羌活胜湿汤加减	羌活胜湿独防风，蔓荆秦本草川芎
肝阳头痛	头痛而眩，心烦易怒，口苦面红，胁痛	平肝潜阳	天麻钩藤饮加减	天麻钩藤石决明，栀杜寄生膝与芩，夜藤茯神益母草，主治眩晕与耳鸣
肾虚头痛	头痛且空，腰痛酸软，滑精带下，耳鸣少寐	补肾填精	大补元煎加减	大补元煎益精方，人参草药培脾安，归地山萸滋真水，杜仲枸杞冲任藏
血虚头痛	头痛而晕，心悸不宁，面色少华，神疲乏力	养血滋阴	加味四物汤加减	当归、生地、白芍、首乌、川芎、菊花、蔓荆子、五味子、远志、炒枣仁
痰浊头痛	头痛昏蒙，胸脘满闷，纳呆呕恶	化痰降逆	半夏白术天麻汤加减	半夏白术天麻汤，苓草橘红枣生姜
瘀血头痛	头痛经久不愈，痛处固定，痛如锥刺，舌紫	化瘀通窍	通窍活血汤加减	通窍全凭好麝香，桃红大枣老葱姜，川芎黄酒赤芍药，表里通经第一方

考点67★★ 眩晕（2016年版大纲新增考点）

【诊断】

眩晕轻者闭目可止，重者如坐车船，旋转不定，不能站立，甚则仆倒。

【辨证论治】

（1）治疗原则

治疗原则是补虚泻实，调整阴阳。补虚以滋肾养肝、益气补血、健脾和胃为主。泻实以燥湿祛痰、重镇潜降、清肝泻火、活血通窍为主。本证多属本虚标实之证，故一般常需标本兼顾，或者在标证缓解后，再考虑治本。

（2）证治分类

证型	证候	治法	方剂	组成
肝阳上亢	眩晕耳鸣，头胀痛，急躁易怒，失眠多梦，口苦	平肝潜阳，清火息风	天麻钩藤饮或羚羊角汤加减	天麻钩藤石决明，栀杜寄生膝与芩，夜藤茯神益母草，主治眩晕与耳鸣；龟蝉生石羚羊角，夏菊丹芍柴薄枣
气血亏虚	眩晕劳累即发，面白少华，心悸失眠，唇甲淡白	补益气血，健运脾胃	八珍汤加减	四君子汤＋四物汤
肾精不足	眩晕，精神萎靡，腰酸膝软，遗精，耳鸣	补益肾精，充养脑髓	河车大造丸加减	河车大造膝苁蓉，二地天冬杜柏从，五味锁阳归杞子，真元虚弱此方宗

续表

证型	证候	治法	方剂	组成
痰浊内蕴	眩晕，头重如蒙，胸闷恶心，呕吐痰涎	燥湿祛痰，健脾和胃	半夏白术天麻汤加减	半夏白术天麻汤，苓草橘红枣生姜
瘀血阻窍	眩晕，头痛，失眠，心悸，耳鸣耳聋，面唇紫暗	祛瘀生新，活血通窍	通窍活血汤加减	通窍全凭好麝香，桃红大枣老葱姜，川芎黄酒赤芍药，表里通经第一方

考点68★★ 呕吐（2016 年版大纲新增考点）

【诊断】

初起呕吐量多，吐出物多有酸腐气味，久病呕吐，时作时止，吐出物不多，酸臭气味不甚。常有饮食不节、过食生冷、恼怒气郁、久病不愈等病史。

【辨证论治】

（1）辨证要点

应首辨虚实。实证呕吐多由外邪、饮食、情志所伤，起病较急，病程较短，呕吐量多，呕吐物多酸腐臭味。虚证呕吐，多属内伤，有气虚、阴虚之别，呕吐物不多，常伴有精神萎靡、倦怠乏力等症。

（2）治疗原则

治疗原则为和胃降逆止呕。但应分虚实辨证论治。实者重在祛邪，分别施以解表、消食、化痰、理气、解郁之法。虚者重在扶正，分别施以益气、温阳、养阴之法。虚实并见者，当审其标本缓急主次而治之。

（3）证治分类

证型		证候	治法	方剂	组成
实证	外邪犯胃	突然呕吐，胸脘满闷，发热恶寒，头身疼痛	疏邪解表，化湿和中	藿香正气散加减	藿香正气大腹苏，甘桔陈苓芷术朴，夏曲加入姜枣煎，外寒内湿均能除
	饮食停滞	呕吐酸腐，脘腹胀满，嗳气厌食	消食化滞，和胃降逆	保和丸加减	保和山楂莱菔曲，夏陈茯苓连翘齐
	痰饮内阻	呕吐清水痰涎，脘闷不食，头眩心悸	温中化饮，和胃降逆	小半夏汤合苓桂术甘汤加减	半夏、生姜；茯苓、白术、甘草、桂枝
	肝气犯胃	呕吐吞酸，嗳气频繁，胸胁胀痛	疏肝理气，和胃降逆	四七汤加减	四七汤理七情气，半夏厚朴茯苓苏，姜枣煎之舒郁结，痰涎呕痛尽能纾，又有局方名四七，参桂夏草妙更殊

证型		证候	治法	方剂	组成
虚证	脾胃虚弱	食欲不振，食入难化，恶心呕吐，脘部痞闷	健脾益气，和胃降逆	香砂六君子汤加减	四君子汤＋半夏、陈皮、木香、砂仁
	脾胃阳虚	食多即吐，面白，喜暖恶寒，四肢不温	温中健脾，和胃降逆	理中汤加减	理中汤主温中阳，人参甘草术干姜，呕哕腹痛阴寒盛，再加附子更扶阳
	胃阴不足	时作干呕，饥不欲食，口燥咽干，舌红少津	滋养胃阴，降逆止呕	麦门冬汤加减	麦门冬汤用人参，枣草粳米半夏存

考点69★★ 腹痛（2016 年版大纲新增考点）

【诊断】

以胃脘以下、耻骨毛际以上部位的疼痛为主要表现，若病因外感，突然剧痛，伴发症状明显者，属于急性腹痛；若病因内伤，起病缓慢，痛势缠绵者，则为慢性腹痛。

【辨证论治】

（1）辨证要点

①辨腹痛性质：腹痛拘急，得热则减，为寒痛；痛在脐腹，痛处有热感，便秘，为热痛；痛处不定，嗳气后痛减，为气滞痛；少腹刺痛，痛处拒按，面色晦暗，为血瘀痛；脘腹胀痛，痛甚欲便，便后痛减，为伤食痛。

②辨腹痛部位：胁腹、两侧少腹痛多属肝经病证；大腹疼痛，多为脾胃病证；脐腹疼痛多为大小肠病证；脐以下小腹痛多属肾、膀胱、胞宫病证。

（2）治疗原则

在通法的基础上，审证求因，标本兼治。属实证者，重在祛邪疏导；对虚痛，应温中补虚，益气养血，不可滥施攻下。对于久痛入络，绵绵不愈之腹痛，可采取辛润活血通络之法。

（3）证治分类

证型	证候	治法	方剂	组成
寒邪内阻	腹痛拘急，遇寒痛甚，得温痛减，形寒肢冷	散寒温里，理气止痛	良附丸合正气天香散加减	高良姜、香附；正气天香台乌，半夏香附陈苏
湿热壅滞	腹痛拒按，烦渴引饮，大便溏滞不爽，小便短黄	泄热通腑，行气导滞	大承气汤加减	大承气汤用硝黄，配伍枳朴泻力强
饮食积滞	脘腹胀满，嗳腐吞酸，痛而欲泻，泻后痛减	消食导滞，理气止痛	枳实导滞丸加减	枳实导滞重大黄，芩连白术与茯苓，泽泻蒸饼糊丸服，湿热积滞力能攘

续表

证型	证候	治法	方剂	组成
肝郁气滞	腹痛胀闷,痛窜两胁,得矢气则舒,遇怒则剧	疏肝解郁,理气止痛	柴胡疏肝散加减	柴胡疏肝芍川芎,枳壳陈皮草香附
瘀血内停	腹痛较剧,痛如针刺,痛处固定,舌紫暗	活血化瘀,和络止痛	少腹逐瘀汤加减	少腹茴香与炒姜,元胡灵脂没芎当,蒲黄官桂赤芍药,调经种子第一方
中虚脏寒	腹痛绵绵,喜温喜按,形寒肢冷,气短懒言	温中补虚,缓急止痛	小建中汤加减	小建中汤芍药多,桂姜甘草大枣和,更加饴糖补中脏,虚劳腹冷服之瘥

考点70★★ 泄泻(2016年版大纲新增考点)

【诊断】

以大便粪质稀溏,次数增多,每日三五次以至十次以上为主要依据,或完谷不化,或如水样,伴腹胀、腹痛、肠鸣、纳呆。常由外邪、饮食或情志等因素诱发。

【辨证论治】

(1)辨证要点

①辨暴泻与久泻:暴泻者起病较急,病程较短,泄泻次数频多;久泻者起病较缓,病程较长,泄泻呈间歇性发作。

②辨寒热:便色黄褐而臭,泻下急迫,肛门灼热者,多属热证;大便清稀,或完谷不化者,多属寒证。

③辨虚实:急性暴泻,泻下腹痛,痛急拒按,泻后痛减,多属实证;慢性久泻,病程较长,反复发作,腹痛不甚,喜温喜按,神疲肢冷,多属虚证。

④辨证候特征:外感泄泻,多兼表证;食滞泄泻,以腹痛肠鸣,粪便臭如败卵,泻后痛减为特点;肝气乘脾之泄泻,每因情志郁怒而诱发,伴胸胁胀闷,嗳气食少;脾虚泄泻,大便时溏时稀,伴神疲肢倦;肾阳虚衰之泄泻,多发于五更,大便稀溏,完谷不化,伴形寒肢冷。

(2)治疗原则

治疗原则为运脾化湿。急性泄泻多以湿盛为主,重在化湿,佐以分利,再根据寒湿和湿热的不同,分别采用温化寒湿与清化湿热之法。久泻以脾虚为主,当以健脾。

（3）证治分类

	证型	证候	治法	方剂	组成
暴泻	寒湿内盛	泄泻清稀，甚如水样，腹痛肠鸣，肢体酸痛	芳香化湿，解表散寒	藿香正气散加减	藿香正气大腹苏，甘桔陈苓芷术朴，夏曲加入姜枣煎，外寒内湿均能除
	湿热伤中	泻下急迫，粪色黄褐，肛门灼热，烦热口渴	清热燥湿，分利止泻	葛根芩连汤加减	葛根黄芩黄连汤，甘草四般治二阳
	食滞肠胃	腹痛肠鸣，泻后痛减，脘腹胀满，嗳腐酸臭	消食导滞，和中止泻	保和丸加减	保和山楂莱菔曲，夏陈茯苓连翘齐
久泻	脾胃虚弱	时溏时泻，食后脘闷不舒，稍进油腻则大便次数增加	健脾益气，化湿止泻	参苓白术散加减	参苓白术扁豆陈，山药甘莲砂薏仁，桔梗上浮兼保肺，枣汤调服益脾神
	肾阳虚衰	黎明前脐腹痛，肠鸣即泻，完谷不化，腹部喜暖，形寒肢冷	温肾健脾，固涩止泻	四神丸加减	四神故纸吴茱萸，肉蔻五味四般齐，大枣生姜同煎合，五更肾泻最相宜
	肝气乘脾	泄泻肠鸣，腹痛攻窜，矢气频作，情志诱发	抑肝扶脾	痛泻要方加减	痛泻要方用陈皮，术芍防风共成剂

考点 71★★ 便秘

【诊断】

以排便间隔时间超过自己的习惯 1 天以上，或两次排便时间间隔 3 天以上，粪质干结，排出艰难，或欲大便而艰涩不畅为主症，伴腹胀、腹痛等。有饮食不节、情志内伤、劳倦过度等病史。

【辨证论治】

（1）辨证要点

辨证当分清虚实，实者包括热秘、气秘和冷秘，虚者当辨气虚、血虚、阴虚和阳虚的不同。

（2）治疗原则

应针对不同的病因采取相应的治法，但以通下为主。实秘以祛邪为主，治以泄热、温散、通导，使邪去便通；虚秘以扶正为先，治以益气温阳、滋阴养血，使正盛便通。

（3）证治分类

	证型	证候	治法	方剂	组成
实秘	热秘	大便干结，腹胀腹痛，口干口臭，面红心烦	泄热导滞，润肠通便	麻子仁丸加减	麻子仁丸治脾约，枳朴大黄麻杏芍
	气秘	大便干结，肠鸣矢气，腹中胀痛，嗳气频作	顺气导滞	六磨汤加减	木香、乌药、沉香、大黄、槟榔、枳实
	冷秘	大便艰涩，胁下偏痛，手足不温，呃逆呕吐	温里散寒，通便止痛	温脾汤合半硫丸加减	温脾附子大黄硝，当归干姜人参草；半夏、硫黄
虚秘	气虚秘	排便困难，努挣则汗出短气，便后乏力，肢倦懒言	益气润肠	黄芪汤加减	黄芪、麻仁、白蜜、陈皮
	血虚秘	大便干结，面色无华，头晕目眩，健忘，口唇色淡	养血润燥	润肠丸加减	润肠丸用归羌活，大黄桃麻两仁合
	阴虚秘	便干如羊屎状，形体消瘦，头晕耳鸣，潮热盗汗	滋阴通便	增液汤加减	增液麦地与玄参
	阳虚秘	便干难排，面色㿠白，四肢不温，腰膝酸冷	温阳通便	济川煎加减	济川归膝肉苁蓉，泽泻升麻枳壳从

考点72★★ 胁痛（2016年版大纲新增考点）

【诊断】

以一侧或两侧胁肋部疼痛为主症，伴胸闷、腹胀、嗳气、呃逆等症，有饮食不节、情志不遂、感受外湿、跌仆闪挫或劳欲久病等病史。

【辨证论治】

（1）辨证要点

首辨气血，胀痛多属气郁，刺痛多属血瘀。次辨虚实，实证之中以气滞、血瘀、湿热为主，症见重痛拒按，脉实有力；虚证多为阴血不足，脉络失养，症见隐痛，绵绵不休。

（2）治疗原则

治疗上当根据"痛则不通"的理论，以疏肝和络止痛为基本治则。实证宜理气活血、清利湿热；虚证宜补中寓通，采用滋阴、养血、柔肝之法。

（3）证治分类

证型	证候	治法	方剂	组成
肝郁气滞	胁肋胀痛，走窜不定，因情志变化而增减，嗳气频作	疏肝理气	柴胡疏肝散加减	柴胡疏肝芍川芎，枳壳陈皮草香附
肝胆湿热	胁肋胀痛或灼热，口苦黏，小便黄赤，身目发黄，苔黄腻	清热利湿	龙胆泻肝汤加减	龙胆泻肝栀芩柴，生地车前泽泻偕，木通甘草当归合，肝经湿热力能排
瘀血阻络	胁肋刺痛，痛有定处，痛处拒按，入夜痛甚，舌质紫暗	祛瘀通络	血府逐瘀汤或复元活血汤加减	血府当归生地桃，红花甘草壳赤芍，柴胡芎桔牛膝等，血化下行不作劳；复原活血用柴胡，大黄花粉桃红入，当归山甲与甘草，损伤瘀血酒煎去
肝络失养	胁肋隐痛，悠悠不休，遇劳加重，头晕目眩	养阴柔肝	一贯煎加减	一贯煎中用地黄，沙参杞子麦冬襄，当归川楝水煎服，阴虚肝郁是妙方

考点 73 ★★ 水肿（2016 年版大纲新增考点）

【诊断】

以眼睑、头面、四肢、腹背，甚至全身浮肿为主症，严重者还可伴有胸水、腹水等症，多由外邪、饮食、劳倦等引起。

【辨证论治】

（1）辨证要点

首辨阳水、阴水。阳水发病急，肿多由面目开始，继及全身，肿处皮肤绷急光亮，按之凹陷即起，兼发热恶寒等表证；或烦渴，便干溲赤，皮肤疮疡等毒热证。阴水发病缓慢，肿多由足踝开始，继及全身，肿处皮肤松弛，按之凹陷不易恢复，兼见神疲便溏，腰酸冷痛等脾肾两虚之证。

（2）治疗原则

《素问·汤液醪醴论》提出"开鬼门""洁净府""去菀陈莝"三条基本原则，具体视阴阳虚实不同而异。阳水以祛邪为主，应发汗、利水或攻逐，同时配合清热解毒、理气化湿等；阴水当以扶正为主，健脾、温肾，同时配以利水、养阴、活血、祛瘀等。对于虚实夹杂者，则当兼顾，或先攻后补，或攻补兼施。

（3）证治分类

证型		证候	治法	方剂	组成
阳水	风水泛滥	全身皆肿，来势迅速，恶风发热，肢节酸楚，小便不利	疏风清热，宣肺行水	越婢加术汤加减	越婢汤中有石膏，麻黄生姜加枣草，风水恶风一身肿，水道通调肿自消
	湿毒浸淫	眼睑头面浮肿，延及全身，尿少色赤，身发疮痍	宣肺解毒，利湿消肿	麻黄连翘赤小豆汤合五味消毒饮加减	麻黄连翘小豆汤，梓白杏仁枣草姜；五味消毒疗诸疔，银花野菊蒲公英，紫花地丁天葵子，煎加酒服效非轻
	水湿浸渍	全身水肿，按之没指，身体困重，纳呆，泛恶	健脾化湿，通阳利水	五皮饮合胃苓汤加减	五皮散用五般皮，陈茯姜桑大腹齐；术泽猪苓茯桂枝，苍术陈朴甘草施
	湿热壅盛	遍体浮肿，皮肤绷急光亮，胸脘痞闷，烦热口渴	分利湿热	疏凿饮子加减	疏凿饮子泻水方，木通泽泻与槟榔，羌芜苓腹椒商陆，赤豆姜皮退肿良
阴水	脾阳虚衰	水肿日久，脘腹胀闷，纳呆便溏，神疲乏力	健脾温阳，以利水湿	实脾饮加减	实脾苓术与木瓜，附草木香大腹加，草果二姜兼厚朴，虚寒阴水效堪夸
	肾阳衰微	水肿日久，腰冷酸重，四肢厥冷，怯寒神疲	温肾助阳，化气行水	济生肾气丸合真武汤加减	地八山山四，丹苓泽泻三＋肉桂、附子、牛膝、车前子；真武附苓术芍姜
	瘀水互结	身肿日久，皮肤瘀斑，腰部刺痛，舌紫暗	活血祛瘀，化气行水	桃红四物汤合五苓散	桃仁、红花＋芎地芍归；五苓散治太阳腑，白术泽泻猪茯苓

考点74★郁证

【诊断】

以忧郁不畅、情绪不宁、胸部满闷、胁肋胀痛，或易怒善哭，或咽中如有异物梗塞为主症。病情与情志因素密切相关。

【辨证论治】

（1）治疗原则

基本治则为理气开郁、调畅气机、怡情易性。实证首当理气开郁，并应根据是否兼有血瘀、火郁、痰结、湿滞、食积等而分别采用活血、降火、祛痰、化湿、消食等法。虚证则应根据伤及的脏腑及气血阴精亏虚的不同情况而补之，或养心安神，或补益心脾，或滋养肝肾。虚实夹杂者，当视虚实的偏重而虚实兼顾。

（2）证治分类

证型	证候	治法	方剂	组成
肝气郁结	精神抑郁，情绪不宁，胁肋胀痛，脘闷嗳气	疏肝解郁，理气畅中	柴胡疏肝散加减	柴胡疏肝芍川芎，枳壳陈皮草香附
气郁化火	急躁易怒，胸胁胀满，口苦而干，目赤	疏肝解郁，清肝泻火	丹栀逍遥散加减	逍遥散＋牡丹皮、栀子
痰气郁结	精神抑郁，胸部闷塞，咽中如有物梗塞	行气开郁，化痰散结	半夏厚朴汤加减	半夏厚朴与紫苏，茯苓生姜共煎服
忧郁伤神	精神恍惚，多疑易惊，悲忧善哭，喜怒无常	甘润缓急，养心安神	甘麦大枣汤加减	甘草、小麦、大枣、郁金、合欢花
心脾两虚	多思善疑，头晕神疲，心悸胆怯，失眠健忘	健脾养心，补益气血	归脾汤加减	归脾汤用术参芪，归草茯神远志随，酸枣木香龙眼肉，煎加姜枣益心脾
心肾阴虚	情绪不宁，心悸健忘，五心烦热，盗汗咽干	滋养心肾，养心安神	天王补心丹合六味地黄丸加减	补心地归二冬仁，远茯味砂桔三参（人参、丹参、玄参）；地八山山四，丹苓泽泻三

考点75★★★ 血证

【诊断】

（1）鼻衄、齿衄：血液不循经脉运行而溢于口、鼻、眼、耳诸窍者。

（2）咯血：因损伤肺及气道络脉而引起痰血相兼，唾液与血液同出。

（3）吐血：血从胃或食道而来，从口中吐出。

（4）便血：血从肛门而下，在大便前或大便后下血。

（5）尿血：从尿道尿出血液或尿中夹有血丝、血块而无疼痛。

（6）紫斑：血溢于肌肤之间，皮肤出现青紫瘀斑、瘀点。

【辨证论治】

（1）治疗原则

临证多以治火、治气和治血为基本原则。实火当清热泻火，虚火当滋阴降火；实证当清气降气，虚证当补气益气；实火亢盛，扰动血脉者当凉血止血；气虚失摄，出血不止者当补血摄血；瘀血阻滞，血难归经者当活血止血。同时在血证的不同阶段，可采用止血、祛瘀、宁血和补虚四大治法。

（2）证治分类

组成		证型	证候	治法	方剂
鼻衄	风热犯肺	鼻燥而衄，血色鲜红，恶寒发热，口干咽燥，咳嗽痰黄	清肺泄热，凉血止血	桑菊饮加减	桑菊饮中桔杏翘，芦根甘草薄荷饶
	肝火上炎	鼻衄目赤，烦躁易怒，头痛晕眩，口苦耳鸣	清肝泻火，凉血止血	栀子泻肝汤加减	栀子清肝耳疮疡，归草丹皮芩连凉，通窍菖蒲风牛蒡，柴胡引经入耳旁
	胃热炽盛	鼻衄色红，鼻燥口臭，胃脘不适，口渴引饮，便秘	清胃泻火，凉血止血	玉女煎加减	玉女石膏熟地黄，知母麦冬牛膝襄
	气血亏虚	鼻衄，血色淡红，神疲乏力，心悸气短，面白难寐	益气摄血	归脾汤加减	归脾汤用术参芪，归草茯神远志随，酸枣木香龙眼肉，煎加姜枣益心脾
齿衄	胃火炽盛	血色鲜红，齿龈红肿疼痛，口渴欲饮	清胃泻火，凉血止血	清胃散合泻心汤加减	清胃散用升麻连，当归生地牡丹全，或益石膏平胃热，口疮吐衄与牙宣；大黄、黄芩、黄连
	阴虚火旺	血色淡红，齿摇龈浮，头晕目眩	滋阴降火，凉血止血	知柏地黄丸合茜根散加减	地八山山四，丹苓泽泻三＋知母、黄柏；苓连地黄与地榆，栀子当归犀牛角
咯血	燥热犯肺	喉痒咳嗽，痰中带血，口干鼻燥，咯痰不爽	清热润肺，宁络止血	桑杏汤加减	桑叶汤中浙贝宜，沙参栀豉与梨皮
	阴虚肺热	咳嗽少痰，痰中带血，潮热盗汗	滋阴润肺，宁络止血	百合固金汤加减	百合固金二地黄，玄参贝母桔甘藏，麦冬芍药当归配，喘咳痰血肺家伤
	肝火犯肺	咳嗽阵作，痰中带血，烦躁易怒	清肝泻肺，凉血止血	泻白散合黛蛤散加减	泻白桑皮地骨皮，甘草粳米四般宜；青黛、蛤壳
吐血	胃中积热	吐血鲜红，夹食物残渣，便秘，口臭	清胃泄热，凉血止血	泻心汤合十灰散加减	大黄、黄芩、黄连；十灰散用十般灰，柏茜茅荷丹榈随，二蓟栀黄皆妙黑，凉将止血此方推
	气虚血溢	吐血缠绵不止，体倦神疲，面色苍白	益气摄血	归脾汤加减	归脾汤用术参芪，归草茯神远志随，酸枣木香龙眼肉，煎加姜枣益心脾
	肝火犯胃	吐血色红，目赤口干，烦躁易怒	泻肝清胃，凉血止血	龙胆泻肝汤加减	龙胆泻肝栀芩柴，生地车前泽泻偕，木通甘草当归合，肝经湿热力能排

	组成	证型	证候	治法	方剂
便血	肠道湿热	便血鲜红，大便不畅，口苦，舌苔黄腻	清热化湿，凉血止血	地榆散合槐角丸加减	地榆散方用多验，地榆茜根黄芩连，山栀茯苓六味配，清热化湿凉血专；槐角丸有地榆防，当归黄芩枳壳匡
	脾胃虚寒	便血紫暗，脘腹隐痛，喜温喜按，便溏	温阳健脾，养血止血	黄土汤加减	黄土汤中芩地黄，术附阿胶甘草尝
尿血	下焦热盛	尿血鲜红，心烦口渴，面赤口疮	清热泻火，凉血止血	小蓟饮子加减	小蓟生地藕蒲黄，滑竹通栀归草襄
	脾不统血	久病尿血，体倦食少，气短声低	补中益气，生血	归脾汤加减	归脾汤用术参芪，归草茯神远志随，酸枣木香龙眼肉，煎加姜枣益心脾
	肾虚火旺	尿赤带血，头晕耳鸣，颧红潮热，腰膝酸软	滋阴降火，凉血止血	知柏地黄丸加减	地八山山四、丹苓泽泻三＋知母、黄柏
	肾气不固	久病尿血，头晕耳鸣，腰脊酸痛，神疲乏力	补益肾气，固摄止血	无比山药丸加减	局方无比山药丸，六味地黄要去丹，苁蓉菟丝仲巴戟，牛膝五味石脂全
紫斑	血热妄行	皮肤见青紫斑点，发热口渴，便秘	清热解毒，凉血止血	十灰散加减	十灰散用十般灰，柏茜茅荷丹栀随，二蓟栀黄皆妙黑，凉将止血此方推
	气不摄血	久病不愈，神疲乏力，面色苍白	补气摄血	归脾汤加减	归脾汤用术参芪，归草茯神远志随，酸枣木香龙眼肉，煎加姜枣益心脾
	阴虚火旺	皮肤青紫斑点，手足心热，潮热盗汗	滋阴降火，宁络止血	茜根散加减	芩连地黄与地榆，栀子当归犀牛角

考点76★痰饮（2016年版大纲新增考点）

【诊断】

（1）痰饮：饮留胃肠。

（2）悬饮：饮流胁下。

（3）溢饮：饮溢肢体。

（4）支饮：聚于胸肺。

《金匮要略》曰："其人素盛今瘦，水走肠间，沥沥有声，谓之痰饮；饮后水流在胁下，咳唾引痛，谓之悬饮；饮水流行，归于四肢，当汗出而不汗出，身体疼痛重，谓之溢饮；咳逆倚息，短气不得卧，其形如肿，谓之支饮。"

【辨证论治】

（1）治疗原则

以温化为治则。还当根据表里虚实的不同，采取相应处理。水饮壅盛者，应祛饮以治标；阳微气虚者，宜温阳以治本；在表者，当温散发汗；在里者，应温化利水；正虚者补之，邪实者攻之；如属邪实正虚，则当消补兼施；饮热相杂者，又当温清并用。

（2）证治分类

	组成	证型	证候	治法	方剂
痰饮	脾阳虚弱	胃中有振水音，脘腹喜温，泛吐清水痰涎，食少便溏	温脾化饮	苓桂术甘汤合小半夏加茯苓汤加减	苓桂术甘痰饮主，桂枝甘草加苓术；半夏、生姜、茯苓
	饮流胃肠	心下坚满，水走肠间，沥沥有声，腹满，便秘	攻下逐饮	甘遂半夏汤或己椒苈黄丸加减	甘遂半夏金匮方，遂夏芍蜜甘草襄；己椒苈黄治饮方，腹满便秘尿少当
悬饮	邪犯胸肺	寒热往来，汗少，咳嗽痰少，气急，胸胁刺痛，心下痞硬	和解宣利	柴枳半夏汤加减	柴枳半夏蒌黄芩，桔梗青皮草杏仁
	饮停胸胁	胸胁疼痛，咳唾引痛，咳逆气喘，息促不能平卧	泻肺祛饮	椒目瓜蒌汤合十枣汤或控涎丹加减	椒目瓜姜苏苈子，桑白夏苓藜陈皮；十枣芫戟，大枣甘遂；控涎大戟，白芥甘遂
	络气不和	胸胁疼痛，如灼如刺，胸闷不舒，呼吸不畅，闷咳	理气和络	香附旋覆花汤加减	香附旋覆出条辨，覆花香附苏夏添，苡仁茯苓陈皮合，和络理气擅化痰
	阴虚内热	咳呛时作，咳吐少量黏痰，口干咽燥，午后潮热	滋阴清热	沙参麦冬汤合泻白散加减	沙参麦冬扁豆桑，玉竹花粉甘草襄；泻白桑皮地骨皮，甘草粳米四般宜
溢饮	表寒里饮	身体沉重而疼痛，甚则肢肿，恶寒无汗，痰多白沫，干呕，口不渴	发表化饮	小青龙汤加减	小小青龙最有功，风寒束表饮停胸，细辛半夏甘和味，姜桂麻黄芍药同
支饮	寒饮伏肺	咳逆喘满不得卧，吐痰白沫量多，受寒加重，甚则面浮跗肿	宣肺化饮	小青龙汤加减	小小青龙最有功，风寒束表饮停胸，细辛半夏甘和味，姜桂麻黄芍药同
	脾肾阳虚	喘促动则为甚，痰多食少，胸闷，怯寒肢冷，足跗浮肿	温脾补肾，以化水饮	金匮肾气丸合苓桂术甘汤加减	肾气丸补肾阳虚，地黄山药及茱萸，苓泽丹皮合桂附，水中生火在温煦；苓桂术甘

考点 77★★ 自汗盗汗（2016 年版大纲新增考点）

【诊断】

（1）自汗：白昼时时汗出，动辄益甚者。

（2）盗汗：寐中汗出，醒来自止者。

【辨证论治】

（1）辨证要点

着重辨别阴阳虚实。一般汗证以虚者为多。自汗多属气虚不固，盗汗多属阴虚内热。因肝火、湿热等邪热郁蒸所致者，则属实证。病程久或病变重者，则会出现阴阳虚实错杂的情况。自汗久则可伤阴，盗汗久则可伤阳，出现气阴两虚，或阴阳两虚之证。邪热郁蒸，病久伤阴，则见虚实兼杂之证。

（2）治疗原则

虚证当根据证候的不同而治以益气、养阴、补血、调和营卫；实证当清肝泄热、化湿和营；虚实夹杂者，则根据虚实的主次而适当兼顾。

（3）证治分类

证型	证候	治法	方剂	组成
肺卫不固	汗出恶风，动则益甚，易于感冒	益气固表	玉屏风散加减	玉屏风散用防风，黄芪相畏效相成，白术益气更实卫，表虚自汗服之应
营卫不和	汗出恶风，周身酸楚，时寒时热	调和营卫	桂枝汤加减	桂枝汤治太阳风，桂芍甘草姜枣同，解肌发表调营卫，汗出恶风此方功
心血不足	自汗或盗汗，心悸少眠，神疲气短，面色不华	补血养心	归脾汤加减	归脾汤用术参芪，归草茯神远志随，酸枣木香龙眼肉，煎加姜枣益心脾
阴虚火旺	虚烦少眠，寐则汗出，手足心热，午后潮热，颧红	滋阴降火	当归六黄汤加减	当归六黄二地黄，芩连芪柏共煎尝，滋阴泻火兼固表，阴虚火旺盗汗良
邪热郁蒸	蒸蒸汗出，汗黏，面赤烘热，口苦口渴，烦躁不安	清肝泄热，化湿和营	龙胆泻肝汤加减	龙胆泻肝栀芩柴，生地车前泽泻偕，木通甘草当归合，肝经湿热力能排

考点 78★★ 内伤发热

【诊断】

起病缓，病程长，以发热为主症，多为低热或自觉发热而体温并不升高。

【辨证论治】

证型	证候	治法	方剂	组成
阴虚发热	午后潮热，或夜间发热，不欲近衣，手足心热	滋阴清热	清骨散加减	清骨散用银柴胡，胡连秦艽鳖甲辅，地骨青蒿知母草，骨蒸劳热保无虞
血虚发热	低热，头晕眼花，体倦乏力，面白少华，唇甲色淡	益气养血	归脾汤加减	归脾汤用术参芪，归草茯神远志随，酸枣木香龙眼肉，煎加姜枣益心脾
气虚发热	劳累后发热，倦怠乏力，气短懒言，自汗，易感冒	益气健脾，甘温除热	补中益气汤加减	补中益气芪术陈，升柴参草当归身
阳虚发热	发热而欲近衣，形寒怯冷，四肢不温，腰膝酸软	温补阳气，引火归元	金匮肾气丸加减	肾气丸补肾阳虚，地黄山药及茱萸，苓泽丹皮合桂附，水中生火在温煦
气郁发热	热势随情绪波动起伏，胁肋胀满，烦躁易怒，口干而苦	疏肝理气，解郁泄热	丹栀逍遥散加减	逍遥散＋牡丹皮、栀子
痰湿郁热	午后热甚，心内烦热，胸闷脘痞，纳呆，渴不欲饮	燥湿化痰，清热和中	黄连温胆汤合中和汤加减	温胆夏茹枳陈助，佐以茯草姜枣煮＋黄连；四君子汤（参术苓草）＋厚朴、黄芪
血瘀发热	夜晚发热，口干不多饮，肢体痛有定处，舌质青紫	活血化瘀	血府逐瘀汤加减	血府逐瘀生地桃，红花当归草赤芍，桔梗枳壳柴芎膝

考点79★厥证（2016年版大纲新增考点）

【诊断】

以突然昏倒，不省人事，或伴有四肢厥冷为主症，发作时多无抽搐表现，轻者醒后无肢体不遂、语言謇涩之症，重者可一厥不醒而死。

【辨证论治】

（1）辨证要点

首辨虚实，虚者为气血亏虚，症见面色苍白，自汗肢冷等；实证为气滞、血瘀、痰阻、暑闭，症见口噤不开，喉中痰鸣等。次当分病因，如血厥虚证多见于大失血，实证多与精神刺激有关；痰厥多见素有咳喘宿痰，或恣食肥甘，多湿多痰之人；暑厥则多发于暑热夏季或高温环境。

（2）治疗原则

治以调和阴阳，调畅气机为主。发作时急宜回厥醒神，实证宜芳香开窍，虚证宜补虚固脱；缓解后调治气血以增强体质。

（3）证治分类

证型		证候	治法	方剂	组成
气厥	实证	突然昏倒，不省人事，或四肢厥冷，呼吸急促，口噤不开	顺气解郁，开窍醒神	先用通关散吹鼻醒神，继用五磨饮子	通关散妙，细辛牙皂；四磨饮子七情侵，人参乌药及槟沉，去参加入木香枳，五磨饮子白酒斟
	虚证	眩晕昏仆，面色苍白，汗出肢冷，气息低微	益气回阳固脱	独参汤或四味回阳饮加减	人参煎取稠黏汁，专任方知气力宏；四味回阳饮固脱，参附姜草四味酌
血厥	实证	突然昏倒，不省人事，牙关紧闭，面红目赤，舌红脉弦	开窍活血，顺气降逆	通瘀煎加减	通瘀煎中归红花，乌青香附泽山楂
	虚证	突然昏厥，面色苍白，呼吸低微，口唇无华，四肢震颤	补益气血	先服独参汤以固脱，继服人参养荣汤或当归补血汤	人参；人参养荣本十全，去芎陈志五味添，食少神衰心气怯，养荣益气损能填；黄芪、当归
痰厥		多湿多痰，突然昏仆，喉中痰鸣，呼吸气粗	行气豁痰	导痰汤加减	二陈去梅加枳星，方名导痰消积饮，胸膈痞塞肋胀满，坐卧不安服之宁
暑厥		突然昏倒，面红身热，头晕头痛，汗出	清暑益气，开窍醒神	先用紫雪丹醒神开窍，继用白虎加人参汤	紫雪犀羚朱朴硝，硝磁寒水滑和膏，丁沉木麝升玄草，更用赤金法亦超；白虎汤＋人参

考点80★★ 痿证（2016年版大纲新增考点）

【诊断】

以肢体筋脉弛缓，软弱无力，日久不能随意运动为主症。

【辨证论治】

（1）辨证要点

重在辨脏腑病位，审标本虚实。痿证初起症见发热，咳嗽，或热病后见肢体软弱不用者，病多在肺；凡见食少便溏，面浮肢肿，病多在脾胃；凡下肢痿软无力明显，腰脊酸软，头晕耳鸣者，病位多在肝肾。

痿证以虚为本，或本虚标实。因感受温热毒邪或湿热浸淫者，多发病急，病程发展较快，属实证。热邪最易耗津伤正，故疾病早期常见虚实错杂。内伤积损，久病不愈，主要为肝肾阴虚或脾胃虚弱，多属虚证，但又常兼夹郁热、湿热、痰浊、瘀血，而虚中有实。

（2）治疗原则

①"治痿者独取阳明"，指补脾胃、清胃火、去湿热。②"泻南方，补北方"，指清内热、滋肾阴，达到金水相生、滋润五脏的方法。③总的治法"不外补中祛湿、养

阴清热而已"。

续表

（3）证治分类

证型	证候	治法	方剂	组成
热毒炽盛，气血两燔	四肢痿软无力，颜面红斑赤肿，壮热，烦渴，舌质红绛	清热解毒，凉血活血	清瘟败毒饮加减	清瘟败毒生石膏，知母生地桔牛角，芩连栀子丹竹叶，玄参赤芍翘甘草
肺热津伤，津失濡润	热病后肢体软弱无力，皮肤枯燥，烦渴，咽干不利	清热润燥，养肺生津	清燥救肺汤加减	清燥救肺桑麦膏，参胶胡麻杏杷草
湿热浸淫，气血不运	四肢痿软，身体困重麻木，足胫热气上腾，尿赤涩痛	清热利湿，通利筋脉	加味二妙散加减	二妙散中苍柏兼，若云三秒牛膝添，再加苡仁名四妙，湿热下注痿痹痊
脾胃亏虚，精微不运	肢体痿软无力，食少便溏，面浮不华，神疲乏力	补脾益气，健运升清	参苓白术散加减	参苓白术扁豆陈，山药甘莲砂薏仁，桔梗上浮兼保肺，枣汤调服益脾神
肝肾亏损，津枯筋痿	下肢痿软，腰脊酸软，咽干耳鸣，遗精，步履全废	补益肝肾，滋阴清热	大补阴煎加减	大补阴煎益精方，人参草药培脾安，归地山萸滋真水，杜仲枸杞冲任藏

附：中西医病名对应表

西医病名	中医病名
急性上呼吸道感染	感冒
慢性阻塞性肺疾病	喘证
慢性肺源性心脏病	心悸，肺胀，喘证，水肿
支气管哮喘	哮病
肺炎	咳嗽，喘证，支饮
肺结核	肺痨
原发性支气管肺癌	肺癌，肺积
慢性呼吸衰竭	肺衰，喘证，喘脱，闭证，厥证
心力衰竭	急性心力衰竭：喘脱，心水，水肿，亡阳，厥脱；慢性心力衰竭：心悸，怔忡，喘证，水肿，心水
心律失常	心悸、怔忡、胸痹、喘证、眩晕、厥证
冠状动脉硬化性心脏病	心绞痛：胸痹，心痛；心肌梗死：真心痛
高血压病	眩晕，头痛
胃炎	急性胃炎：胃痛，血证，呕吐；慢性胃炎：胃痛，痞满，嘈杂
消化性溃疡	胃脘痛，反酸

西医病名	中医病名
上消化道出血	呕血，黑便，便血
胃癌	胃痛，反胃，积聚
溃疡性结肠炎	泄泻，肠风
肝硬化	单腹胀，鼓胀
肝癌	肝积，肥气，鼓胀，癖黄
急性胰腺炎	腹痛，胃脘痛，结胸，胁痛
慢性肾小球肾炎	水肿，虚劳，腰痛，尿血
肾病综合征	水肿，虚劳，腰痛
尿路感染	淋证，虚劳，腰痛
慢性肾衰竭	癃闭，关格，溺毒，肾劳
缺铁性贫血	萎黄，黄胖，虚劳
再生障碍性贫血	虚劳，血虚，血证
急性白血病	急劳，热劳，血证，瘟毒，虚劳，癥积
慢性粒细胞白血病	血证，虚劳
特发性血小板减少性紫癜	血证，阴阳毒，发斑，肌衄，葡萄疫，紫癜，紫斑
甲状腺功能亢进症	瘿病，心悸，瘿瘤
糖尿病	消渴
类风湿关节炎	痛痹，痛风，历节
系统性红斑狼疮	蝶疮流注
脑梗死	类中风，中风
脑出血	中风
癫痫	痫证
帕金森病	颤病
病毒性肝炎	黄疸，胁痛，郁证，鼓胀，癥积
乳腺增生病	乳癖
急性阑尾炎	肠痈
肠梗阻	关格，腹痛，肠结
胆石症	胆胀，胁痛，结胸，黄疸
前列腺增生症	癃闭，精癃
下肢动脉硬化性闭塞症	脱疽
湿疹	湿疮

西医病名	中医病名
功能失调性子宫出血	无排卵型：崩漏；有排卵型：月经失调
闭经	闭经
盆腔炎	带下病，妇人腹痛，癥瘕，不孕，产后发热
先兆流产	胎漏，胎动不安，滑胎
产褥感染	产后发热，产后恶露不绝，产后腹痛，产后痉病
子宫肌瘤	癥瘕
小儿肺炎	肺炎喘嗽
小儿腹泻	小儿泄泻
急性肾小球肾炎	水肿
过敏性紫癜	紫斑
流行性腮腺炎	痄腮
颈椎病	痹证
腰椎间盘突出症	腰痛，痹证

（三）实战演练

1.（2017、2013）龚某，女，47 岁，已婚，干部。2015 年 3 月 9 日初诊。

患者 2 年来低热，咳嗽少痰，痰中带血反复发作，未系统诊治，近半月加重。现症：咳逆喘息少气，气短声低，动则尤甚，咳痰色白，时痰中带血，午后潮热，自汗，盗汗，面浮肢肿，心悸，形寒肢冷，神疲。

查体：T：37.5℃，P：98 次/分，R：20 次/分，BP：110/75mmHg。神志清楚，形体消瘦，左上肺闻及湿啰音。舌质光淡隐紫少津，脉细微而数。

辅助检查：血常规：白细胞 $7.0 \times 10^9/L$，中性粒细胞 70%，血沉 70mm/h。PPD 强阳性。胸部 X 线片示：左上肺空洞病灶。心脏彩超未见异常。痰涂片：抗酸杆菌阳性。

要求：根据上述摘要，在答题卡上完成书面分析。

【参考答案】

中医疾病诊断：肺痨。

中医证候诊断：阴阳两虚证。

西医诊断：肺结核。

西医诊断依据：①低热，咳嗽少痰，痰中带血。②形体消瘦，左上肺闻及湿啰音。③血常规：白细胞 $7.0 \times 10^9/L$，中性粒细胞 70%，血沉 70mm/h。PPD 强阳性。胸部 X 线片示：左上肺空洞病灶。心脏彩超未见异常。痰涂片：抗酸杆菌阳性。

中医治法：滋阴补阳。

方剂：补天大造丸加减。

药物组成、剂量及煎服法：人参6g，黄芪9g，白术9g，当归18g，枣仁18g，远志18g，白芍18g，山药18g，茯苓18g，枸杞子12g，熟地12g，河车1具，鹿角500g（熬膏），龟板24g（熬膏），丹皮6g。每服20g，早晨开水送下。

西医治疗原则及方法：（1）休息。（2）抗结核化学药物治疗：①早期、联合、适量、规律和全程使用敏感药物。②常用药：第一线杀菌药物异烟肼、利福平、链霉素、吡嗪酰胺，第二线抑菌药物乙胺丁醇、对氨基水杨酸钠。（3）对症治疗：①发热、盗汗等毒性症状：抗结核治疗，高热时可给小量退热药口服或物理降温等，睡前服阿托品。②痰中带血：维生素K、卡巴克络等。

2.（2017）章某，男，72岁，已婚，退休工人。2016年8月19日初诊。

患者半年前始出现小便频数不爽，滴沥不尽，尿少热赤，伴有神疲乏力，头晕耳鸣，五心烦热，腰膝酸软，咽干口燥。

查体：形体消瘦，手足心热。直肠指诊：前列腺如鹅卵大，质地硬韧，中央沟消失。舌红，苔薄黄，脉细数。

辅助检查：B超示前列腺Ⅲ度增大，回声均匀，膀胱残余尿量60mL。

要求：根据上述摘要，在答题卡上完成书面分析。

【参考答案】

中医疾病诊断：精癃。

中医证候诊断：肾阴亏虚证。

西医诊断：前列腺增生症。

西医诊断依据：①尿频。②直肠指诊：前列腺如鹅卵大，质地硬韧，中央沟消失。③B超示前列腺Ⅲ度增大，回声均匀，膀胱残余尿量60mL。

中医治法：滋补肾阴，清利小便。

方剂：知柏地黄丸加减。

药物组成、剂量及煎服法：知母6g，黄柏6g，熟地黄24g，山萸肉12g，干山药12g，泽泻9g，牡丹皮9g，茯苓9g。炼蜜为丸，每服6g，温开水送下。

西医治疗原则及方法：①一般治疗：戒烟禁酒，忌食辛辣，避免受凉，预防感染，保持心态平和，多饮水，不憋尿。②药物治疗：5α-还原酶抑制剂（非那雄胺）、α受体阻滞剂（特拉唑嗪、阿夫唑嗪、坦索罗辛）、植物药（太得恩）。

3.（2017）洛某，女，45岁，已婚，工人。2016年4月2日初诊。

患者1月前手术时输血，2周前自觉恶心，乏力，食欲减退，并渐出现皮肤、巩膜及小便发黄，遂来就诊。现症：身目发黄，色泽晦暗，形寒肢冷，大便溏薄。

查体：T：36.6℃，P：60次/分，R：16次/分，BP：115/70mmHg。神清，巩膜及全身皮肤黄染，肝肋下2cm，质软，轻压痛，肝区叩痛（+）。舌质淡，舌体胖，苔白滑，脉沉缓无力。

辅助检查：肝功能：丙氨酸氨基转移酶（ALT）：320U/L，天门冬氨酸氨基转移酶（AST）240U/L，总胆红素（TB）112μmol/L，结合胆红素56μmol/L。HBsAg阳性，HBeAg阳性。B超：肝大，肝区光点略粗。

要求：根据上述摘要，在答题卡上完成书面分析。

【参考答案】

中医疾病诊断：黄疸。

中医证候诊断：阴黄。

西医诊断：病毒性肝炎（急性黄疸型肝炎）。

西医诊断依据：①患者有输血史。②恶心，乏力，食欲减退，黄疸。肝肋下2cm，质软，轻压痛，肝区叩痛（＋）。③ALT、AST、TB、结合胆红素升高。HBsAg阳性，HBeAg阳性。B超：肝大，肝区光点略粗。

中医治法：健脾和胃，温化寒湿。

方剂：茵陈术附汤加减。

药物组成、剂量及煎服法：茵陈9g，白术6g，附子3g（先煎），茯苓6g，当归6g，陈皮3g，半夏3g，砂仁3g（后下），薏苡仁3g，姜皮3g。三剂，水煎服。日一剂，早晚分服。

西医治疗原则及方法：①一般治疗：清淡饮食，进食易消化食物，补充维生素、热量。②病原治疗：急性肝炎一般为自限性，多可完全康复，一般不用抗病毒治疗。③对症治疗：非特异性护肝药（维生素类、还原型谷胱甘肽、肝泰乐等）；降酶药（甘草甜素、联苯双酯、苦参碱等）；退黄药物（丹参注射液、苯巴比妥等）。

4.（2017）李某，女，30岁，已婚，工人。2017年1月6日初诊。

患者13岁月经初潮。26岁结婚，有生育要求，近半年出现月经周期紊乱，有时半月一行，有时2个月一行，有时量多如崩，有时量少淋漓，持续10～30天不等，经色淡，质清稀，神疲乏力，倦怠懒言，肢体面目浮肿，大便溏薄。末次月经：2016年12月16日，持续至今。

查体：T：36.8℃，P：90次/分，R：24次/分，BP：120/80mmHg。基础体温：单相型。神志清，面色苍白，口唇色淡。舌质淡，边有齿痕，脉细弱。

辅助检查：血常规：血红蛋白80g/L，红细胞2.43×10^{12}/L。B超检查：子宫及双侧附件未见明显异常。诊刮病理提示：子宫内膜简单型增生过长。尿妊娠试验阴性。

要求：根据上述摘要，在答题卡上完成书面分析。

【参考答案】

中医疾病诊断：崩漏。

中医证候诊断：脾虚证。

西医诊断：功能失调性子宫出血。

西医诊断依据：①月经周期紊乱，经期长短不一，经量不定。②基础体温：单相型。③中度贫血。B超检查：子宫及双侧附件未见明显异常。诊刮病理提示：子宫内膜简单型增生过长。尿妊娠试验阴性。

中医治法：补气摄血，固冲调经。

方剂：固本止崩汤合举元煎加减。

药物组成、剂量及煎服法：熟地 3g，白术 3g，黄芪 9g，当归 15g，黑姜 6g，人参 9g，炙甘草 6g，升麻 3g。三剂，水煎服。日一剂，早晚分服。

西医治疗原则及方法：（1）治疗原则：排卵型功血治以促进黄体功能的恢复，青春期及生育期无排卵型功血以止血、调整周期、促排卵为主；绝经过渡期患者以止血、调整周期、减少经量、防止子宫内膜病变为原则。（2）一般治疗：补充铁剂、维生素 C、蛋白质。加强营养，注意休息。给予抗生素预防感染。（3）药物治疗：①止血：性激素联合用药；雌激素；孕激素；雄激素等。②调整月经周期：雌、孕激素序贯法；雌、孕激素联合法；后半周期疗法；宫内孕激素释放系统。③促进排卵：氯米芬；促性腺激素；促性腺激素释放激素。

5.（2017、2016）崔某，男，35 岁。2015 年 5 月 25 日初诊。

患者于 2010 年 2 月 15 日无明显原因出现突然跌倒，意识丧失，牙关紧闭，口吐白沫，喉间痰鸣，四肢抽搐，发作时间持续 1~2 分钟，唤醒后，嗜睡无力。此后发作次数逐渐增多，每次发作症状与上述相似，来求系统诊治。

查体：T：36.4℃，P：80 次/分，R：16 次/分，BP：120/80mmHg。反应迟钝，精神不佳。舌苔白腻，脉弦滑。

辅助检查：头颅 CT 正常，脑电图广泛中度异常。

要求：根据上述摘要，在答题卡上完成书面分析。

【参考答案】

中医疾病诊断：痫证。

中医证候诊断：风痰上扰证。

西医诊断：癫痫。

西医诊断依据：①突然跌倒，意识丧失，四肢抽搐，发作时间持续 1~2 分钟，唤醒后，嗜睡无力。反复发作。②反应迟钝，精神不佳。③头颅 CT 正常，脑电图广泛中度异常。

中医治法：涤痰息风，开窍定痫。

方剂：定痫丸加减。

药物组成、剂量及煎服法：明天麻 3g，川贝母 3g，半夏 3g，茯苓 3g，伏神 3g，胆南星 15g，石菖蒲 15g，全蝎 15g，僵蚕 15g，琥珀 15g，陈皮 21g，远志 21g，丹参 6g，麦冬 6g，朱砂（水飞）15g，人参 9g。和药为丸，每服 6g，早晚各一次，温开水送下。

西医治疗原则及方法：①药物控制：苯妥英钠、卡马西平。②神经外科治疗。

6.（2017）张某，女，7 岁。2016 年 10 月 10 日初诊。

患儿 3 天前出现双下肢皮疹，逐渐加重。现见双下肢及臀部较密集红色瘀点、瘀斑，色泽鲜艳，压之不褪色，伴瘙痒，有阵发性腹痛，舌质红，苔黄，脉数有力。

查体：T：36.8℃，P：90次/分，R：22次/分。双下肢及臀部皮肤可见较密集红色瘀点、瘀斑，呈对称性分布。心肺听诊（－），腹软，肝脾未触及，无明显压痛，肠鸣音活跃。舌质红，苔黄，脉数有力。

辅助检查：血常规：白细胞9.0×10^9/L，中性粒细胞69%，淋巴细胞28%，血小板180×10^9/L。

要求：根据上述摘要，在答题卡上完成书面分析。

【参考答案】

中医疾病诊断：紫斑。

中医证候诊断：血热妄行证。

西医诊断：过敏性紫癜。

西医诊断依据：①双下肢及臀部较密集红色瘀点、瘀斑，呈对称性分布，伴瘙痒，腹痛。心肺听诊（－），腹软，肝脾未触及，无明显压痛，肠鸣音活跃。②血常规：白细胞9.0×10^9/L，中性粒细胞69%，淋巴细胞28%，血小板180×10^9/L。

中医治法：清热解毒，凉血化斑。

方剂：犀角地黄汤加减。

药物组成、剂量及煎服法：犀角（水牛角代）30g（先煎），生地黄24g，芍药12g，牡丹皮9g。三剂，水煎服。日一剂，早晚分服。

西医治疗原则及方法：①对症治疗：应用654-2、阿托品等缓解腹痛，限制粗糙饮食，应用大剂量维生素C、钙剂及抗组胺药。②肾上腺皮质激素与免疫抑制剂：应用泼尼松，或甲基泼尼松龙。③抗凝治疗：阿司匹林、潘生丁。

7.（2017）白某，男，33岁，已婚，工人。2015年10月13日初诊。

患者2天前出现发热，恶风，鼻塞，咳嗽，自服感冒药、止咳化痰药物，症状不减。近日咳嗽，咯痰加重来诊。现症：咳嗽频剧，气促，痰黄稠，咯吐不爽，口微渴，恶寒，发热重，恶寒轻，头痛，鼻塞。

查体：T：39℃，P：100次/分，R：22次/分，BP：120/75mmHg。面红，右下肺叩诊实音，听诊呼吸音减低，可闻及湿啰音。舌边尖红，苔薄白，脉浮数。

辅助检查：血常规：白细胞12×10^9/L，中性粒细胞80%。胸部X线片示：右下肺片状浸润阴影。

要求：根据上述摘要，在答题卡上完成书面分析。

【参考答案】

中医疾病诊断：咳嗽。

中医证候诊断：邪犯肺卫证。

西医诊断：肺炎。

西医诊断依据：①患者发热、咳嗽、咳痰。②面红，右下肺叩诊实音，听诊呼吸音减低，可闻及湿啰音。③血常规：白细胞12×10^9/L，中性粒细胞80%。胸部X线片示：右下肺片状浸润阴影。

中医治法：疏风清热，宣肺止咳。

方剂：三拗汤或桑菊饮加减。

药物组成、剂量及煎服法：甘草6g，麻黄6g，杏仁6g，生姜5片；桑叶7.5g，菊花3g，连翘5g，薄荷2.5g，苦桔梗6g，生甘草2.5g，苇根6g。三剂，水煎服。日一剂，早晚分服。

西医治疗原则及方法：①一般治疗：注意休息，高蛋白饮食，保持空气流通，注意隔离消毒，多饮水。②病因治疗：首选青霉素G。③支持疗法：适当用止咳化痰药。④局部治疗：雾化吸入。

8.（2017、2016）王某，男，70岁，退休工人。2016年8月19日初诊。

患者3年前开始出现尿频，排尿无力，尿线变细，滴沥不畅，近1月来常有夜间遗尿，伴倦怠乏力，食欲不振。

查体：面色无华，气短懒言。直肠指诊：肛门松弛，前列腺Ⅱ度大，表面光滑，质地较韧，表面光滑，中度硬，中央沟变浅。舌淡，苔白，脉细弱无力。

辅助检查：B超提示前列腺增大，回声均匀。

要求：根据上述摘要，在答题卡上完成书面分析。

【参考答案】

中医疾病诊断：精癃。

中医证候诊断：脾肾气虚证。

西医诊断：前列腺增生症。

西医诊断依据：①尿频，排尿无力，尿线变细，滴沥不畅。②直肠指诊：肛门松弛，前列腺Ⅱ度大，表面光滑，质地较韧，表面光滑，中度硬，中央沟变浅。

中医治法：健脾温肾，益气利尿。

方剂：补中益气汤加减。

药物组成、剂量及煎服法：黄芪18g，甘草9g，人参9g，当归3g，橘皮6g，升麻6g，柴胡6g，白术9g。三剂，水煎服。日一剂，早晚分服。

西医治疗原则及方法：①一般治疗：戒烟禁酒，忌食辛辣，避免受凉，预防感染，保持心态平和，多饮水，不憋尿。②药物治疗：5α-还原酶抑制剂（非那雄胺）、α受体阻滞剂（特拉唑嗪、阿夫唑嗪、坦索罗辛）、植物药（太得恩）。

9.（2017）朱某，女，18岁，学生。2015年5月5日初诊。

患者心悸、胸闷反复发作2年，休息可缓解，未治疗。3天前因复习迎考，心悸加重来诊。现症：心悸气短，活动尤甚，眩晕乏力，失眠健忘，面色无华，纳呆食少。

查体：T：37.0℃，P：100次/分，R：20次/分，BP：112/80mmHg。神志清晰，心率100次/分，律不齐，可闻及早搏，6次/分，各瓣膜听诊区未闻及病理性杂音。舌质淡，苔薄白，脉细弱结。

辅助检查：血常规：白细胞7.2×10^9/L，血红蛋白110g/L；尿常规（-）；粪便常规（-）。胸部X线：心肺无异常。心电图：提早出现的P'波，形态与窦性P波不同，P-R间期>0.12s。QRS形态正常，代偿间歇不完全。

要求：根据上述摘要，在答题卡上完成书面分析。

【参考答案】

中医疾病诊断：心悸。

中医证候诊断：气血不足证。

西医诊断：心律失常（房性期前收缩）。

西医诊断依据：①患者心悸、胸闷反复发作2年。②心率100次/分，律不齐，可闻及早搏，6次/分，各瓣膜听诊区未闻及病理性杂音。③血、尿、粪便常规检查无异常。胸部X线：心肺无异常。心电图：提早出现的P'波，形态与窦性P波不同，P-R间期>0.12s。QRS形态正常，代偿间歇不完全。

中医治法：补血养心，益气安神。

方剂：归脾汤加减。

药物组成、剂量及煎服法：白术18g，茯神18g，黄芪18g，龙眼肉18g，酸枣仁18g，人参9g，木香9g，甘草6g，当归3g，远志3g，生姜5片，大枣1枚。三剂，水煎服。日一剂，早晚分服。

西医治疗原则及方法：①注意休息。②药物治疗：一般不需治疗，但症状明显时可用β受体阻滞剂。②非药物治疗：外科手术治疗。

10.（2017、2016）宋某，男，35岁，干部。2015年7月19日初诊。

患者长期劳累，饮食不节，时觉中上腹胀痛不适，未予重视。昨晚饮酒后开始上腹部胀痛加重，持续不止，今晨腹痛移至右下腹，急来就诊。现症：右下腹痛，痛势剧烈，按之尤甚，腹胀，恶心纳差，大便秘结，小便短赤。

查体：T：39.2℃，P：110次/分，R：22次/分，BP：120/80mmHg。神清，心率110次/分，律齐，两肺呼吸音清，未闻及干、湿性啰音。右下腹麦氏点压痛（+），有反跳痛，腹肌紧张。舌红苔黄腻，脉弦数。

辅助检查：血常规：白细胞总数13.5×10^9/L，中性粒细胞85%。

要求：根据上述摘要，在答题卡上完成书面分析。

【参考答案】

中医疾病诊断：肠痈。

中医证候诊断：湿热证。

西医诊断：急性阑尾炎。

西医诊断依据：①高热，上腹部胀痛加重，持续不止，腹痛移至右下腹。②心率110次/分，律齐，两肺呼吸音清，未闻及干、湿性啰音。右下腹麦氏点压痛（+），有反跳痛，腹肌紧张。③白细胞总数13.5×10^9/L，中性粒细胞78%。

中医治法：通腑泄热，利湿解毒。

方剂：大黄牡丹汤合红藤煎剂加败酱草、白花蛇舌草、蒲公英。

药物组成、剂量及煎服法：大黄12g，丹皮3g，桃仁9g，冬瓜仁30g，芒硝9g（冲服），红藤6g，地丁草3g，乳香9g，没药9g，连翘12g，玄胡6g，甘草3g，银花12g，败酱草6g，白花蛇舌草6g，蒲公英6g。三剂，水煎服。日一剂，早晚分服。

西医治疗原则及方法：①一般治疗：卧床休息、清淡饮食，养成良好的排便习惯，避免饮食不节及食后剧烈运动。②对症治疗。③手术治疗：阑尾切除术。

11.（2017、2015）华某，女，45岁，已婚，工人。2015年2月11日初诊。

患者中上腹疼痛反复发作3年，未系统治疗。现症：胃脘隐痛，喜温喜按，食后胀满痞闷，神疲乏力，纳呆，大便稀溏。

查体：T：36.1℃，P：80次/分，R：19次/分，BP：110/60mmHg。形体消瘦，腹软，剑突下轻压痛，无肌紧张及反跳痛，墨菲征（－）。舌质淡红，苔薄白，脉沉细。

辅助检查：大便常规：隐血（－）。胃镜示：胃黏膜呈淡红色，黏膜变薄，黏膜血管暴露。快速尿素酶实验（－）。腹部B超：肝胆脾胰双肾未见异常。

要求：根据上述摘要，在答题卡上完成书面分析。

【参考答案】

中医疾病诊断：胃痛。

中医证候诊断：脾胃虚弱证。

西医诊断：胃炎（慢性胃炎）。

西医诊断依据：①上腹疼痛反复发作3年。②形体消瘦，腹软，剑突下轻压痛，无肌紧张及反跳痛，墨菲征（－）。③大便常规：隐血（－）。胃镜示：胃黏膜呈淡红色，黏膜变薄，黏膜血管暴露。快速尿素酶实验（－）。腹部B超：肝胆脾胰双肾未见异常。

中医治法：健脾益气，温中和胃。

方剂：四君子汤加减。

药物组成、剂量及煎服法：人参9g，白术9g，茯苓9g，甘草6g，黄芪9g，大枣1枚。三剂，水煎服。日一剂，早晚分服。

西医治疗原则及方法：①去除病因，对症治疗。注意休息，清淡饮食。②胃痛明显时用抑酸分泌药物（H_2受体拮抗剂，如H_2RA；质子泵抑制剂，如PPI）或碱性抗酸药（氢氧化铝等）。③胃黏膜保护药：胶态次枸橼酸铋、硫糖铝等。

12.（2017）罗某，女，28岁，已婚，干部，2016年8月14日初诊。

患者于2016年8月8日停经49天在某医院门诊行人流术，手术顺利，见绒毛，出血量多，术后阴道流血3天。于8月12日开始下腹部疼痛拒按，自服抗生素无效，遂来就诊。现症：下腹部疼痛拒按，发热，带下量多，黄稠臭秽，大便溏，小便短赤。

查体：T：38.9℃，P：94次/分，R：20次/分，BP：100/70mmHg。神志清

楚，痛苦面容，下腹压痛，轻度肌紧张，反跳痛阳性。舌红有瘀点，苔黄厚，脉弦滑。

妇科检查：外阴发育正常，阴道通畅，分泌物量多，色黄，味臭，子宫水平位，宫体稍大，活动度差，压痛明显，两侧附件片状增厚，压痛阳性。

辅助检查：血常规：白细胞：$19.6 \times 10/L$，中性粒细胞：93%。B超示：盆腔积液。

要求：根据上述摘要，在答题卡上完成书面分析。

【参考答案】

中医疾病诊断：带下病。

中医证候诊断：湿热瘀结证。

西医诊断：盆腔炎。

西医诊断依据：①患者有人流术史，术后阴道流血3天。②高热，下腹压痛，轻度肌紧张，反跳痛阳性。③妇科检查：外阴发育正常，阴道通畅，分泌物量多，色黄，味臭，子宫水平位，宫体稍大，活动度差，压痛明显，两侧附件片状增厚，压痛阳性。④辅助检查：血常规：白细胞：$19.6 \times 10/L$，中性粒细胞：93%。B超示：盆腔积液。

中医治法：清热利湿，化瘀止痛。

方剂：仙方活命饮加薏苡仁、冬瓜仁。

药物组成、剂量及煎服法：白芷6g，贝母6g，防风6g，赤芍药6g，当归尾6g，甘草6g，皂角刺6g，穿山甲6g，天花粉6g，乳香6g，没药6g，金银花9g，陈皮9g，薏苡仁9g，冬瓜仁9g。三剂，水煎服。日一剂，早晚分服。

西医治疗原则及方法：①药物治疗：抗生素。②物理疗法：常用的有短波、超短波、离子透入（可加入各种药物如青霉素、链霉素等）、蜡疗等。③及时治疗下生殖道感染，注意卫生，增强体质，防治后遗症。

13.（2017）魏某，男，67岁，退休工人。2016年3月10日初诊。

患者5年前上呼吸道感染后，出现眼睑及颜面浮肿，经休息后症状好转。但每遇劳累或外感后症状复现，每次尿常规检查均可见镜下血尿和尿蛋白，近半月加重。现症：恶心，呕吐，小便量少，下肢浮肿，面色晦暗，口唇紫暗，腰痛固定，双上肢麻木。

查体：T：36.3℃，P：84次/分，R：20次/分，BP：160/95mmHg。神志清，双下肢水肿，按之凹陷不易恢复。舌紫暗有瘀点，脉细涩。

辅助检查：尿常规：蛋白（++），尿红细胞25～30个/高倍视野，透明管型3～5个/高倍视野。血常规：红细胞$3.5 \times 10^{12}/L$，血红蛋白92g/L；肾功能：血肌酐540μmol/L，尿素氮20.9mmol/L。二氧化碳结合力19mmol/L，钙1.62mmol/L，磷3.67mmol/L；双肾彩超：双肾萎缩，髓质界限不清，回声增强。

要求：根据上述摘要，在答题卡上完成书面分析。

【参考答案】

中医疾病诊断：肾劳。

中医证候诊断：血瘀证。

西医诊断：慢性肾衰竭。

西医诊断依据：①眼睑及颜面浮肿每遇劳累或外感后复现。②双下肢水肿，按之凹陷不易恢复。③尿常规：蛋白（＋＋），尿红细胞 25～30 个/高倍视野，透明管型 3～5 个/高倍视野。血常规：红细胞 3.5×10^{12}/L，血红蛋白 92g/L；肾功能：血肌酐 540μmol/L，尿素氮 20.9mmol/L。二氧化碳结合力 19mmol/L，钙 1.62mmol/L，磷 3.67mmol/L；双肾彩超：双肾萎缩，皮、髓质界限不清，回声增强。

中医治法：活血化瘀。

方剂：桃红四物汤加减。

药物组成、剂量及煎服法：桃仁9g，红花6g，当归9g，川芎6g，白芍9g，熟地黄15g。三剂，水煎服。日一剂，早晚分服。

西医治疗原则及方法：（1）饮食治疗：优质低蛋白、富含维生素饮食；低蛋白饮食加必需氨基酸或 α－酮酸治疗。（2）药物治疗：①纠正酸中毒和水、电解质紊乱：口服碳酸氢钠。②高血压的治疗：ACEI、血管紧张素Ⅱ受体拮抗剂、钙通道拮抗剂、醛固酮受体阻断剂。③贫血的治疗。④治疗低钙血症、高磷血症。⑤防治感染：抗生素。

14.（2017）徐某，女，3岁。2016年12月1日初诊。

患儿10天前出现发热，体温38℃左右，咳嗽，气促，就诊于外院，静脉滴注青霉素1天，现仍咳嗽而来诊。现症：咳嗽无力，动则汗出，喉中痰鸣，时有低热，食欲不振，大便溏。

查体：T：36.6℃，P：115 次/分，R：25 次/分。面白少华，双肺听诊呼吸音粗糙，可闻及少许中细湿啰音。舌质淡，苔薄白，脉细无力。

辅助检查：血常规：白细胞 12.6×10^9/L，中性粒细胞73％，淋巴细胞20％。胸部X线片：双肺纹理增粗，右肺可见散在斑片状阴影。

要求：根据上述摘要，在答题卡上完成书面分析。

【参考答案】

中医疾病诊断：肺炎喘嗽。

中医证候诊断：肺脾气虚证。

西医诊断：小儿肺炎。

西医诊断依据：①患儿发热、咳嗽、气粗。②双肺听诊呼吸音粗糙，可闻及少许中细湿啰音。③血常规：白细胞 12.6×10^9/L，中性粒细胞73％，淋巴细胞20％。胸部X线片：双肺纹理增粗，右肺可见散在斑片状阴影。

中医治法：补肺健脾，益气化痰。

方剂：人参五味子汤加减。

药物组成、剂量及煎服法：人参 15g，生犀角末 6g，乌梅 9g，生姜 9g，黄连 9g。三剂，水煎服。日一剂，早晚分服。

西医治疗原则及方法：①一般治疗：注意休息，清淡饮食。②病因治疗：抗生素。③对症治疗：保持呼吸道通畅、减慢心率等。

15.（2016）潘某，男，31 岁。2015 年 4 月 23 日初诊。

患者 5 天前淋雨后出现发热，寒战，体温高达 39℃，伴咳嗽、咳少量黄痰。自服感冒药未见好转，且痰色转为铁锈色，体温仍波动于 38.5～40℃。现症：咳吐铁锈色痰，呼吸急促，高热不退，胸膈痞满，口渴烦躁，小便黄赤，大便干燥。

查体：T：39℃，P：110 次/分，R：22 次/分，BP：120/75mmHg。急性病容，神志清楚，无皮疹，浅表淋巴结无肿大。左下肺叩诊浊音，语颤增强，可闻及湿性啰音。舌红，苔黄，脉洪数。

辅助检查：血常规：白细胞 15.6×10^9/L，中性粒细胞 82%，尿常规（－），粪便常规（－）。胸部 X 线：左下肺实变影。

要求：根据上述摘要，在答题卡上完成书面分析。

【参考答案】

中医疾病诊断：咳嗽。

中医证候诊断：痰热壅肺证。

西医诊断：肺炎。

西医诊断依据：①发热，寒战，咳嗽，咳铁锈色痰。②左下肺叩诊浊音，语颤增强，可闻及湿性啰音。③白细胞 15.6×10^9/L，中性粒细胞 82%，胸部 X 线见左下肺实变影。

中医治法：清热化痰，宽胸止咳。

方剂：麻杏石甘汤合千金苇茎汤加减。

药物组成、剂量及煎服法：麻黄 9g，杏仁 9g，石膏 18g（先煎），甘草 6g，苇茎 60g，薏苡仁 30g，冬瓜子 24g，桃仁 9g。三剂，水煎服。日一剂，早晚分服。

西医治疗原则及方法：①一般治疗：注意休息、高蛋白饮食，保持空气流通，注意隔离消毒，多饮水。②病因治疗：首选青霉素 G。③支持疗法：适当用止咳化痰药；高热不退则物理降温或服用阿司匹林、扑热息痛等。④局部治疗：雾化吸入。

16.（2016、2013）闫某，男，36 岁，工人。2015 年 10 月 18 日初诊。

患者 2 天前因过食油腻，出现纳差、恶心、呕吐，脐周持续性疼痛，阵发性加剧，1 天后转移至右下腹疼痛。现症：高热寒战，腹痛剧烈，以右下腹为著。

查体：T：39.8℃，P：100 次/分，R：20 次/分，BP：130/80mmHg。心肺（－），右下腹肌紧张，麦氏点压痛阳性，有反跳痛，肠鸣音减弱。舌红绛，苔黄厚，脉洪数。

辅助检查：血常规：白细胞 18.6×10^9/L，中性粒细胞 88%。立位 X 线腹平片未见膈下游离气体。

要求：根据上述摘要，在答题卡上完成书面分析。

【参考答案】

中医疾病诊断：肠痈。

中医证候诊断：热毒证。

西医诊断：急性阑尾炎。

西医诊断依据：①高热、纳差、恶心、呕吐，脐周持续性疼痛，1天后转移至右下腹疼痛。②右下腹肌紧张，麦氏点压痛阳性，有反跳痛，肠鸣音减弱。③白细胞18.6×10⁹/L，中性粒细胞88%。立位X线腹平片未见膈下游离气体。

中医治法：通腑排毒，养阴清热。

方剂：大黄牡丹汤合透脓散加减。

药物组成、剂量及煎服法：大黄12g，丹皮3g，桃仁9g，冬瓜仁30g，芒硝9g（冲服），黄芪12g，当归6g，穿山甲（炒）3g，皂角刺4.5g，川芎9g。三剂，水煎服。日一剂，早晚分服。

西医治疗原则及方法：①一般治疗：卧床休息、清淡饮食，养成良好的排便习惯，避免饮食不节及食后剧烈运动。②对症治疗。③手术治疗：阑尾切除术。

17.（2016）张某，男，71岁，已婚，工人。2015年2月10日初诊。

患者10天前出现咳嗽，咳黄脓痰，伴寒战、高热，体温最高达39.5℃。自服"阿司匹林"无效，症状加重，家人送来就诊。现症：喘促气短，大汗，颜面苍白，四肢厥冷，唇甲青紫，神志恍惚。

查体：T：37.4℃，P：100次/分，R：30次/分，BP：85/50mmHg。意识模糊，表情淡漠，右肺呼吸音减弱，可闻及干湿啰音。舌淡青紫，脉微欲绝。

辅助检查：血常规：白细胞18.8×10⁹/L，中性粒细胞88%。胸部X线片示：右肺叶实变阴影内有空洞。

要求：根据上述摘要，在答题卡上完成书面分析。

【参考答案】

中医疾病诊断：喘证。

中医证候诊断：阴竭阳脱证。

西医诊断：肺炎。

西医诊断依据：①咳嗽，咳黄脓痰，伴寒战、高热。②意识模糊，表情淡漠，右肺呼吸音减弱，可闻及干湿啰音。③白细胞18.8×10⁹/L，中性粒细胞88%。胸部X线片示：右肺叶实变阴影内有空洞。

中医治法：益气养阴，回阳固脱。

方剂：生脉散合四逆汤加减。

药物组成、剂量及煎服法：人参9g，麦冬9g，五味子6g，甘草6g，干姜6g，附子15g（先煎）。三剂，水煎服。日一剂，早晚分服。

西医治疗原则及方法：①一般治疗：注意休息，高蛋白饮食，保持空气流通，注意隔离消毒，多饮水。②病因治疗。③支持疗法：适当用止咳化痰药。④局部治疗：雾化吸入。

18.（2016）盖某，女，38岁，已婚，工人。2015年6月9日初诊。

患者6个月前出现咳嗽，咯血，低热，盗汗等症状。曾静脉点滴左氧氟沙星治疗，症状有所减轻。现症：咳嗽无力，少痰，时有痰中带血，血色淡红，咳声低微，伴气短，自汗，盗汗，午后潮热，神疲乏力，畏风怕冷。

查体：T：37.6℃，P：78次/分，R：20次/分，BP：120/80mmHg。神清，心率78次/分，律齐，未闻及杂音，左上肺呼吸音粗。舌淡边有齿痕，苔薄，脉细弱而数。

辅助检查：结核菌素试验（＋＋＋）。胸部X线片示：左上肺密度较低的片状阴影。痰涂片：抗酸杆菌阳性。

要求：根据上述摘要，在答题卡上完成书面分析。

【参考答案】

中医疾病诊断：肺痨。

中医证候诊断：气阴耗伤证。

西医诊断：肺结核。

西医诊断依据：①咳嗽，咯血，低热，盗汗。②结核菌素试验（＋＋＋）。X线片示左上肺密度较低的片状阴影。痰涂片：抗酸杆菌阳性。

中医治法：益气养阴。

方剂：保真汤加减。

药物组成、剂量及煎服法：当归2g，生地黄2g，熟地黄2g，黄芪2g，人参2g，白术2g，甘草2g，白茯苓2g，天冬3g，麦冬3g，白芍3g，黄柏3g，知母3g，五味子3g，软柴胡3g，地骨皮3g，陈皮3g，莲心2g，生姜3片，大枣1枚。三剂，水煎服。日一剂，早晚分服。

西医治疗原则及方法：（1）休息。（2）抗结核化学药物治疗：①早期、联合、适量、规律和全程使用敏感药物。②常用药：第一线杀菌药物异烟肼、利福平、链霉素、吡嗪酰胺，第二线抑菌药物乙胺丁醇、对氨基水杨酸钠。（3）对症治疗：①发热、盗汗等症状：抗结核治疗，高热时可给小量退热药口服或物理降温等，睡前服阿托品。②痰中带血：维生素K、卡巴克络等。

19.（2016）林某，男，68岁，已婚，退休教师。2015年12月7日初诊。

患者于10年前开始反复出现咳嗽，咳痰，每年发作2～3次。近日受凉后，咳嗽、咳痰加重，伴心悸、气急，双下肢浮肿，尿少，口唇发绀。现症：咳嗽，痰多，色白黏稠，短气喘息，稍劳即著，脘痞纳少，倦怠乏力。

查体：T：36℃，P：100次/分，R：32次/分，BP：90/60mmHg。口唇发绀，咽部充血。桶状胸，肋间隙增宽。双肺叩诊呈过清音，呼吸音低，呼气延长，可闻及干湿啰音。剑突下可见心尖搏动，心率100次/分，律齐。腹平软，肝肋缘下

3cm，剑突下5cm，质中，轻度触痛。双下肢凹陷性水肿。舌质偏淡，苔浊腻，脉滑。

辅助检查：血常规：白细胞11×10^9/L，中性粒细胞80%。胸部X线片示：两肺透亮度增加，肺纹理紊乱、增多。右肺下动脉干横径18mm，心影大小正常。

要求：根据上述摘要，在答题卡上完成书面分析。

【参考答案】

中医疾病诊断：肺胀。

中医证候诊断：痰浊壅肺证。

西医诊断：慢性肺源性心脏病。

西医诊断依据：①咳嗽、咳痰、心悸、气急，双下肢浮肿，尿少，口唇发绀。②桶状胸。双肺叩诊呈过清音，呼吸音低，呼气延长，可闻及干湿啰音。剑突下可见心尖搏动。③白细胞11×10^9/L，中性粒细胞80%。胸部X线片示：两肺透亮度增加，肺纹理紊乱、增多。

中医治法：健脾益肺，化痰降气。

方剂：苏子降气汤加减。

药物组成、剂量及煎服法：紫苏子9g，半夏9g，川当归6g，甘草6g，前胡6g，厚朴6g，肉桂3g（后下）。三剂，水煎服。日一剂，早晚分服。

西医治疗原则及方法：①控制感染：抗生素。②氧疗。③控制心力衰竭：利尿药（氢氯噻嗪、螺内酯）、正性肌力药（西地兰）、血管扩张药（钙拮抗剂、一氧化氮、川芎嗪）。④抗凝治疗。⑤对症治疗。

20.（2016）张某，男，45岁，干部。2016年3月8日初诊。

患者有腹腔手术史。1天前因过度劳累，出现腹部阵发剧烈疼痛，得热稍减，脘腹怕冷，四肢畏寒，伴恶心，呕吐，吐出物为胃内容物，无排气排便。

查体：T：36.2℃，P：80次/分，R：20次/分，BP：100/75mmHg。痛苦面容，心肺（－）。腹胀，稍有膨隆，未及包块，肝脾肋下未及，脐周轻度压痛，拒按。舌质淡红，苔薄白，脉弦。

辅助检查：血常规：白细胞9×10^9/L，中性粒细胞78%。X线检查：小肠扩张积气，有大小不等的阶梯状气液平面。

要求：根据上述摘要，在答题卡上完成书面分析。

【参考答案】

中医疾病诊断：肠结。

中医证候诊断：肠腑寒凝证。

西医诊断：肠梗阻。

西医诊断依据：①患者有腹腔手术史。②阵发性腹痛，呕吐，腹胀，脐周轻度压痛，拒按。③X线检查：小肠扩张积气，有大小不等的阶梯状气液平面。

中医治法：温中散寒，通里攻下。

方剂：温脾汤加减。

药物组成、剂量及煎服法：附子6g（先煎），大黄15g，党参6g，干姜9g，甘草6g，当归9g，肉苁蓉3g，乌药3g。三剂，水煎服。日一剂，早晚分服。

西医治疗原则及方法：①禁食与胃肠减压。②纠正水、电解质紊乱及酸碱失衡。③防治感染和脓毒症。④灌肠疗法。⑤颠簸疗法。

21.（2016）王某，男，62岁，已婚，工人。2015年11月19日初诊。

患者既往有慢性支气管炎病史，反复发作，每到冬季加重，间断治疗。一周前因天气变冷出现呼吸困难、咳嗽、吐痰加剧，口服抗生素治疗。现症：喘息咳逆，呼吸急促，胸部胀闷，痰多稀薄而带泡沫，色白，头痛，恶寒，无汗。

查体：T：38.2℃，P：96次/分，R：24次/分，BP：140/80mmHg。桶状胸，触诊双侧语颤减弱，叩诊呈过清音，听诊呼吸音减弱，呼气延长。两肺底可闻及湿性啰音。心率96次/分，律齐，未闻及杂音。舌淡暗，苔薄白而滑，脉浮紧。

辅助检查：血常规：白细胞15.8×10^9/L，中性粒细胞82%。X线胸片：双肺野透亮度增加，纹理增粗。肺功能检查：使用支气管扩张剂后，FEV_1/FVC为65%，肺总量和残气量增高。

要求：根据上述摘要，在答题卡上完成书面分析。

【参考答案】

中医疾病诊断：喘证。

中医证候诊断：风寒壅肺证。

西医诊断：慢性阻塞性肺疾病。

西医诊断依据：①呼吸困难、咳嗽、吐痰加剧。②桶状胸，触诊双侧语颤减弱，叩诊呈过清音，听诊呼吸音减弱，呼气延长。两肺底可闻及湿性啰音。③血常规：白细胞15.8×10^9/L，中性粒细胞82%。X线胸片：双肺野透亮度增加，纹理增粗。肺功能检查：使用支气管扩张剂后，FEV_1/FVC为65%，肺总量和残气量增高。

中医治法：宣肺散寒。

方剂：麻黄汤合华盖散加减。

药物组成、剂量及煎服法：麻黄9g，桂枝6g，杏仁9g，甘草3g，紫苏子6g，赤茯苓6g，桑白皮6g，陈皮6g。三剂，水煎服。日一剂，早晚分服。

西医治疗原则及方法：①对症治疗。②住院治疗。②支气管扩张剂：β_2肾上腺素受体激动剂（短效制剂如沙丁胺醇气雾剂、长效制剂如沙美特罗等）、抗胆碱能药（短效制剂如异丙托溴铵气雾剂、长效制剂如噻托溴铵）、茶碱类（茶碱缓释或控释片、氨茶碱）。③应用抗生素。④应用糖皮质激素。

22.（2016）常某，女，45岁，已婚，干部。2015年9月18日初诊。

患者既往有右上腹反复疼痛病史。2天前出现右上腹疼痛，逐渐加重，今晨起出现畏寒发热而前来就诊。现症：右上腹硬满灼痛，痛而拒按，不能进食，大便干燥，小便黄赤，四肢厥冷。月经史无异常。

查体：T：39.3℃，P：108 次/分，R：25 次/分，BP：110/60mmHg。神情淡漠，巩膜及皮肤黄染，上腹饱满，右上腹压痛，拒按，可触及肿大的胆囊，墨菲征阳性。舌质红绛，舌苔黄燥，脉弦数。

辅助检查：血常规：白细胞 21×10^9/L，中性粒细胞 90%。肝功：血清总胆红素 86μmol/L，间接胆红素 36μmol/L，直接胆红素 50μmol/L。B 超：提示胆囊增大，胆囊壁增厚，不光滑。胆囊内多个强回声光团伴声影，胆总管扩张，远端梗阻。

要求：根据上述摘要，在答题卡上完成书面分析。

【参考答案】

中医疾病诊断：胁痛。

中医证候诊断：肝胆脓毒证。

西医诊断：胆石症。

西医诊断依据：①右上腹疼痛。②巩膜及皮肤黄染，上腹饱满，右上腹压痛，拒按，可触及肿大的胆囊，墨菲征阳性。③血常规：白细胞 21×10^9/L，中性粒细胞 90%。肝功：血清总胆红素 86μmol/L，间接胆红素 36μmol/L，直接胆红素 50μmol/L。B 超：提示胆囊增大，胆囊壁增厚，不光滑。胆囊内多个强回声光团伴声影，胆总管扩张，远端梗阻。

中医治法：泻火解毒，养阴利胆。

方剂：茵陈蒿汤合黄连解毒汤加减。

药物组成、剂量及煎服法：茵陈18g，栀子12g，大黄6g，黄连9g，黄芩6g，黄柏6g。三剂，水煎服。日一剂，早晚分服。

西医治疗原则及方法：①非手术治疗：解痉，止痛，消炎利胆，应用抗生素，纠正水、电解质紊乱及酸碱失衡等。②手术治疗：胆肠吻合术、胆囊切除术。

23.（2016）李某，男，54岁，已婚，工人。2015年6月12日初诊。

患者既往有长期吸烟与慢性支气管炎病史，反复发作，每到冬季加重。天暖后减轻，时有气短、咳嗽、吐痰。现症：喘促短气，气怯声低，喉有痰声，咳声低微，自汗恶风，咳嗽，吐痰量少质黏，咽喉不利。

查体：T：36.2℃，P：76 次/分，R：20 次/分，BP：130/80mmHg。桶状胸，触诊双侧语颤减弱，叩诊呈过清音，听诊呼吸音减弱，呼气延长。舌淡红，少苔，脉细无力。

辅助检查：血常规：白细胞 9.8×10^9/L，中性粒细胞 62%，淋巴细胞34%。X线胸片：双肺野透亮度增加，纹理增粗。肺功能检查：使用支气管扩张剂后，FEV_1/FVC 为 56%，肺总量和残气量增高，肺活量减低。

要求：根据上述摘要，在答题卡上完成书面分析。

【参考答案】

中医疾病诊断：喘证。

中医证候诊断：肺气虚耗证。

西医诊断：慢性阻塞性肺疾病。

西医诊断依据：①有吸烟与慢性支气管炎病史。②气短，咳嗽，吐痰。桶状胸，触诊双侧语颤减弱，叩诊呈过清音，听诊呼吸音减弱，呼气延长。③X线胸片：双肺野透亮度增加，纹理增粗。肺功能检查：使用支气管扩张剂后，FEV_1/FVC 为 56%，肺总量和残气量增高，肺活量减低。

中医治法：补肺益气养阴。

方剂：生脉散合补肺汤加减。

药物组成、剂量及煎服法：人参9g，麦冬9g，五味子6g，款冬花9g，桂心6g，钟乳6g，干姜6g，白石英6g，麦门冬12g，粳米5g，桑白皮9g。三剂，水煎服。日一剂，早晚分服。

西医治疗原则及方法：①教育和劝导戒烟。②支气管扩张剂：β_2肾上腺素受体激动剂（短效制剂如沙丁胺醇气雾剂、长效制剂如沙美特罗等）、抗胆碱能药（短效制剂如异丙托溴铵气雾剂、长效制剂如噻托溴铵）、茶碱类（茶碱缓释或控释片、氨茶碱）。③祛痰药。④长期家庭氧疗。

24.（2016、2015、2014）王某，男，72岁。2016年1月20日初诊。

患者20年来常出现咳嗽咳痰症状，每年发作1～2次，多在冬春季节。近5年来逐渐出现喘息，动则加剧。住院多需要静脉应用"抗生素""平喘止咳药"才能控制。2周前因咳喘，心悸胸闷，下肢轻度浮肿等症住院治疗，现好转后出院来门诊调治。症见喘咳无力，气短难续，痰吐不爽，心悸，胸闷，口干，面色晦暗，唇甲发绀，神疲乏力。既往有40年吸烟史，平均每日20支左右。

查体：T：36.8℃，P：92次/分，R：22次/分，BP：120/80mmHg。慢性病面容，神清，桶状胸，双肺叩诊呈过清音，双肺呼吸音减弱，未闻及湿啰音，心音遥远，心率92次/分，律齐，肺动脉瓣区第二心音亢进。舌淡暗，脉细涩无力。

辅助检查：血常规：白细胞：$8.2 \times 10^9/L$，中性粒细胞：64%。胸部X线：两肺纹理增多、紊乱，两肺野透亮度增高，心影向右扩大。心电图：肺型P波出现。超声心动图：右心室、右心房增大。

要求：根据上述摘要，在答题卡上完成书面分析。

【参考答案】

中医疾病诊断：肺胀。

中医证候诊断：气虚血瘀证。

西医诊断：慢性肺源性心脏病。

西医诊断依据：①有40年吸烟史。②咳嗽、咳痰、喘息。桶状胸，双肺叩诊呈过清音，双肺呼吸音减弱，肺动脉瓣区第二心音亢进。③胸部X线：两肺纹理增多、紊乱，两肺野透亮度增高，心影向右扩大。心电图：肺型P波出现。超声心动图：右心室、右心房增大。

中医治法：益气活血，止咳化痰。

方剂：生脉散合血府逐瘀汤加减。

药物组成、剂量及煎服法：人参9g，麦冬9g，五味子6g，桃仁12g，红花9g，当归9g，生地9g，川芎4.5g，赤芍6g，牛膝9g，桔梗4.5g，柴胡3g，枳壳6g，甘草6g。三剂，水煎服。日一剂，早晚分服。

西医治疗原则及方法：①呼吸锻炼。②增强机体抵抗力，预防呼吸道感染。③家庭氧疗。④控制心力衰竭：利尿剂。

25.（2016）张某，男，68岁，退休教师。2015年9月28日初诊。

患者尿频，夜尿次数增多3年。昨晚饮酒后，夜间排尿困难，尿液点滴而下，小腹拘急胀痛。

查体：小腹部膨隆，叩诊呈实音，按之疼痛，直肠指诊前列腺Ⅱ度大，质地中等，中央沟极浅。舌质紫暗，脉弦。

辅助检查：B超提示前列腺增大向膀胱颈部突出。

要求：根据上述摘要，在答题卡上完成书面分析。

【参考答案】

中医疾病诊断：精癃。

中医证候诊断：气滞血瘀证。

西医诊断：前列腺增生症。

西医诊断依据：①尿频，夜尿次数增多3年。夜间排尿困难，尿液点滴而下，小腹拘急胀痛。②小腹部膨隆，叩诊呈实音，按之疼痛，直肠指诊前列腺Ⅱ度大，质地中等，中央沟极浅。③B超提示前列腺增大向膀胱颈部突出。

中医治法：行气活血，通窍利尿。

方剂：沉香散加减。

药物组成、剂量及煎服法：沉香15g（后下），石韦15g，滑石15g（先煎），当归15g，瞿麦15g，白术23g，甘草7.5g，冬葵子23g，赤芍23g，王不留行15g。三剂，水煎服。日一剂，早晚分服。

西医治疗原则及方法：①一般治疗：戒烟禁酒，忌食辛辣，避免受凉，预防感染，保持心态平和，多饮水，不憋尿。②药物治疗：5α-还原酶抑制剂（非那雄胺）、α受体阻滞剂（特拉唑嗪、阿夫唑嗪、坦索罗辛）、植物药（太得恩）。

26.（2016）郭某，男，53岁，干部。2015年4月25日初诊。

患者2个月前开始出现频繁咳嗽，咳白黏痰，痰中有血丝。经口服"头孢类抗生素"等治疗，症状不能缓解，2个月来进行性体重下降。现症：咳嗽不畅，咳痰不爽，右胸胁刺痛，面青唇暗，大便秘结。既往吸烟史30年。

查体：T：37℃，P：70次/分，R：16次/分，BP：120/80mmHg。面色晦暗，神志清楚，形体消瘦，右锁骨上触及一枚淋巴结直径约为1.2cm，质硬，无压痛，活动性差。右中肺叩诊呈浊音，语颤减弱。舌质暗紫，脉涩。

辅助检查：血常规：白细胞 $8 \times 10^9/L$，中性粒细胞 62%。胸部 CT：近右肺门处类圆形阴影，边缘毛糙，有分叶，右中叶局限肺不张。

要求：根据上述摘要，在答题卡上完成书面分析。

【参考答案】

中医疾病诊断：肺癌。

中医证候诊断：气滞血瘀证。

西医诊断：原发性支气管肺癌。

西医诊断依据：①吸烟史 30 年。②咳嗽，咳痰，咯血。口服"头孢类抗生素"不能缓解。右锁骨上触及一枚淋巴结直径约为 1.2cm，质硬，无压痛，活动性差。右中肺叩诊呈浊音，语颤减弱。③胸部 CT：近右肺门处类圆形阴影，边缘毛糙，有分叶，右中叶局限肺不张。

中医治法：活血散瘀，行气化滞。

方剂：血府逐瘀汤加减。

药物组成、剂量及煎服法：桃仁 12g，红花 9g，当归 9g，生地 9g，川芎 4.5g，赤芍 6g，牛膝 9g，桔梗 4.5g，柴胡 3g，枳壳 6g，甘草 6g。三剂，水煎服。日一剂，早晚分服。

西医治疗原则及方法：①手术治疗。②化学药物治疗。③其他如支气管动脉灌注化疗、经纤维支气管介导等。④生物缓解调节剂：干扰素、白细胞介素 2 等。⑤分子靶向治疗易瑞沙、厄勒替尼等。

27.（2016）齐某，男，55 岁，工人。2016 年 4 月 18 日初诊。

患者有高血压病史。下肢肢端发凉、冰冷感半年。现症：下肢疼痛，行走中易发，受凉后加重。

查体：部分足趾皮肤苍白，皮温降低，足背及胫后动脉搏动减弱。舌质淡，苔白，脉沉迟。

辅助检查：血胆固醇 6.8mmol/L，低密度脂蛋白 4.2mmol/L；下肢动脉多普勒超声检查提示：下肢动脉粥样硬化伴管腔狭窄。

要求：根据上述摘要，在答题卡上完成书面分析。

【参考答案】

中医疾病诊断：脱疽。

中医证候诊断：寒凝血脉证。

西医诊断：下肢动脉硬化性闭塞症。

西医诊断依据：①患者有高血压病史。②下肢肢端发凉、冰冷感半年。部分足趾皮肤苍白，皮温降低，足背及胫后动脉搏动减弱。③血胆固醇、低密度脂蛋白升高；下肢动脉多普勒超声检查提示下肢动脉粥样硬化伴管腔狭窄。

中医治法：温经散寒，活血化瘀。

方剂：阳和汤加减。

药物组成、剂量及煎服法：熟地黄 30g，麻黄 2g，鹿角胶 9g（烊化兑服），白芥子 6g，肉桂 3g，生甘草 3g，炮姜 2g。三剂，水煎服。日一剂，早晚分服。

西医治疗原则及方法：①改善血压。②药物治疗：扩血管（丁咯地尔等）、抗凝去聚（阿司匹林等）、去纤溶栓（尿激酶、降纤酶等）、凝血酶抑制剂（诺保思泰）等。③手术治疗。

28.（2016）刘某，男，72 岁，已婚，退休干部。2014 年 12 月 17 日初诊。

患者慢性支气管炎二十余年，近日因天气降温及雾霾，呼吸困难加重，呼吸急促，大汗淋漓，唇甲紫绀，头痛，到医院就诊。现症：呼吸急促，喉中痰鸣，痰涎黏稠，不易咳出，胸中窒闷，面色青紫，唇暗。

查体：T：37.5℃，P：102 次/分，R：32 次/分，BP：142/86mmHg。口唇发绀，桶状胸，肋间隙增宽，呼吸音较低，可闻及干湿啰音。心率 102 次/分，心律齐。腹平软，肝肋缘下 3cm。双下肢凹陷性水肿。舌紫暗，苔白腻，脉滑数。

辅助检查：动脉血气分析：pH：7.26，氧分压（PaO$_2$）50mmHg，二氧化碳分压（PaCO$_2$）63mmHg。胸部 X 线片示：两肺透亮度增加，肺纹理紊乱、增多。

要求：根据上述摘要，在答题卡上完成书面分析。

【参考答案】

中医疾病诊断：喘证。

中医证候诊断：痰浊阻肺证。

西医诊断：慢性呼吸衰竭。

西医诊断依据：①患者慢性支气管炎二十余年。②呼吸困难，发绀，头痛。桶状胸，肋间隙增宽，呼吸音较低，可闻及干湿啰音。双下肢凹陷性水肿。③动脉血气分析：pH：7.26，氧分压（PaO$_2$）50mmHg，二氧化碳分压（PaCO$_2$）63mmHg。胸部 X 线片示两肺透亮度增加，肺纹理紊乱、增多。

中医治法：化痰降气，活血化瘀。

方剂：二陈汤合三子养亲汤加减。

药物组成、剂量及煎服法：半夏 15g，橘红 15g，白茯苓 9g，甘草 4.5g，生姜 7 片，乌梅 1 枚，白芥子 9g，紫苏子 9g，莱菔子 9g。三剂，水煎服。日一剂，早晚分服。

西医治疗原则及方法：①保持呼吸道通畅。②氧疗。③增加通气量，减少 CO$_2$ 潴留。④纠正酸碱平衡失调和电解质紊乱。⑤糖皮质激素的应用。⑥对症治疗。

29.（2016）林某，男，48 岁，干部。2015 年 5 月 18 日初诊。

患者 1 周前过食辛辣刺激之物后，全身皮肤灼热，瘙痒剧烈，抓破渗液流脂水。现伴身热，心烦，口渴，大便干，尿短赤。

查体：皮损潮红，对称分布。舌质红，苔黄，脉数。

要求：根据上述摘要，在答题卡上完成书面分析。

【参考答案】

中医疾病诊断：湿疮。

中医证候诊断：湿热浸淫证。

西医诊断：湿疹。

西医诊断依据：①过食辛辣刺激之物。②全身皮肤灼热，瘙痒剧烈，抓破渗液流脂水。③皮损潮红，对称分布。

中医治法：清热利湿。

方剂：萆薢渗湿汤合三妙丸加减。

药物组成、剂量及煎服法：萆薢15g，薏苡仁30g，赤茯苓30g，滑石30g（先煎），牡丹皮12g，泽泻12g，通草12g，黄柏12g，苍术180g，黄柏120g，川牛膝60g。萆薢渗湿汤三剂，水煎服。日一剂，早晚分服；三妙丸面糊为丸，每服10～15g，空腹，姜、盐汤下。

西医治疗原则及方法：①全身治疗：抗组胺类药物、镇静剂、非特异性脱敏疗法、普鲁卡因静脉注射。②局部治疗：宜用药湿敷，如醋酸铅、3%硼酸溶液、高锰酸钾溶液等。

30.（2016）张某，男，64岁，退休工人。2016年2月18日初诊。

患者慢性肾小球肾炎病史5年，尿量减少，双下肢浮肿半月。现症：小便短少，胸闷纳呆，口有尿味，双下肢浮肿。

查体：T：36.3℃，P：84次/分，R：20次/分，BP：160/95mmHg。神志清，贫血貌，双下肢凹陷性水肿。舌淡，苔白腻，泳滑。

辅助检查：尿常规：蛋白（＋＋），红细胞25～30个/高倍视野，透明管型3～5个/高倍视野。血常规：红细胞$2.8×10^{12}$/L，血红蛋白72g/L；肾功能：血肌酐540μmol/L，尿素氮20.9mmol/L，双肾彩超：双肾萎缩，皮、髓质界限不清，回声增强。

要求：根据上述摘要，在答题卡上完成书面分析。

【参考答案】

中医疾病诊断：肾劳。

中医证候诊断：湿浊证。

西医诊断：慢性肾衰竭。

西医诊断依据：①患者慢性肾小球肾炎病史5年。②尿量减少，双下肢浮肿。③出现蛋白尿、血尿、管型尿、贫血。肾功能：血肌酐540μmol/L，尿素氮20.9mmol/L。双肾彩超：双肾萎缩，皮、髓质界限不清，回声增强。

中医治法：和中降逆，化湿泄浊。

方剂：小半夏加茯苓汤加减。

药物组成、剂量及煎服法：半夏15g，生姜24g，茯苓10g。三剂，水煎服。日一剂，早晚分服。

西医治疗原则及方法：（1）饮食治疗：优质低蛋白、富含维生素饮食；低蛋白饮食加必需氨基酸或 α–酮酸治疗。（2）药物治疗：①纠正酸中毒和水、电解质紊乱。②高血压的治疗：ACEI、血管紧张素Ⅱ受体拮抗剂、钙通道拮抗剂、醛固酮受体阻断剂。③贫血的治疗。④防治感染：抗生素。

31.（2016）于某，女，48岁，干部。2016年4月8日初诊。

患者于两年前双手遇热后突发剧烈瘙痒，此后遇热或肥皂水烫洗后则双手皮肤局部剧烈瘙痒反复发作，时轻时重。现症：口干不欲饮，纳差，腹胀。月经史无异常。

查体：皮损色暗，粗糙肥厚，境界清楚，对称分布。舌质淡，苔白，脉弦细。

要求：根据上述摘要，在答题卡上完成书面分析。

【参考答案】

中医疾病诊断：湿疮。

中医证候诊断：血虚风燥证。

西医诊断：湿疹。

西医诊断依据：①遇热或肥皂水烫洗后则双手皮肤局部剧烈瘙痒。②皮损色暗，粗糙肥厚，境界清楚，对称分布。

中医治法：养血润肤，祛风止痒。

方剂：当归饮子加减。

药物组成、剂量及煎服法：当归9g，白芍9g，川芎9g，生地黄9g，白蒺藜9g，防风9g，荆芥穗9g，何首乌5g，黄芪5g，甘草3g。三剂，水煎服。日一剂，早晚分服。

西医治疗原则及方法：①全身治疗：抗组胺类药物、镇静剂、非特异性脱敏疗法、普鲁卡因静脉注射。②局部治疗：干燥疗法，如用炉甘石洗剂或粉剂外搽。

32.（2016）赵某，男，51岁，已婚，工人。2015年6月7日初诊。

患者周身乏力2年，加重1周来诊。既往慢性肾炎病史9年。现症：周身乏力，畏寒肢冷，口干欲饮，腰膝酸软，大便稀溏，小便黄赤。

查体：T：36.5℃，P：95次/分，R：18次/分，BP：160/95mmHg。面色无华，双下肢指压痕阳性。舌胖润有齿痕，舌苔白，脉沉细。

辅助检查：血常规：血红蛋白96g/L，白细胞计数 4.7×10^9/L。尿常规：尿蛋白（+），红细胞8~10个/高倍视野，颗粒管型0~3个/高倍视野。肾功能：尿素氮26.2mmol/L，血肌酐420μmol/L。肝功能：血清白蛋白32g/L。

要求：根据上述摘要，在答题卡上完成书面分析。

【参考答案】

中医疾病诊断：水肿。

中医证候诊断：脾肾阳虚证。

西医诊断：慢性肾小球肾炎。

西医诊断依据：①患者慢性肾炎病史9年。②双下肢指压痕阳性。③贫血，蛋白尿，血尿，管型尿。肾功能：尿素氮26.2mmol/L，血肌酐420μmol/L。肝功：血清白蛋白32g/L。

中医治法：温补脾肾。

方剂：附子理中丸或济生肾气丸。

药物组成、剂量及煎服法：炮附子9g（先煎），人参9g，白术9g，干姜9g，熟地黄15g，山茱萸30g，牡丹皮30g，山药30g；炮附子15g（先煎），白茯苓30g，泽泻30g，山茱萸30g，山药30g，车前子30g（包煎），牡丹皮30g，肉桂15g，川牛膝15g，熟地黄15g。附子理中丸每服一丸，以水一盏，化开，煎至七分，稍热服之，空心食前；济生肾气丸每服七十丸，空心米饮送下。

西医治疗原则及方法：①限制食物中蛋白及磷的入量。②控制高血压。③应用血小板解聚药。④糖皮质激素和细胞毒药物。⑤避免对肾脏有害的因素。

33.（2016）张某，女，50岁，已婚，职员。2016年1月12日初诊。

患者9个月前经期淋雨涉水后，连月来出现月经周期紊乱，经期5～20天，经行时间长短不一，经闭3个月后于2016年1月1日骤然而下，淋漓不断，色暗质稠，夹有血块，小腹胀痛，块下则痛减。

查体：T：36.8℃，P：90次/分，R：18次/分，BP：120/80mmHg。舌紫暗，苔薄白，脉涩。

妇科检查：宫颈光滑，宫腔内流出暗红色血，子宫及双侧附件正常。

辅助检查：血常规：血红蛋白93g/L。B超检查：子宫附件未见明显异常。经前子宫内膜诊刮病理提示：子宫内膜简单型增生过长。基础体温呈单相型。

要求：根据上述摘要，在答题卡上完成书面分析。

【参考答案】

中医疾病诊断：崩漏。

中医证候诊断：血瘀证。

西医诊断：功能失调性子宫出血。

西医诊断依据：①淋雨后月经周期紊乱，经期延长，经行时间长短不一，不规则子宫出血。②妇科检查：宫颈光滑，宫腔内流出暗红色血，子宫及双侧附件正常。③贫血。经前子宫内膜诊刮病理提示：子宫内膜简单型增生过长。基础体温呈单相型。

中医治法：活血化瘀，止血调经。

方剂：桃红四物汤合失笑散。

药物组成、剂量及煎服法：桃仁9g，红花6g，当归9g，川芎6g，白芍药9g，熟地黄15g，五灵脂6g（包煎），蒲黄6g（包煎）。三剂，水煎服。日一剂，早晚分服。

西医治疗原则及方法：（1）治疗原则：排卵型功血治以促进黄体功能的恢复，青春期及生育期无排卵型功血以止血、调整周期、促排卵为主；绝经过渡期患者以止血、调整周期、减少经量、防止子宫内膜病变为原则。（2）一般治疗：贫血者应补充铁剂、维生素C、蛋白质，严重者需输血。流血时间长者，给予抗生素预防感染。（3）药物治疗：①止血：性激素联合用药，雌激素，孕激素，雄激素等。②调整月经周期：雌、孕激素序贯法，雌、孕激素联合法，后半周期疗法，宫内孕激素释放系统。③促进排卵：氯米芬，促性腺激素，促性腺激素释放激素。（4）手术治疗。

34.（2016）赵某，男，45岁，已婚，个体。2015年8月5日初诊。

患者双下肢间断浮肿2年，尿常规检查蛋白尿，24小时尿蛋白定量1.2g。间断治疗未见明显改善。近1周因劳累症状加重，平素喜食辣厚味。现症：面浮肢肿，身热汗出，口干不欲饮，胸脘痞闷，腹部胀痛，纳食不香，尿黄短少，便溏不爽。

查体：T：36.5℃，P：95次/分，R：18次/分，BP：160/100mmHg。颜面及肢体水肿，舌红，苔黄腻。脉滑数。

辅助检查：血常规：血红蛋白105g/L，白细胞计数4.5×10⁹/L。尿常规：尿蛋白（＋＋），红细胞8～10个/高倍视野，颗粒管型1～2个/高倍视野。肾功能：尿素氮6.5mmol/L，肌酐114μmol/L。

要求：根据上述摘要，在答题卡上完成书面分析。

【参考答案】

中医疾病诊断：水肿。

中医证候诊断：湿热证。

西医诊断：慢性肾小球肾炎。

西医诊断依据：①劳累致症状加重，平素喜食辣厚味。②颜面及肢体水肿，蛋白尿，血尿，管型尿。肾功能：尿素氮6.5mmol/L，肌酐114μmol/L。

中医治法：清热利湿。

方剂：三仁汤加减。

药物组成、剂量及煎服法：杏仁15g，飞滑石18g（先煎），白通草6g，白蔻仁6g，竹叶6g，厚朴6g，生薏苡仁18g，半夏15g。三剂，水煎服。日一剂，早晚分服。

西医治疗原则及方法：①限制食物中蛋白及磷的入量。②控制高血压。③应用血小板解聚药。④糖皮质激素和细胞毒药物。⑤避免对肾脏有害的因素。

35.（2016、2013）许某，女，46岁，已婚，教师。2015年10月22日初诊。

患者既往月经正常，2年前从外地移居本地后月经紊乱，周期20～90天，经期5～20天。经量多。末次月经：2015年10月15日，量多，色深红，质黏稠，口渴燥热，小便黄，大便干结。

查体：T：36.6℃，P：72次/分，R：18次/分，BP：110/78mmHg。舌红，苔黄，脉洪数。

辅助检查：血常规：血红蛋白112g/L。B超检查：子宫附件未见明显异常。经前子宫内膜诊刮病理提示：子宫内膜简单型增生过长。基础体温呈单相型。

要求：根据上述摘要，在答题卡上完成书面分析。

【参考答案】

中医疾病诊断：崩漏。

中医证候诊断：血热（实热）证。

西医诊断：功能失调性子宫出血。

西医诊断依据：①月经紊乱，周期不规则，经期延长，经量过多。②B超检查：子宫附件未见明显异常。经前子宫内膜诊刮病理提示：子宫内膜简单型增生过长。基础体温呈单相型。

中医治法：清热凉血，止血调经。

方剂：清热固经汤。

药物组成、剂量及煎服法：炙龟板24g（先煎），牡蛎粉15g（包煎），清阿胶15g（陈酒炖冲），生地15g，地骨皮15g，焦山栀12g，生黄芩9g，地榆15g，陈棕炭9g，生藕节15g，生甘草3g。三剂，水煎服。日一剂，早晚分服。

西医治疗原则及方法：（1）治疗原则：排卵型功血治以促进黄体功能的恢复，青春期及生育期无排卵型功血以止血、调整周期、促排卵为主；绝经过渡期患者以止血、调整周期、减少经量、防止子宫内膜病变为原则。（2）一般治疗：贫血者应补充铁剂、维生素C、蛋白质，严重者需输血。流血时间长者，给予抗生素预防感染。（3）药物治疗：①止血：性激素联合用药，雌激素，孕激素，雄激素等。②调整月经周期：雌、孕激素序贯法，雌、孕激素联合法，后半周期疗法，宫内孕激素释放系统。③促进排卵：氯米芬，促性腺激素，促性腺激素释放激素。（4）手术治疗。

36.（2016、2015、2014）焦某，女，38岁，已婚，工人。2016年3月12日初诊。

患者1周前因连续加班，出现尿急，尿痛，尿频，小腹及腰部疼痛。现症：小便频数，灼热刺痛，色黄赤，小腹拘急胀痛，口苦，大便秘结。

查体：T：38.9℃，P：98次/分，R：18次/分，BP：120/80mmHg。双肾区叩痛（+）。舌质红，苔薄黄腻，脉滑数。

辅助检查：血常规：白细胞12×10^9/L，中性粒细胞75%。尿常规：白细胞15～30个/高倍视野，红细胞5～10个/高倍视野，尿蛋白（+）。尿培养：菌落计数≥10^5/mL。

要求：根据上述摘要，在答题卡上完成书面分析。

【参考答案】

中医疾病诊断：淋证。

中医证候诊断：膀胱湿热证。

西医诊断：尿路感染。

西医诊断依据：①尿急，尿痛，尿频，小腹及腰部疼痛。②高热，双肾区叩痛（+）。③白细胞、中性粒细胞增加。尿常规：白细胞15～30个/高倍视野，红细胞5～10个/高倍视野，尿蛋白（+）。尿培养：菌落计数≥10^5/mL。

中医治法：清热利湿通淋。

方剂：八正散加减。

药物组成、剂量及煎服法：车前子9g（包煎），瞿麦9g，萹蓄9g，滑石9g（先煎），山栀子仁9g，甘草9g，木通9g，大黄9g。三剂，水煎服。日一剂，早晚分服。

西医治疗原则及方法：①一般治疗：休息，多饮水，勤排尿。②碱化尿液。③抗菌治疗。

37.（2016）陈某，女，19岁，未婚，学生。2016年1月14日初诊。

13岁月经初潮，初潮后月经2月一行，经期6天，1年前高考后出现月经紊乱，周期20～90天，经期7～20天，经量多，末次月经：2016年1月6日，量多，色淡暗，质清稀，面色晦暗，小腹空坠，腰酸软。

查体：T：36.1℃，P：92次/分，R：22次/分，BP：100/66mmHg。舌淡暗，苔白润，脉沉弱。

辅助检查：血常规：血红蛋白86g/L。B超检查：子宫附件未见明显异常。基础体温呈单相型。

要求：根据上述摘要，在答题卡上完成书面分析。

【参考答案】

中医疾病诊断：崩漏。

中医证候诊断：肾气虚证。

西医诊断：功能失调性子宫出血。

西医诊断依据：①月经紊乱，周期不规则，经期延长，经量多。②贫血。B超检查：子宫附件未见明显异常。基础体温呈单相型。

中医治法：补肾益气，固冲止血。

方剂：加减苁蓉菟丝子丸。

药物组成、剂量及煎服法：当归25g，枸杞子15g，肉苁蓉15g，桑寄生15g，菟丝子15g，覆盆子10g，熟地黄50g，艾叶9g，党参15g，黄芪15g，阿胶9g（烊化），白芍15g，山萸肉15g。每服30～40丸，盐汤送下，早、晚各进一服。

西医治疗原则及方法：（1）治疗原则：排卵型功血治以促进黄体功能的恢复，青春期及生育期无排卵型功血以止血、调整周期、促排卵为主；绝经过渡期患者以止血、调整周期、减少经量、防止子宫内膜病变为原则。（2）一般治疗：贫血者应补充铁剂、维生素C、蛋白质，严重者需输血。流血时间长者，给予抗生素预防感染。（3）药物治疗：①止血：性激素联合用药，雌激素，孕激素，雄激素等。②调整月经周期：雌、孕激素序贯法，雌、孕激素联合法，后半周期疗法，宫内孕激素释放系统。③促进排卵：氯米芬，促性腺激素，促性腺激素释放激素。

38.（2016）郭某，男，27岁，已婚，工人。2016年2月15日初诊。

患者发热伴鼻出血5天。患者一周前出现咽喉疼痛，发热，考虑为上呼吸道感染，口服抗生素，2天后鼻出血不止，乏力气短，遂到医院就诊。现症：壮热，口渴多汗，烦躁，头痛面赤，咽痛，鼻衄，皮下紫癜、瘀斑。

查体：T：39.4℃，P：96 次/分，R：24 次/分，BP：100/80mmHg。皮下瘀斑散布，胸骨压痛，肝脾淋巴结肿大。舌红绛，苔黄，脉大。

辅助检查：血常规：血红蛋白64g/L，白细胞22.4×10⁹/L，原始和幼稚细胞占21%，血小板50×10⁹/L。骨穿：骨髓有核细胞显著增生，原始细胞为27%。

要求：根据上述摘要，在答题卡上完成书面分析。

【参考答案】

中医疾病诊断：血证。

中医证候诊断：热毒炽盛证。

西医诊断：急性白血病。

西医诊断依据：①患者发热伴鼻出血5天。②肝脾淋巴结肿大。③贫血，白细胞增多，血小板减少，原始和幼稚细胞占21%，骨穿示骨髓有核细胞显著增生，原始细胞为27%。

中医治法：清热解毒，凉血止血。

方剂：黄连解毒汤合清营汤加减。

药物组成、剂量及煎服法：黄连9g，黄芩6g，黄柏6g，栀子9g，犀角30g，生地黄15g，元参9g，竹叶心3g，麦冬9g，丹参6g，银花9g，连翘6g。三剂，水煎服。日一剂，早晚分服。

西医治疗原则及方法：①一般治疗：防治感染，纠正贫血，控制出血，防治高尿酸血症肾病，维持营养。②抗白血病治疗：化疗、造血干细胞移植。

39.（2016）宋某，女，25岁，已婚，职员。2015年8月21日初诊。

患者停经2个月，阴道少量出血伴小腹下坠1周。既往子宫肌瘤4年，末次月经为2015年6月21日，停经后无明显不适，近1周少量阴道出血，色暗红，质黏稠，小腹疼痛。

查体：T：36.1℃，P：76 次/分，R：19 次/分，BP：112/80mmHg。舌暗红，苔黄腻，脉弦滑。

辅助检查：B超示：宫内妊娠，胚胎存活，子宫肌瘤（4.2cm×3.6cm）。

要求：根据上述摘要，在答题卡上完成书面分析。

【参考答案】

中医疾病诊断：癥瘕。

中医证候诊断：湿热夹瘀证。

西医诊断：子宫肌瘤。

西医诊断依据：①子宫肌瘤4年。②阴道少量出血伴小腹下坠1周。③B超示宫内妊娠，胚胎存活，子宫肌瘤（4.2cm×3.6cm）。

中医治法：清热利湿，活血消癥。

方剂：清宫消癥汤。

药物组成、剂量及煎服法：半枝莲15g，白花蛇舌草15g，皂角刺9g，夏枯草9g，败酱草9g，石见穿9g，紫草9g，莪术6g，三棱6g，桃仁10g，赤芍10g，丹参10g。三剂，水煎服。日一剂，早晚分服。

西医治疗原则及方法：①药物：雄激素、促性腺激素释放激素类似物、米非司酮。②介入治疗。

40.（2016）徐某，男，48岁，已婚，公务员。2015年3月16日初诊。

患者饮酒，嗜食肥甘厚味，有高血压病史10年，平时血压160/100mmHg，服药不详。上午会议中情绪激动，突然昏仆，口噤目张，气粗息高，口眼㖞斜，肢体不遂，由同事送来急诊。

查体：T：37.0℃，P：98次/分，R：22次/分，BP：190/95mmHg。昏迷，面部潮红，颈软，瞳孔缩小，对光反射存在，心率98次/分，律齐，各瓣膜区未及杂音，两肺呼吸音稍粗，未闻及啰音，肝脾未及，左侧巴宾斯基征（＋）。舌红，苔黄腻，脉弦滑数。

辅助检查：头颅CT示：右侧内囊高密度灶。

要求：根据上述摘要，在答题卡上完成书面分析。

【参考答案】

中医疾病诊断：中风。

中医证候诊断：痰热腑实，风痰上扰证。

西医诊断：脑出血。

西医诊断依据：①患者饮酒，嗜食肥甘厚味，有高血压病史10年。②昏迷，颈软，瞳孔缩小，对光反射存在，左侧巴宾斯基征（＋）。③头颅CT示：右侧内囊高密度灶。

中医治法：通腑泄热，化痰理气。

方剂：星蒌承气汤加减。

药物组成、剂量及煎服法：全瓜蒌10g，胆南星12g，石菖蒲15g，地龙10g，丹参15g，郁金10g，枳壳10g，厚朴10g，大黄3g。三剂，水煎服。日一剂，早晚分服。

西医治疗原则及方法：①组织抢救，保持呼吸通畅；给氧；禁食。②维持水、电解质平衡和营养。③控制高血压。④止血药和凝血药。⑤加强护理，防治并发症。⑥手术治疗。

41.（2016）张某，女，30岁，已婚，职员。2015年12月4日初诊。

患者剖腹产后10天，5天前出现高热恶寒，小腹疼痛拒按，恶露时多时少，色暗紫如败酱，气臭秽，烦躁口渴，尿少色黄，大便燥结。

查体：T：38.9℃，P：106次/分，R：26次/分，BP：112/80mmHg。面色红，痛苦面容，下腹部压痛（阳性）。舌红，苔黄而干，脉数有力。

辅助检查：血常规：白细胞$14.5×10^9$/L，中性粒细胞88%。超声提示：子宫正常，子宫直肠窝可见游离积液（4.2cm×3.9cm）。

要求：根据上述摘要，在答题卡上完成书面分析。

【参考答案】

中医疾病诊断：产后发热。

中医证候诊断：感染邪毒证。

西医诊断：产褥感染。

西医诊断依据：①剖腹产后10天。②高热，小腹疼痛拒按，恶露时多时少，下腹部压痛（阳性）。③血常规：白细胞$14.5×10^9$/L，中性粒细胞88%。超声提示：子宫正常，子宫直肠窝可见游离积液。

中医治法：清热解毒，凉血化瘀。

方剂：五味消毒饮合失笑散加味或解毒活血汤加减。

药物组成、剂量及煎服法：银花30g，野菊花12g，蒲公英12g，紫花地丁12g，紫背天葵子12g，五灵脂6g（包煎），蒲黄6g（包煎）；连翘6g，葛根6g，柴胡9g，当归6g，生地15g，赤芍9g，桃仁24g，红花15g，枳壳3g，甘草6g。三剂，水煎服。日一剂，早晚分服。

西医治疗原则及方法：①支持疗法：加强营养，增强抵抗力，纠正电解质紊乱。②处理感染灶。③应用抗生素。

42.（2016）刘某，女，23岁，未婚，职员。2016年1月24日初诊。

患者12岁月经初潮，周期26～31天，经期5～6天，量中。6月前暴怒后突然月经停闭，精神抑郁，烦躁易怒，胸胁胀满，少腹胀痛拒按。

查体：T：36.4℃，P：76次/分，R：18次/分，BP：112/80mmHg。营养良好，第二性征正常。舌边紫暗有瘀点，脉沉弦而涩。

辅助检查：内分泌六项：正常；超声提示：子宫及双侧附件正常。尿妊娠实验：阴性。

要求：根据上述摘要，在答题卡上完成书面分析。

【参考答案】

中医疾病诊断：闭经。

中医证候诊断：气滞血瘀证。

西医诊断：闭经。

西医诊断依据：①12岁月经初潮，6月前月经停闭。②内分泌六项：正常；超声提示：子宫及双侧附件正常。尿妊娠实验：阴性。

中医治法：理气活血，祛瘀通经。

方剂：血府逐瘀汤。

药物组成、剂量及煎服法：桃仁12g，红花9g，当归9g，生地9g，川芎4.5g，赤芍6g，牛膝9g，桔梗4.5g，柴胡3g，枳壳6g，甘草6g。三剂，水煎服。日一剂，早晚分服。

西医治疗原则及方法：①保持心情愉快，注意休息，提高机体体质，供给足够营养，保持标准体重。②激素治疗，促排卵，溴隐亭，其他激素治疗。

43.（2016）陈某，男，72岁。2015年5月23日初诊。

患者3年前无明显原因出现手指震颤，安静休息时明显，运动时减轻。近两年症状加重，伴肢体僵直，行动缓慢。现症：肢体震颤，四肢拘挛，动作不利，胸胁满闷，痰涎增多，舌体胖，苔白腻，脉弦滑。

查体：T：36.4℃，P：80次/分，R：16次/分，BP：120/80mmHg。反应迟钝，慌张步态，面具脸，肌强直。

辅助检查：头颅CT、MRI无异常。

要求：根据上述摘要，在答题卡上完成书面分析。

【参考答案】

中医疾病诊断：颤证。

中医证候诊断：风痰阻络证。

西医诊断：帕金森病。

西医诊断依据：①手指震颤，肢体僵直，行动缓慢。反应迟钝，慌张步态，面具脸，肌强直。②头颅CT、MRI无异常。

中医治法：行气化痰，息风通络。

方剂：导痰汤加减。

药物组成、剂量及煎服法：半夏12g，天南星3g，枳实3g，橘红3g，赤茯苓3g。三剂，水煎服。日一剂，早晚分服。

西医治疗原则及方法：①药物治疗：复方左旋多巴、DR激动剂等。用药宜从小剂量开始逐渐加量，同时强调个体化。②手术治疗。

44.（2016）石某，女，48岁，已婚，职员。2015年9月29日初诊。

患者既往月经基本正常，喜食冷饮，近半年来自觉腹部积块，小腹冷痛喜温，月经渐渐后期，量少色暗，有血块，持续9天干净，末次月经：2015年9月17日。带下量多，色白清稀，四肢不温，大便不坚。

查体：T：36.4℃，P：76次/分，R：18次/分，BP：112/80mmHg。营养良好，舌淡紫，苔薄白而润，脉沉紧。

妇科检查：子宫体：增大如孕2月，表面不规则，可触及多个结节，质硬。

辅助检查：超声提示：子宫增大，肌壁间数个大小不等的结节，周界清，回声均匀，双侧附件正常。

要求：根据上述摘要，在答题卡上完成书面分析。

【参考答案】

中医疾病诊断：癥瘕。

中医证候诊断：寒湿凝滞证。

西医诊断：子宫肌瘤。

西医诊断依据：①腹部积块，月经异常。②子宫体：增大如孕2月，表面不规则，可触及多个结节，质硬。超声提示：子宫增大，肌壁间数个大小不等的结节，周界清，回声均匀，双侧附件正常。

中医治法：温经散寒，活血消癥。

方剂：少腹逐瘀汤。

药物组成、剂量及煎服法：小茴香1.5g，干姜3g，元胡3g，没药6g，当归9g，川芎6g，官桂3g，赤芍6g，蒲黄9g（包煎），五灵脂6g（包煎）。三剂，水煎服。日一剂，早晚分服。

西医治疗原则及方法：①药物：雄激素、促性腺激素释放激素类似物、米非司酮。②介入治疗。

45.（2016、2015、2013）辛某，男，60岁，已婚，经理。2015年3月11日初诊。

患者高血压史二十余年，近5年稍劳则感心悸、气急，甚则夜间不能平卧。近日饮食稍减，上述症状突然加重来诊。现症：心悸不宁，胸闷气短，夜间不得平卧，伴阵咳，呼吸急促，咳吐泡沫痰，面肢浮肿，脘痞腹胀，形寒肢冷，小便短少，大便溏泻。

查体：T：36.8℃，P：120次/分，R：24次/分，BP：130/70mmHg。端坐呼吸，两肺底细湿啰音，心浊音界向左下扩大，心率120次/分，律齐。舌暗淡，舌苔白滑，脉细数无力。

辅助检查：心电图示：窦性心动过速，T波低平。X线胸片示：心影增大，两肺淤血征象。

要求：根据上述摘要，在答题卡上完成书面分析。

【参考答案】

中医疾病诊断：心悸。

中医证候诊断：阴虚饮停证。

西医诊断：心力衰竭（慢性心力衰竭）。

西医诊断依据：①患者高血压史二十余年。②心悸、气急，夜间不能平卧。端坐呼吸，两肺底细湿啰音，心浊音界向左下扩大，心率120次/分。③心电图示：窦性心动过速，T波低平。X线胸片示：心影增大，两肺淤血征象。

中医治法：益气温阳，蠲饮平喘。

方剂：真武汤加减。

药物组成、剂量及煎服法：茯苓9g，芍药9g，白术6g，生姜9g，附子9g（先煎）。三剂，水煎服。日一剂，早晚分服。

西医治疗原则及方法：①一般治疗：控制高血压，改善生活方式。②药物治疗：抑制神经内分泌激活：ACEI、β受体阻滞剂；改善血流动力学：利尿剂、地高辛。③非药物治疗：心脏再同步化治疗等。

46.（2016）张某，女，29岁，已婚，职员。2015年7月14日初诊。

患者 13 天前行剖腹产手术，9 天前出现高热，经治疗后 6 天前出现乍寒乍热，小腹疼痛拒按，恶露少，色暗有块，伴左下肢持续性疼痛。

查体：T：38.3℃，P：96 次/分，R：24 次/分，BP：112/80mmHg。痛苦面容，下腹部压痛（阳性），左下肢局部压痛（阳性），可触及硬索状。舌紫暗，有瘀点，脉弦涩有力。

辅助检查：血常规：白细胞 10.5×10^9/L，中性粒细胞 86%。超声提示：子宫正常，左下肢静脉内可见异常回声（考虑血栓可能）。

要求：根据上述摘要，在答题卡上完成书面分析。

【参考答案】

中医疾病诊断：产后发热。

中医证候诊断：血瘀证。

西医诊断：产褥感染。

西医诊断依据：①患者有剖腹产手术史。②高热，小腹疼痛，恶露少，色暗有块。下腹部压痛（阳性），左下肢局部压痛（阳性），可触及硬索状。③超声提示：子宫正常，左下肢静脉内可见异常回声（考虑血栓可能）。

中医治法：活血祛瘀，和营退热。

方剂：生化汤。

药物组成、剂量及煎服法：全当归 24g，川芎 9g，桃仁 6g，干姜 2g，甘草 2g。三剂，水煎服。日一剂，早晚分服。

西医治疗原则及方法：①支持疗法：加强营养，增强抵抗力，纠正电解质紊乱。②处理感染灶。③应用抗生素。

47.（2016）赵某，男，62 岁，已婚，农民。2015 年 6 月 12 日初诊。

患者既往有冠心病史二十余年，今日活动后突然感到心悸，伴胸闷，出冷汗，现症：心悸不安，胸闷不舒，胸中剧痛时作。

查体：BP：150/90mmHg，心率 100 次/分，心音低钝，闻及早搏 3～4 次/分钟，各瓣膜听诊区未闻及病理性杂音，唇甲青紫，舌质紫暗，脉促。

辅助检查：心电图示：提早出现宽大、畸形 QRS 波形。

要求：根据上述摘要，在答题卡上完成书面分析。

【参考答案】

中医疾病诊断：心悸。

中医证候诊断：心脉瘀阻证。

西医诊断：心律失常（室性期前收缩）。

西医诊断依据：①既往有冠心病史。②心悸，胸闷，出冷汗。听诊闻及早搏，各瓣膜听诊区未闻及病理性杂音。③心电图示：提早出现宽大、畸形 QRS 波形。

中医治法：活血化瘀，理气通络。

方剂：桃仁红花煎加减。

药物组成、剂量及煎服法：红花6g，当归6g，桃仁9g，香附6g，延胡索6g，赤芍6g，川芎6g，乳香3g，丹参12g，青皮6g，生地12g。三剂，水煎服。日一剂，早晚分服。

西医治疗原则及方法：①注意休息。②抗心律失常药物：美西律、普罗帕酮、β受体阻滞剂。③非药物治疗：外科手术治疗。

48.（2016）朱某，男，8岁。2015年3月23日初诊。

患者1周来乏力，纳呆，低热，近2天感双侧耳下及颌下漫肿疼痛，触之痛甚，张口和咀嚼困难。2周前班内有多名学生有类似症状。

查体：T：37.9℃，P：100次/分，R：19次/分。双侧颊部可见以耳垂为中心的局部肿胀，边缘不清，表面皮肤不红，有触痛，浅表淋巴结无肿大，咽部轻度充血，双扁桃体无肿大，口腔第2白齿处颊黏膜可见腮腺口红肿，挤压颊部后未见液体流出。心率100次/分，律齐，两肺呼吸音清，腹平软，无压痛。舌红，苔薄黄，脉浮数。

辅助检查：血常规：白细胞$4.5×10^9$/L，中性粒细胞40%，淋巴细胞52%。血、尿淀粉酶轻度升高。

要求：根据上述摘要，在答题卡上完成书面分析。

【参考答案】

中医疾病诊断：痄腮。

中医证候诊断：邪犯少阳证。

西医诊断：流行性腮腺炎。

西医诊断依据：①乏力，纳呆，低热，双侧耳下及颌下漫肿疼痛，触之痛甚，张口和咀嚼困难。2周前班内有多名学生有类似症状。②口腔第2白齿处颊黏膜可见腮腺口红肿，挤压颊部后未见液体流出。③血常规：白细胞$4.5×10^9$/L，中性粒细胞40%，淋巴细胞52%。血、尿淀粉酶轻度升高。

中医治法：疏风清热，散结消肿。

方剂：柴胡葛根汤加减。

药物组成、剂量及煎服法：柴胡3g，天花粉3g，干葛3g，黄芩3g，桔梗3g，连翘3g，牛蒡子3g，石膏3g（先煎），甘草2g，升麻1g。三剂，水煎服。日一剂，早晚分服。

西医治疗原则及方法：①注意休息。②物理降温或使用解热药。

49.（2016）方某，男，55岁，已婚，干部。2015年12月7日初诊。

患者糖尿病五年，三年前间歇出现头痛，测血压增高，最高达160/96mmHg。现症：头痛，痛有定处，固定不移。头晕阵作，心前区痛，偏身麻木。

查体：T：36.5℃，P：75次/分，R：16次/分，BP：165/95mmHg。神清，口唇发绀，心率75次/分，律齐，各瓣膜区未闻及杂音，两肺呼吸音清，腹软，舌紫，脉弦细涩。

辅助检查：心电图示：窦性心律，左室高电压。尿常规：未见异常。

要求：根据上述摘要，在答题卡上完成书面分析。

【参考答案】

中医疾病诊断：头痛。

中医证候诊断：瘀血内停证。

西医诊断：高血压病。

西医诊断依据：①头痛，BP 165/95mmHg。②各瓣膜区未闻及杂音，两肺呼吸音清，腹软。③心电图示窦性心律，左室高电压。尿常规未见异常。

中医治法：活血化瘀。

方剂：血府逐瘀汤加减。

药物组成、剂量及煎服法：桃仁12g，红花9g，当归9g，生地9g，川芎4.5g，赤芍6g，牛膝9g，桔梗4.5g，柴胡3g，枳壳6g，甘草6g。三剂，水煎服。日一剂，早晚分服。

西医治疗原则及方法：①治疗原则：改善生活行为；注意降压药物治疗的时机；控制血压至140/90mmHg以下。②降压药物：利尿剂（氢氯噻嗪和氯噻酮）、钙通道阻滞剂（硝苯地平、维拉帕米）。

50.（2016、2015）刘某，男，8岁。2015年7月18日初诊。

患儿今晨起在室外玩耍汗出后，进入空调室内纳凉，并喝冰镇冷饮1瓶，1小时后，脐周痛甚，肠鸣，恶心，大便初干后稀，呈水样夹有泡沫便，下午来院就诊。现症：大便清稀，无脓血，伴发热，头痛，流清涕，小便正常。

查体：T：37.8℃，P：90次/分，R：20次/分。神志清，皮肤弹性可，心肺未闻及杂音。剑突下及脐周压痛，麦氏点压痛（－）。舌质淡，苔薄白，脉浮紧。

辅助检查：血常规：白细胞7.9×10⁹/L，中性粒细胞71%，淋巴细胞27%。红细胞2～3个/高倍视野，脂肪球（＋＋）。

要求：根据上述摘要，在答题卡上完成书面分析。

【参考答案】

中医疾病诊断：小儿泄泻。

中医证候诊断：风寒泻。

西医诊断：小儿腹泻。

西医诊断依据：①患儿受凉、饮冷后脐周痛甚，肠鸣，恶心，大便初干后稀，呈水样夹有泡沫便。剑突下及脐周压痛，麦氏点压痛（－）。②血常规：白细胞7.9×10⁹/L，中性粒细胞71%，淋巴细胞27%。红细胞2～3个/高倍视野，脂肪球（＋＋）。

中医治法：疏风散寒，化湿和中。

方剂：藿香正气散加减。

药物组成、剂量及煎服法：大腹皮3g，白芷3g，紫苏3g，茯苓3g，半夏曲6g，白术6g，陈皮6g，厚朴6g，苦桔梗6g，藿香9g，甘草6g。三剂，水煎服。日一剂，早晚分服。

西医治疗原则及方法：①饮食疗法：半流质易消化饮食。②及时补液，纠正水、电解质紊乱及酸碱失衡。③药物治疗：选用微生态制剂和肠黏膜保护剂、补锌。

51.（2016）刘某，男，56岁，已婚，外企经理。2015年4月18日初诊。

患者近日饱餐后突然感到剧烈胸骨后疼痛，向左肩部放射，有濒死感。伴恶心、呕吐、上腹胀痛。舌下含服硝酸甘油后，胸痛一直不缓解，救护车送来就诊。现症：胸痛，憋气，四肢厥逆，大汗淋漓，面色苍白，口唇发绀，手足青至节，虚烦不安。

查体：血压80/50mmHg，烦躁不安，面色苍白，皮肤湿冷，大汗淋漓。心律不齐，心音低钝，各瓣膜听诊区未闻及病理性杂音。舌质青紫，脉微欲绝。

辅助检查：血常规：白细胞10.9×10^9/L，中性粒细胞75%。心电图：$V_3 \sim V_5$导联见病理Q波，S－T段弓背向上抬高。肌钙蛋白Ⅰ升高。

要求：根据上述摘要，在答题卡上完成书面分析。

【参考答案】

中医疾病诊断：真心痛。

中医证候诊断：心阳欲脱证。

西医诊断：冠状动脉粥样硬化性心脏病（心肌梗死）。

西医诊断依据：①胸骨后剧痛，向左肩部放射，有濒死感。伴恶心、呕吐、上腹胀痛。舌下含服硝酸甘油不能缓解。②低血压，休克，心律不齐，心音低钝，各瓣膜听诊区未闻及病理性杂音。③心电图：$V_3 \sim V_5$导联见病理Q波，S－T段弓背向上抬高。肌钙蛋白Ⅰ升高。

中医治法：回阳救逆，益气固脱。

方剂：参附龙牡汤加减。

药物组成、剂量及煎服法：人参12g，附子9g（先煎），龙骨30g（先煎），牡蛎30g（先煎），生姜9g，大枣1枚。三剂，水煎服。日一剂，早晚分服。

西医治疗原则及方法：①监护和一般治疗：卧床休息，给氧，检测心电图、血压、血氧饱和度，缓解疼痛。②心肌再灌注治疗：溶栓疗法、介入治疗、消除心律失常、控制休克、治疗心力衰竭。

52.（2016）患儿，女，7岁。2015年10月2日初诊。

患儿素体消瘦，7天前无明显诱因出现发热，体温在38.5℃左右，咳嗽、气促，用抗生素等治疗5天后，症状缓解，现症：低热，干咳少痰，五心烦热。

查体：T：37.6℃，P：115次/分，R：30次/分。面色潮红，肺部闻及呼吸音粗糙。舌红少津，舌苔少，脉细数。

辅助检查：血常规：白细胞11.6×10^9/L，中性粒细胞73%。X线检查：两肺下野可见点状肺实质浸润阴影。

要求：根据上述摘要，在答题卡上完成书面分析。

【参考答案】

中医疾病诊断：肺炎喘嗽。

中医证候诊断：阴虚肺热证。

西医诊断：小儿肺炎。

西医诊断依据：①发热、咳嗽、气促，用抗生素治疗后症状缓解。②肺部闻及呼吸音粗糙。③白细胞总数和中性粒细胞增高。X线检查：两肺下野可见点状肺实质浸润阴影。

中医治法：养阴清肺，润肺止咳。

方剂：沙参麦冬汤加减。

药物组成、剂量及煎服法：沙参9g，玉竹6g，生甘草3g，冬桑叶4.5g，麦冬9g，生扁豆4.5g，花粉4.5g。三剂，水煎服。日一剂，早晚分服。

西医治疗原则及方法：①一般治疗：注意休息，清淡饮食。②病因治疗：抗生素。③对症治疗：保持呼吸道通畅、减慢心率等。

53.（2016）古某，男，48岁。2016年2月28日初诊。

患者1周前与人争执后出现胸闷不适。近日夜间每因胸痛而醒，胸痛较剧，呈刺痛，持续10分钟左右，舌下含服硝酸甘油可缓解。现症：胸痛较剧，如刺如绞，痛有定处，入夜加重，伴有胸闷。有吸烟史10年，既往有"血脂异常症"3年。

查体：T：36.8℃，P：78次/分，R：18次/分，心界不大，心率78次/分，律齐，各瓣膜区未闻及杂音。舌质紫暗，舌下络脉青紫迂曲，脉弦涩。

辅助检查：心电图示：窦性心律，$V_1 \sim V_4$导联S-T段压低0.1mV，T波低平。肌钙蛋白I（-）。

要求：根据上述摘要，在答题卡上完成书面分析。

【参考答案】

中医疾病诊断：胸痹。

中医证候诊断：心血瘀阻证。

西医诊断：冠状动脉粥样硬化性心脏病（心绞痛）。

西医诊断依据：①患者有血脂异常、吸烟病史。②情绪激动后胸闷不适。胸痛较剧，呈刺痛，持续10分钟左右，舌下含服硝酸甘油可缓解。各瓣膜区未闻及杂音。③心电图示：窦性心律，$V_1 \sim V_4$导联S-T段压低0.1mV，T波低平。肌钙蛋白I（-）。

中医治法：活血化瘀，通脉止痛。

方剂：血府逐瘀汤加减。

药物组成、剂量及煎服法：桃仁12g，红花9g，当归9g，生地9g，川芎4.5g，赤芍6g，牛膝9g，桔梗4.5g，柴胡3g，枳壳6g，甘草6g。三剂，水煎服。日一剂，早晚分服。

西医治疗原则及方法：（1）发作时的治疗：①休息。②药物治疗：硝酸甘油、硝酸异山梨酯舌下含化。（2）缓解期的治疗：①β受体阻滞剂（美托洛尔、比索洛尔）、硝酸酯制剂（硝酸异山梨酯、5－单硝酸异山梨酯）、钙通道阻滞剂（维拉帕米、硝苯地平、地尔硫䓬）、曲美他嗪、应用调脂药和抗血小板药。

54. （2016、2013）患儿，女，4岁。2015年11月5日初诊。

患儿2周前出现腹泻，每日十余次，呈稀水样泻，自服止泻药，症状略有缓解，现症：腹泻，每日3～4次，大便清稀，完谷不化，睡时露睛，畏寒，四肢欠温，小便正常。

查体：T：36.5℃，P：110次/分，R：35次/分。精神略差，面色㿠白，皮肤弹性可，心肺腹未见异常，舌淡，苔白，脉细弱。

辅助检查：血常规：白细胞7.9×10^9/L，中性粒细胞55%，大便常规正常。

要求：根据上述摘要，在答题卡上完成书面分析。

【参考答案】

中医疾病诊断：小儿泄泻。

中医证候诊断：脾肾阳虚泻。

西医诊断：小儿腹泻。

西医诊断依据：①腹泻，每日十余次，呈稀水样泻，服止泻药后略有缓解。②皮肤弹性可，心肺腹未见异常。③血常规：白细胞7.9×10^9/L，中性粒细胞55%，大便常规正常。

中医治法：温补脾肾，固涩止泻。

方剂：附子理中汤合四神丸加减。

药物组成、剂量及煎服法：炮附子9g（先煎），人参9g，干姜9g，白术9g，肉豆蔻6g，补骨脂12g，五味子6g，吴茱萸3g，生姜6g，大枣10枚。三剂，水煎服。日一剂，早晚分服。

西医治疗原则及方法：①饮食疗法：半流质易消化饮食。②及时补液，纠正水、电解质紊乱及酸碱失衡。③药物治疗：选用微生态制剂和肠黏膜保护剂、补锌。

55. （2016、2013）李某，男，66岁，已婚，干部。2016年3月1日初诊。

患者近2年来经常出现胃脘疼痛，初发时表现为胀痛，部位不固定，未予重视，后逐步呈针刺样痛，固定于剑突下，伴有泛酸，嗳气，服用法莫替丁疼痛可缓解，但病情反复。近3天来症状加重，遂来就诊。现症：胃痛如刺，痛处固定，汗出。

查体：T：37.0℃，P：67次/分，R：16次/分，BP：120/70mmHg。腹平软，剑突下有压痛，无反跳痛及肌紧张，肝脾肋下未及，未触及包块。移动性浊音（－）。舌质紫暗，脉湿。

辅助检查：胃镜：胃窦部见1.5cm×1.5cm溃疡，幽门螺杆菌（＋）。腹部B超：肝胆胰脾未见异常。

要求：根据上述摘要，在答题卡上完成书面分析。

【参考答案】

中医疾病诊断：胃脘痛。

中医证候诊断：胃络瘀阻证。

西医诊断：消化性溃疡。

西医诊断依据：①胃脘胀痛，部位不固定，后逐步呈针刺样痛，固定于剑突下，伴有泛酸，嗳气，服用法莫替丁疼痛可缓解。②剑突下有压痛，无反跳痛及肌紧张，肝脾肋下未及，未触及包块。移动性浊音（－）。③胃镜：胃窦部见 1.5cm×1.5cm 溃疡，幽门螺杆菌（＋）。

中医治法：活血化瘀，通络和胃。

方剂：活络效灵丹合丹参饮加减。

药物组成、剂量及煎服法：当归15g，丹参15g，乳香15g，没药15g，檀香3g，砂仁3g（后下）。三剂，水煎服。日一剂，早晚分服。

西医治疗原则及方法：①一般治疗：注意饮食和休息，避免服用对胃肠黏膜有损害的药物。②根除幽门螺杆菌：三联疗法、四联疗法。③抗酸药物治疗：H_2受体拮抗剂、质子泵抑制剂。④保护胃黏膜。

56.（2016）陈某，男，8岁。2014年9月12日初诊。

患儿2周前感冒发热，咽痛，自服感冒药后热退，近2天出现双下肢瘀点瘀斑，伴下肢关节肿痛，活动受限，大便略干，小便黄。

查体：T：36.7℃，P：86次/分，R：24次/分。双下肢及臀部皮肤瘀点瘀斑，对称分布，色泽鲜红，大小不一，压之不褪色，咽充血，心肺未见异常，腹软，无压痛，双膝关节、踝关节肿胀，屈伸不利。舌质红，苔黄腻，脉滑数。

辅助检查：血常规：白细胞 $8.6×10^9$/L，中性粒细胞65%，淋巴细胞33%。血红蛋白124g/L，血小板 $205×10^9$/L；尿常规（－），大便常规（－）。

要求：根据上述摘要，在答题卡上完成书面分析。

【参考答案】

中医疾病诊断：紫斑。

中医证候诊断：湿热痹阻证。

西医诊断：过敏性紫癜。

西医诊断依据：①2周前感冒发热，咽痛。②双下肢及臀部皮肤瘀点瘀斑，压之不褪色，咽充血，双膝关节、踝关节肿胀。③血常规：白细胞 $8.6×10^9$/L，中性粒细胞65%，淋巴细胞33%。血红蛋白124g/L，血小板 $205×10^9$/L；尿常规（－），大便常规（－）。

中医治法：清热利湿，通络止痛。

方剂：四妙丸加减。

药物组成、剂量及煎服法：苍术240g，牛膝240g，黄柏240g，薏苡仁240g。水泛为丸，每服6～9g，温开水送下。

西医治疗原则及方法：①对症治疗。②肾上腺皮质激素与免疫抑制剂：应用泼尼松，或甲基泼尼松龙。③抗凝治疗：阿司匹林、潘生丁。

57.（2016）苏某，男，35岁，已婚，医生。2015年11月6日初诊。

患者1年来上腹疼痛反复发作，疼痛多在餐后出现，常因情志不遂而加重。今日因生气后胃脘胀痛，痛引两胁，嗳气，泛酸，口苦，故来就诊。

查体：T：36.9℃，P：73次/分，R：18次/分，BP：110/70mmHg。剑突下压痛，腹平软无包块，无肌紧张及反跳痛，墨菲征（－），肝脾肋下未及。舌淡红，苔薄白，脉弦。

辅助检查：胃镜示：胃窦小弯处有一0.5cm×0.6cm溃疡，基底光滑，边缘锐利，周围黏膜充血，水肿。幽门螺杆菌（＋）。

要求：根据上述摘要，在答题卡上完成书面分析。

【参考答案】

中医疾病诊断：胃脘痛。

中医证候诊断：肝胃不和证。

西医诊断：消化性溃疡。

西医诊断依据：①餐后上腹疼痛反复发作1年。②剑突下压痛，腹平软无包块，无肌紧张及反跳痛，墨菲征（－），肝脾肋下未及。③胃镜示：胃窦小弯处有一0.5cm×0.6cm溃疡，基底光滑，边缘锐利，周围黏膜充血，水肿。幽门螺杆菌（＋）。

中医治法：疏肝理气，和胃止痛。

方剂：柴胡疏肝散加减。

药物组成、剂量及煎服法：柴胡6g，陈皮6g，川芎5g，芍药5g，枳壳5g，香附5g，炙甘草3g。三剂，水煎服。日一剂，早晚分服。

西医治疗原则及方法：①一般治疗：注意饮食和休息，避免服用对胃肠黏膜有损害的药物。②根除幽门螺杆菌：三联疗法、四联疗法。③抗酸药物治疗：H_2受体拮抗剂、质子泵抑制剂。④保护胃黏膜。

58.（2016）刘某，女，8岁。2015年1月9日初诊。

2天前患儿出现发热，鼻塞流涕，偶咳，自服感冒冲剂效果不佳，1天前发现皮肤皮疹，胸背部皮肤瘙痒，部分结痂。

查体：T：38.2℃，P：96次/分，R：24次/分。精神可，面红润，躯干部可见散在红色丘疹及疱疹，疱浆清亮，少许结痂，全身淋巴结无肿大，咽充血，双侧扁桃体Ⅰ度肿大，心肺未见异常，腹软，肝脾未触及。舌质淡，苔薄白，脉浮数。

辅助检查：血常规：白细胞$4.6×10^9$/L，中性粒细胞45%，淋巴细胞53%。

要求：根据上述摘要，在答题卡上完成书面分析。

【参考答案】

中医疾病诊断：水痘。

中医证候诊断：邪郁肺卫证。

西医诊断：水痘。

西医诊断依据：①2天前出现发热，鼻塞流涕，咳嗽等上呼吸道症状。②躯干部可见散在红色丘疹及疱疹，疱浆清亮，少许结痂，全身淋巴结无肿大，咽充血，双侧扁桃体Ⅰ度肿大。③血常规：白细胞4.6×10^9/L，中性粒细胞45%，淋巴细胞53%。

中医治法：疏风清热，解毒利湿。

方剂：银翘散加减。

药物组成、剂量及煎服法：连翘30g，银花30g，苦桔梗18g，薄荷18g（后下），竹叶12g，生甘草15g，荆芥穗12g，淡豆豉15g，牛蒡子18g。三剂，水煎服。日一剂，早晚分服。

西医治疗原则及方法：①对症治疗：胸背部搔痒处应用炉甘石洗剂。②抗病毒治疗：首选阿昔洛韦，每次10mg/kg静脉滴注，每8小时一次，疗程7～10天；应用α-干扰素促进疾病恢复。

59.（2016、2015、2014、2013）季某，男，41岁，已婚，工人。2016年2月27日初诊。

患者既往有胆结石病史。今日聚会进餐3小时后出现上腹胀痛，拒按，窜及两胁。现症：身目发黄，口干口苦，恶心呕吐，小便短黄，大便秘结。

查体：T：38.6℃，P：98次/分，R：22次/分，BP：120/80mmHg。神清，上腹部压痛，无肌紧张及反跳痛，肝脾未及，墨菲征（－）。舌红苔黄腻，脉弦数。

辅助检查：血常规：白细胞13.5×10^9/L，中性粒细胞83%，血清淀粉酶1100U/L，血清脂肪酶2100U/L。

要求：根据上述摘要，在答题卡上完成书面分析。

【参考答案】

中医疾病诊断：腹痛。

中医证候诊断：肝胆湿热证。

西医诊断：急性胰腺炎。

西医诊断依据：①患者有胆结石病史。②上腹胀痛，恶心、呕吐，发热。上腹部压痛，无肌紧张及反跳痛，肝脾未及，墨菲征（－）。③血常规：白细胞13.5×10^9/L，中性粒细胞83%，血清淀粉酶1100U/L，血清脂肪酶2100U/L。

中医治法：清热化湿，疏肝利胆。

方剂：大柴胡汤加减，或龙胆泻肝汤和茵陈蒿汤加减，或清胰汤加减。

药物组成、剂量及煎服法：柴胡24g，黄芩9g，芍药9g，半夏9g，枳实9g，大黄6g（后下），大枣4枚，生姜15g；龙胆草6g，栀子9g，泽泻12g，木通6g，当归3g，生地黄9g，生甘草6g，车前子9g（包煎），茵陈18g；胡黄连9g，厚朴9g，枳壳9g，木香9g，元胡9g，芒硝9g（冲服）。三剂，水煎服。日一剂，早晚分服。

西医治疗原则及方法：①低脂流质饮食。②止痛：哌替啶。③静脉输液。④抗生素。⑤抑酸治疗：H_2受体拮抗剂或质子泵抑制剂。

60. （2016）高某，女，45岁，已婚，工人。2016年2月8日初诊。

患者双侧乳房肿块伴胀痛6个月。肿块和胀痛月经前明显，经后肿块稍有缩小，疼痛减轻，乳头有时有白色溢液，月经量少色淡，腰酸乏力。月经史无异常。

查体：双侧乳房有结节样及片块样肿块，按之疼痛，肿块质韧不硬，表面不规则，与周围组织分界不清。舌质淡，苔薄白，脉沉细。

辅助检查：B超提示双侧乳房内散在多个不均匀的低回声区。

要求：根据上述摘要，在答题卡上完成书面分析。

【参考答案】

中医疾病诊断：乳癖。

中医证候诊断：冲任失调证。

西医诊断：乳腺增生病。

西医诊断依据：①双侧乳房肿块伴胀痛，乳头溢液。②肿块质韧不硬，表面不规则，与周围组织分界不清。③B超提示双侧乳房内散在多个不均匀的低回声区。

中医治法：调理冲任，温阳化痰，活血散结。

方剂：二仙汤加减。

药物组成、剂量及煎服法：仙茅9g，仙灵脾9g，巴戟天9g，当归9g，黄柏4.5g，知母4.5g。三剂，水煎服。日一剂，早晚分服。

西医治疗原则及方法：①疏导情志，配合药物局部外敷、针灸、激光照射、磁疗等。②药物治疗：维生素类药物（口服维生素B_6、E_1，或维生素A）。②激素类药物（黄体酮、达那唑、丙酸睾酮等）。③手术治疗。

61. （2016、2013）梁某，女，45岁，已婚，工人。2015年4月日初诊。

患者2周前自觉恶心，乏力，食欲减退，并逐渐出现皮肤、巩膜及小便发黄，遂来就诊。现症：身目发黄，色泽鲜明，口干苦，恶心，厌油，头身困重，胸脘痞满，大便干。

查体：T：36.6，P：95分，R：16次/分，BP：115/70mmHg。神清，面黄鲜明，巩膜及全身皮肤黄染，肝肋下2cm可及，质软，轻压痛，肝区叩痛（＋）。舌苔黄腻，脉弦滑数。

辅助检查：肝功能：丙氨酸氨基转移酶（ALT）320U/L，天门冬氨酸氨基转移酶（AST）240U/L，总胆红素52μmol/L，结合胆红素23μmol/L。HBsAg阳性，HBeAg阳性，抗-HBc阳性。

要求：根据上述摘要，在答题卡上完成书面分析。

【参考答案】

中医疾病诊断：黄疸。

中医证候诊断：阳黄。

西医诊断：病毒性肝炎（急性黄疸型肝炎）。

西医诊断依据：①恶心，乏力，食欲减退，皮肤、巩膜及小便发黄。②肝肋下2cm

可及，质软，轻压痛，肝区叩痛（+）。③肝功能：ALT、AST、总胆红素、结合胆红素均升高。HBsAg 阳性，HBeAg 阳性，抗-HBc 阳性。

中医治法：清热解毒，利湿退黄。

方剂：茵陈蒿汤合甘露消毒丹加减。

药物组成、剂量及煎服法：茵陈18g，栀子12g，大黄6g，飞滑石15g（先煎），淡黄芩10g，石菖蒲6g，川贝母5g，木通5g，藿香4g，连翘4g，白蔻仁4g，薄荷4g（后下），射干4g。三剂，水煎服。日一剂，早晚分服。

西医治疗原则及方法：①一般治疗：清淡饮食，进食易消化食物，补充维生素、热量。②病原治疗：急性肝炎一般为自限性，多可完全康复，一般不用抗病毒治疗。③对症治疗：非特异性护肝药（维生素类、还原型谷胱甘肽、肝泰乐等）；降酶药（甘草甜素、联苯双酯、苦参碱等）；退黄药物（丹参注射液、苯巴比妥等）。

62.（2016、2013）李某，女，46岁，已婚，工人。2015年7月28日初诊。

患者3周前进食海鲜，现出现恶心，肝区疼痛，乏力，无发热，胁肋胀痛，胸闷不舒，情志抑郁，善太息，不欲饮食，口苦喜呕，头晕目眩。

查体：T：36.7℃，P：72次/分，R：16次/分，BP：110/70mmHg。肝大，有轻压痛，肝区叩痛（+）。舌苔白滑，脉弦。

辅助检查：肝功能：丙氨酸氨基转移酶（ALT）262U/L，天门冬氨酸氨基转移酶242U/L，总胆红素6μmol/L，抗-HAV IgM 阳性。

要求：根据上述摘要，在答题卡上完成书面分析。

【参考答案】

中医疾病诊断：胁痛。

中医证候诊断：肝郁气滞证。

西医诊断：病毒性肝炎（急性无黄疸型肝炎）。

西医诊断依据：①恶心，乏力，无发热。②肝大，有轻压痛，肝区叩痛（+）。③肝功能：丙氨酸氨基转移酶（ALT）262U/L，天门冬氨酸氨基转移酶242U/L，总胆红素6μmol/L，抗-HAV IgM 阳性。

中医治法：疏肝理气。

方剂：柴胡疏肝散加减。

药物组成、剂量及煎服法：柴胡6g，陈皮6g，川芎5g，芍药5g，枳壳5g，香附5g，炙甘草3g。三剂，水煎服。日一剂，早晚分服。

西医治疗原则及方法：①一般治疗：清淡饮食，进食易消化食物，补充维生素、热量。②病原治疗：急性肝炎一般为自限性，多可完全康复，一般不用抗病毒治疗。③对症治疗：非特异性护肝药（维生素类、还原型谷胱甘肽、肝泰乐等）。

63.（2016）宋某，女，62岁，退休。2015年7月25日初诊。

患者半年前关节肿胀，双侧腕掌关节明显，逐渐加重，晨起明显。1月前关节肿胀加剧，活动受限。现发热，口苦，纳呆，恶心，欲吐，关节肿胀下肢为重。

查体：T：36.7℃，P：75 次/分，R：18 次/分，BP：120/80mmHg。双腕关节、双手掌指关节、近端指间关节肿痛，下肢酸胀，活动受限。舌苔黄腻，脉滑数。

辅助检查：类风湿因子 1010IU/mL，血沉 112mm/L，C 反应蛋白 15.6mg/dL。X 线检查：双腕、手关节骨质疏松。

要求：根据上述摘要，在答题卡上完成书面分析。

【参考答案】

中医疾病诊断：痹证。

中医证候诊断：湿热痹阻证。

西医诊断：类风湿关节炎。

西医诊断依据：①双侧腕掌关节肿胀半年，下肢酸胀，活动受限。②类风湿因子 1010IU/mL，血沉 112mm/L，C 反应蛋白 15.6mg/dL。X 线检查：双腕、手关节骨质疏松。

中医治法：清热利湿，祛风通络。

方剂：四妙丸加减。

药物组成、剂量及煎服法：苍术 240g，牛膝 240g，黄柏 240g，薏苡仁 240g。水泛为丸，每服 6~9g，温开水送下。

西医治疗原则及方法：①药物治疗：非甾体抗炎药（布洛芬、萘普生、吲哚美辛等）；改善病情抗风湿药（甲氨蝶呤、青霉胺、雷公藤总苷等）；糖皮质激素。②外科手术治疗：关节置换和滑膜切除术。

64.（2016、2015）郑某，女，66 岁，农民。2016 年 4 月 4 日初诊。

反复关节肿痛十余年，加重伴关节变形 2 年，未系统治疗。现症：关节肿痛变形，屈伸受限，肌肉刺痛，痛处不移，肌肤紫黯，面色黧黑，肘关节处可触及皮下结节，肢体顽麻。

查体：精神疲乏，双膝关节肿胀，压痛明显；双腕关节、双手掌指关节、近端指间关节肿痛，关节变形，活动受限，双肘关节尺骨鹰嘴下方可触及皮下结节，四肢皮肤可见散在皮下色素沉着。舌暗红有瘀点，苔薄白，脉弦涩。

辅助检查：类风湿因子 448IU/mL，血沉 21mm/h，C 反应蛋白 2.68mg/dL。双手正位 X 线片：双腕关节间隙狭窄，双腕、手关节骨质疏松，部分关节面模糊不清。

要求：根据上述摘要，在答题卡上完成书面分析。

【参考答案】

中医疾病诊断：痹证。

中医证候诊断：痰瘀互结，经脉痹阻证。

西医诊断：类风湿关节炎。

西医诊断依据：①反复关节肿痛十余年，加重伴关节变形 2 年。②双肘关节尺骨鹰嘴下方可触及皮下结节，四肢皮肤可见散在皮下色素沉着。③类风湿因子448IU/mL，血沉21mm/h，C反应蛋白2.68mg/dL。双手正位X线片：双腕关节间隙狭窄，双腕、手关节骨质疏松，部分关节面模糊不清。

中医治法：活血化瘀，祛痰通络。

方剂：身痛逐瘀汤合指迷茯苓丸加减。

药物组成、剂量及煎服法：秦艽3g，川芎6g，桃仁9g，红花9g，甘草6g，羌活3g，没药6g，当归9g，灵脂6g（包煎），香附3g，牛膝9g，地龙6g，茯苓6g，枳壳3g，半夏12g，风化朴硝1g。三剂，水煎服。日一剂，早晚分服。

西医治疗原则及方法：①药物治疗：非甾体抗炎药（布洛芬、萘普生、吲哚美辛等）；改善病情抗风湿药（甲氨蝶呤、青霉胺、雷公藤总苷等）；糖皮质激素。②外科手术治疗：关节置换和滑膜切除术。

65.（2016）刘某，男，46岁，已婚，工人。2016年2月17日初诊。

患者腹胀，黄疸，足肿1个月。近年来常感疲乏，食欲减退，饭后上腹部饱胀不适，烦热口苦，恶心欲呕，渴不欲饮。小便黄赤，大便溏滞不爽。既往有"乙型病毒性肝炎"病史。

查体：慢性病容，皮肤黄染，腹部膨隆，腹壁静脉曲张，移动性浊音阳性。肝肋下未扪及，脾脏肿大。双下肢凹陷性水肿。舌红，舌苔黄腻，脉弦滑数。

辅助检查：血常规：Hb 80g/L。肝功能：丙氨酸氨基转移酶（ALT）240U/L，天门冬氨酸氨基转移酶（AST）260U/L，总胆红素87.3μmol/L。HBsAg（+），抗-HBe（+），抗-HBc（+）。B超：肝缩小，脾肿大，腹腔内可见到液性暗区。

要求：根据上述摘要，在答题卡上完成书面分析。

【参考答案】

中医疾病诊断：鼓胀。

中医证候诊断：湿热蕴脾证。

西医诊断：肝硬化。

西医诊断依据：①患者有乙型病毒性肝炎病史。②腹胀，黄疸，足肿，疲乏，食欲减退，饭后上腹部饱胀不适。慢性病容，皮肤黄染，腹部膨隆，腹壁静脉曲张，移动性浊音阳性。脾脏肿大。双下肢凹陷性水肿。③贫血。ALT、AST、总胆红素升高。HBsAg（+），抗-HBe（+），抗-HBc（+）。B超：肝缩小，脾肿大，腹腔内可见到液性暗区。

中医治法：清热利湿，攻下逐水。

方剂：中满分消丸合茵陈蒿汤加减。

药物组成、剂量及煎服法：白术3g，人参3g，炙甘草3g，姜黄3g，茯苓6g，干姜6g，砂仁6g（后下），泽泻9g，橘皮9g，知母12g，黄芩36g，黄连15g，半夏15g，枳实15g，姜厚朴30g，茵陈18g，栀子12g，大黄6g。中满分消丸每服一百丸，焙热，白汤下，食远服；茵陈蒿汤三剂，水煎服。日一剂，早晚分服。

西医治疗原则及方法：①一般治疗：休息，高热量、高蛋白饮食，禁酒，支持治疗。②药物治疗：水飞蓟素、维生素类、抗纤维化药物。③腹水的治疗：限制钠、水的摄入；利尿剂；提高血浆胶体渗透压；放腹水同时补充白蛋白；腹水浓缩回输；腹腔－颈静脉引流等。

66.（2016）田某，男，55岁，自由职业。2016年3月17日初诊。

患者平素嗜食烟酒，肥甘厚味。近半年来，口干多饮，多食易饥，乏力，肌肉酸胀，四肢沉重，胸闷腹胀，困倦。

查体：T：36.8℃，P：78次/分，R：16次/分，BP：130/70mmHg。形体肥胖，舌质暗，苔厚腻，脉滑。

辅助检查：空腹血糖9.1mmol/L，餐后2小时血糖12.1mmol/L，糖化血红蛋白8.2%。

要求：根据上述摘要，在答题卡上完成书面分析。

【参考答案】

中医疾病诊断：消渴。

中医证候诊断：痰瘀互结证。

西医诊断：糖尿病。

西医诊断依据：①患者平素嗜食烟酒，肥甘厚味。②口干多饮，多食易饥。③空腹血糖9.1mmol/L，餐后2小时血糖12.1mmol/L，糖化血红蛋白8.2%。

中医治法：活血化瘀祛痰。

方剂：平胃散合桃红四物汤加减。

药物组成、剂量及煎服法：苍术120g，厚朴90g，陈橘皮60g，甘草30g，桃仁9g，红花6g，当归9g，川芎6g，白芍药9g，熟地黄15g。三剂，水煎服。日一剂，早晚分服。

西医治疗原则及方法：①饮食治疗：补充足够的热量，碳水化合物、蛋白质、脂肪合理分配。②口服药治疗：双胍类、噻唑烷二酮、格列奈类等。③胰岛素治疗。

67.（2016）孙某，女，5岁。2014年1月19日初诊。

患儿4天前受凉后出现喷嚏，流涕，咳嗽，家长未予重视，昨日起咳嗽加重，出现发热，口服急支糖浆后，无明显好转，遂来就诊。现症：发热，咳嗽，气喘，喉间痰鸣，气急鼻煽，面赤口渴，大便干结。

查体：T：39.3℃，P：130次/分，R：30次/分。急性病容，口唇青紫。咽部充血，双肺呼吸音粗，可闻及中、细湿啰音，心腹无明显异常。舌质红，苔黄腻，脉弦滑。

辅助检查：血常规：白细胞16.5×10^9/L，中性粒细胞76%，淋巴细胞20%。胸部X线片示：右下肺可见斑片状阴影。

要求：根据上述摘要，在答题卡上完成书面分析。

【参考答案】

中医疾病诊断：肺炎喘嗽。

中医证候诊断：痰热闭肺证。

西医诊断：小儿肺炎。

西医诊断依据：①喷嚏、流涕、咳嗽、发热。②急性病容，口唇青紫。咽部充血，双肺呼吸音粗，可闻及中、细湿啰音。③白细胞、中性粒细胞、淋巴细胞增高。胸部X线片示：右下肺可见斑片状阴影。

中医治法：清热涤痰，开肺定喘。

方剂：五虎汤合葶苈大枣泻肺汤加减。

药物组成、剂量及煎服法：麻黄9g，杏仁9g，石膏15g（先煎），甘草3g，桑白皮3g，生姜3片，细辛3g，葶苈子9g，大枣4枚。三剂，水煎服。日一剂，早晚分服。

西医治疗原则及方法：①一般治疗：注意休息，清淡饮食。②病因治疗：抗生素。③对症治疗：氧疗；保持呼吸道通畅；镇静、增强心肌收缩力，减慢心率等。④应用糖皮质激素。

68.（2016）孙某，女，50岁，干部。2016年2月9日初诊。

患者近半年来多食，消瘦，现症：胸中闷痛，肢体麻木刺痛，夜间加重，乏力。

查体：T：36.4℃，P：72次/分，R：16次/分，BP：120/78mmHg。面色晦暗，唇紫，心肺（－），舌暗，有瘀斑，脉沉涩。

辅助检查：空腹血糖10.8mmol/L，餐后2小时血糖17.3mmol/L，尿糖(＋＋)。

要求：根据上述摘要，在答题卡上完成书面分析。

【参考答案】

中医疾病诊断：消渴。

中医证候诊断：脉络瘀阻证。

西医诊断：糖尿病。

西医诊断依据：①多食，消瘦。②空腹血糖10.8mmol/L，餐后2小时血糖17.3mmol/L，尿糖（＋＋）。

中医治法：活血通络。

方剂：血府逐瘀汤加减。

药物组成、剂量及煎服法：桃仁12g，红花9g，当归9g，生地9g，川芎4.5g，赤芍6g，牛膝9g，桔梗4.5g，柴胡3g，枳壳6g，甘草6g。三剂，水煎服。日一剂，早晚分服。

西医治疗原则及方法：①饮食治疗：补充足够的热量，碳水化合物、蛋白质、脂肪合理分配。②口服药治疗：磺脲类、噻唑烷二酮、格列奈类等。③胰岛素治疗。

69.（2016）患儿，男，8岁。2015年4月18日初诊。

患儿7天前发热，双侧耳下腮部肿胀疼痛，经口服双黄连颗粒，外敷中药等治疗，腮部肿痛减轻，今日患儿出现睾丸肿痛而来就诊。现症：双侧腮部肿大，咽充血，双侧睾丸肿胀，有触痛。

查体：T：39.8℃，P：100 次/分，R：24 次/分。双侧颊部可见以耳垂为中心的局部肿胀，边缘不清，表面皮肤不红，有触痛，浅表淋巴结无肿大，咽部轻度充血，双扁桃体无肿大，口腔第 2 臼齿处颊黏膜可见腮腺口红肿，挤压颊部后未见液体流出。心率 100 次/分，律齐，两肺呼吸音清，腹平软，无压痛。舌质红，苔黄，脉数。

辅助检查：血常规：白细胞 $4.5 \times 10^9/L$，中性粒细胞 40%，淋巴细胞 52%。血、尿淀粉酶轻度升高。

要求：根据上述摘要，在答题卡上完成书面分析。

【参考答案】

中医疾病诊断：痄腮。

中医证候诊断：毒窜睾腹证。

西医诊断：流行性腮腺炎。

西医诊断依据：①双侧耳下腮部肿胀疼痛，表面皮肤不红，有触痛，浅表淋巴结无肿大，咽部轻度充血，双扁桃体无肿大，口腔第 2 臼齿处颊黏膜可见腮腺口红肿，挤压颊部后未见液体流出。②血常规：白细胞 $4.5 \times 10^9/L$，中性粒细胞 40%，淋巴细胞 52%。血、尿淀粉酶轻度升高。

中医治法：清肝泻火，活血止痛。

方剂：龙胆泻肝汤加减。

药物组成、剂量及煎服法：龙胆草 6g，黄芩 9g，栀子 9g，泽泻 12g，木通 6g，当归 3g，生地黄 9g，柴胡 6g，生甘草 6g，车前子 9g（包煎）。三剂，水煎服。日一剂，早晚分服。

西医治疗原则及方法：①注意休息。②物理降温或使用解热药。③用丁字带托住阴囊。

70.（2016）张某，男，45 岁，已婚，工人。2015 年 12 月 6 日初诊。

患者近年来逐渐出现怕热多汗，以胸前、后背和腋下明显，伴有兴奋失眠，烦躁易怒，心悸胸闷，胁腹痛，食欲增加，腹胀，大便次数增多，体重 2 年内减轻 10kg。

查体：T：37.5℃，P：105 次/分，R：20 次/分，BP：155/65mmHg。神清，营养不良，眼裂增宽，双侧甲状腺中度肿大，听诊有血管杂音，心界不大，心率 105 次/分，心律不齐，心尖区可闻及收缩期杂音，两肺呼吸音清，腹软。舌质淡红，舌苔白腻，脉弦滑。

辅助检查：心电图示：房型早搏，ST－T 段改变。

要求：根据上述摘要，在答题卡上完成书面分析。

【参考答案】

中医疾病诊断：瘿病。

中医证候诊断：气滞痰凝证。

西医诊断：甲状腺功能亢进症。

西医诊断依据：①怕热多汗，以胸前、后背和腋下明显。低热，兴奋失眠，烦躁易怒，心悸胸闷，食欲增加，体重减轻。②眼裂增宽，双侧甲状腺中度肿大，听诊有血管杂音，心尖区可闻及收缩期杂音。③心电图示：房型早搏，ST－T段改变。

中医治法：疏肝理气，化痰散结。

方剂：逍遥散合二陈汤加减。

药物组成、剂量及煎服法：甘草4.5g，当归9g，茯苓9g，芍药9g，白术9g，柴胡9g，半夏15g，橘红15g。三剂，水煎服。日一剂，早晚分服。

西医治疗原则及方法：①一般治疗：高热量、高蛋白质、高维生素和低碘饮食；精神放松；休息，避免重体力活动。②药物治疗：首选硫脲嘧啶类，常用甲巯咪唑（他巴唑）等。③手术治疗：甲状腺次全切除。④放射性[131]I治疗。

71. （2016）洪某，男，9岁。2015年2月11日初诊。

患儿1周来乏力，纳呆，近2天发热不退，双侧耳下漫肿疼痛，坚硬拒按，张口和咀嚼困难，伴头痛，咽痛，食欲差，便秘，尿赤。

查体：T：39.9℃，P：110次/分，R：28次/分。双侧颊部可见以耳垂为中心的腮腺肿痛和颌下腺肿胀，边缘不清，表面皮肤不红，有触痛，咽部充血，双扁桃体无红肿，口腔第2白齿处颊黏膜可见腮腺口红肿，挤压颊部后未见液体流出，心率110次/分，律齐，舌红，苔黄，脉滑数。

辅助检查：血常规：白细胞4.5×10^9/L，中性粒细胞40%，淋巴细胞52%。血、尿淀粉酶轻度升高。

要求：根据上述摘要，在答题卡上完成书面分析。

【参考答案】

中医疾病诊断：痄腮。

中医证候诊断：热毒蕴结证。

西医诊断：流行性腮腺炎。

西医诊断依据：①双侧颊部可见以耳垂为中心的腮腺肿痛和颌下腺肿胀，有触痛，咽部充血，双扁桃体无红肿，口腔第2白齿处颊黏膜可见腮腺口红肿，挤压颊部后未见液体流出。②血常规：白细胞4.5×10^9/L，中性粒细胞40%，淋巴细胞52%。血、尿淀粉酶轻度升高。

中医治法：清热解毒，软坚散结。

方剂：普济消毒饮加减。

药物组成、剂量及煎服法：黄芩15g，黄连15g，人参9g，橘红3g，玄参3g，生甘草3g，连翘3g，牛蒡子3g，板蓝根3g，马勃3g，白僵蚕2g，升麻2g，柴胡6g，桔梗

6g。三剂，水煎服。日一剂，早晚分服。

西医治疗原则及方法：①注意休息。②物理降温或使用解热药。③可酌情使用止痛药。

72.（2015）许某，男，73岁，农民。2014年4月15日初诊。

患者4年前有冠心病心肌梗死史，反复呼吸困难，气短3年。2天前因劳累出现呼吸困难加重，不能平卧，自服药物无好转来诊。现症：喘息，气短，心悸，肢倦乏力，动则加剧，神疲，面色苍白。

查体：T：36.5℃，P：103次/分，R：22次/分，BP：120/70mmHg。两肺底可闻及湿性啰音，心界向左扩大，心率102次/分，心尖区第一心音减弱，可闻及收缩期杂音2/6级。舌淡胖边有齿痕，脉沉细。

辅助检查：心电图示：$V_1 \sim V_4$导联QRS波群呈QS型。心脏彩超示：左心室扩大。血胆固醇6.2mmol/L。低密度胆固醇4.21mmol/L。

要求：根据上述摘要，在答题卡上完成书面分析。

【参考答案】

中医疾病诊断：心悸。

中医证候诊断：心肺气虚证。

西医诊断：心力衰竭（慢性心力衰竭）。

西医诊断依据：①患者有冠心病心肌梗死史。②呼吸困难，两肺底可闻及湿性啰音，心界向左扩大，心尖区第一心音减弱，可闻及收缩期杂音。③心电图示：$V_1 \sim V_4$导联QRS波群呈QS型。心脏彩超示：左心室扩大。血胆固醇6.2mmol/L。低密度胆固醇4.21mmol/L。

中医治法：补益心肺。

方剂：养心汤合补肺汤加减。

药物组成、剂量及煎服法：黄芪15g，茯苓15g，茯神15g，枣仁9g，当归15g，柏子仁6g，远志6g，人参6g，甘草12g，款冬花9g，桂心6g，钟乳6g，干姜6g，白石英6g，麦门冬12g，粳米5g，桑白皮9g。三剂，水煎服。日一剂，早晚分服。

西医治疗原则及方法：①一般治疗：注意休息，避免劳累，改善生活方式。②药物治疗：抑制神经内分泌激活：ACEI、β受体阻滞剂；改善血流动力学：利尿剂、地高辛。③非药物治疗：心脏再同步化治疗等。

73.（2015、2014）安某，男，52岁，已婚，工人。2014年4月25日初诊。

患者反复胃脘部疼痛5年，多发生于空腹时，伴有泛酸，腹胀，进食或服用奥美拉唑后可缓解。2天前饮酒后胃痛不已，遂来诊。现症：胃脘隐痛，似饥而不欲食，口干而不欲饮，纳差，干呕，手足心热，大便干。患者平素嗜酒。

查体：T：36.7℃，P：90次/分，R：18次/分，BP：120/70mmHg。腹平软，中上腹轻压痛，无反跳痛及肌紧张，肝脾肋下未及，未触及包块，移动性浊音（－），肠鸣音5次/分。舌红少苔，脉细数。

辅助检查：胃镜示：十二指肠球部发现一处 0.3cm×0.8cm 溃疡灶，Hp（+）。

要求：根据上述摘要，在答题卡上完成书面分析。

【参考答案】

中医疾病诊断：胃脘痛。

中医证候诊断：胃阴不足证。

西医诊断：消化性溃疡。

西医诊断依据：①空腹时胃脘痛，伴泛酸，腹胀，进食或服用奥美拉唑后可缓解。②中上腹轻压痛，无反跳痛及肌紧张，肝脾肋下未及，未触及包块，移动性浊音（–），闻及肠鸣音。③胃镜示：十二指肠球部发现一处 0.3cm×0.8cm 溃疡灶，Hp（+）。

中医治法：健脾养阴，益胃止痛。

方剂：一贯煎合芍药甘草汤加减。

药物组成、剂量及煎服法：北沙参9g，麦冬9g，当归身9g，生地黄18g，枸杞子9g，川楝子6g，白芍12g，甘草10g。三剂，水煎服。日一剂，早晚分服。

西医治疗原则及方法：①一般治疗：注意饮食和休息，避免服用对胃肠黏膜有损害的药物。②根除幽门螺杆菌：三联疗法、四联疗法。③抗酸药物治疗：H_2受体拮抗剂、质子泵抑制剂。④保护胃黏膜。

74.（2015）宋某，男，45岁，已婚，农民。2014年5月12日初诊。

患者5年来右胁疼痛，时发时止。1周前因劳累右胁疼痛加重，遂来诊。现症：右胁隐隐作痛，头晕耳鸣，两目干涩，咽干，失眠多梦，五心烦热，腰膝酸软。

查体：T：36.0℃，P：87 次/分，R：17 次/分，BP：120/70mmHg。腹平软，肝肋下3cm，质中，轻压痛。舌红体瘦少津，脉细数。

辅助检查：肝功能：丙氨酸氨基转移酶（ALT）197U/L，天门冬氨酸氨基转移酶（AST）116U/L，总胆红素（SB）12.8μmol/L，白蛋白33g/L。HBsAg（+），抗–HBe（+），抗–HBc（+）。B超：肝大，肝区光点增粗。

要求：根据上述摘要，在答题卡上完成书面分析。

【参考答案】

中医疾病诊断：胁痛。

中医证候诊断：肝肾阴虚证。

西医诊断：病毒性肝炎（慢性病毒性肝炎）。

西医诊断依据：①右胁疼痛，肝肋下3cm，质中，轻压痛。②肝功能：ALT、AST升高，总胆红素12.8μmol/L，白蛋白33g/L。HBsAg（+），抗–HBe（+），抗–HBc（+）。B超：肝大，肝区光点增粗。

中医治法：养血柔肝，滋阴补肾。

方剂：一贯煎加减。

药物组成、剂量及煎服法：北沙参9g，麦冬9g，当归身9g，生地黄18g，枸杞子

9g，川楝子6g。三剂，水煎服。日一剂，早晚分服。

西医治疗原则及方法：①一般治疗：适当休息，适当的高蛋白、高热量、高维生素易消化食物饮食；心理平衡。②病原治疗。③对症治疗。

75．（2015）周某，男，68岁，已婚，退休教师。2014年2月26日初诊。

患者3个月前出现心悸，活动后加重，服用生脉饮等治疗，效果不明显。现症：心悸气短，动则加剧，面色苍白，形寒肢冷，腰膝酸软，小便清长。既往有冠心病史二十余年。

查体：T：36.5℃，P：50次/分，R：20次/分，BP：120/80mmHg。心率50次/分，心音低钝，有心搏脱落，各瓣膜听诊区未闻及病理性杂音。舌质淡胖，脉沉迟。

辅助检查：心电图示：P－R间期恒定，QRS波群呈比例脱漏，房室传导比例为3：2。胸部X线片示：无异常。

要求：根据上述摘要，在答题卡上完成书面分析。

【参考答案】

中医疾病诊断：心悸。

中医证候诊断：心肾阳虚证。

西医诊断：心律失常（二度Ⅱ型房室传导阻滞）。

西医诊断依据：①心悸，心率50次/分，心音低钝，有心搏脱落，各瓣膜听诊区未闻及病理性杂音。②心电图示：P－R间期恒定，QRS波群呈比例脱漏，房室传导比例为3：2。

中医治法：温补心肾，温阳利水。

方剂：参附汤合真武汤加减。

药物组成、剂量及煎服法：人参12g，附子9g（先煎），茯苓9g，芍药9g，白术6g，生姜9g。三剂，水煎服。日一剂，早晚分服。

西医治疗原则及方法：①一般治疗：休息。②药物治疗：阿托品0.5～1mg静脉注射，异丙肾上腺素1～4μg/min静脉点滴，将心室率控制在50～70次/分。③植入人工起搏器。

76．（2015）王某，男，42岁，已婚，干部。2014年6月2日初诊。

患者半年前出现皮肤紫斑，时轻时重。现症：皮肤紫斑，心悸气短，乏力，头晕耳鸣，腰膝酸软，肌肤甲错。

查体：T：36.2℃，P：90次/分，R：20次/分，BP：110/70mmHg。皮肤散布瘀斑，心肺（－），肝脾未触及。舌质紫暗，有瘀点，脉涩。

辅助检查：血常规：RBC：2.05×10^{12}/L，Hb：68g/L，WBC：3.2×10^9/L，PLT：50×10^9/L，网织红细胞0.005。骨髓象：骨髓增生减低，粒系及红系减少，巨核细胞未见，酸化血清溶血试验（－），尿含铁血黄素（－）。

要求：根据上述摘要，在答题卡上完成书面分析。

【参考答案】

中医疾病诊断：血证。

中医证候诊断：肾虚血瘀证。

西医诊断：再生障碍性贫血。

西医诊断依据：①皮肤紫斑，心肺（－），肝脾未触及。②血常规：RBC：2.05×10^{12}/L，Hb：68g/L，WBC：3.2×10^9/L，PLT：50×10^9/L，网织红细胞0.005。骨髓象：骨髓增生减低，粒系及红系减少，巨核细胞未见，酸化血清溶血试验（－），尿含铁血黄素（－）。

中医治法：补肾活血。

方剂：六味地黄丸或肾气丸合桃红四物汤加减。

药物组成、剂量及煎服法：熟地黄24g，山萸肉12g，干山药12g，泽泻9g，牡丹皮9g，茯苓9g，桃仁9g，红花6g，当归9g，川芎6g，白芍药9g；干地黄24g，山药12g，山茱萸12g，泽泻9g，茯苓9g，丹皮9g，桂枝3g，附子3g（先煎），桃仁9g，红花6g，当归9g，川芎6g，白芍药9g。三剂，水煎服。日一剂，早晚分服。

西医治疗原则及方法：①一般治疗：禁用对骨髓有抑制作用的药物，注意休息，防止交叉感染等。②支持疗法：控制感染、止血、输血。③刺激骨髓造血功能的药物：雄激素、免疫调节剂、免疫抑制剂等。

77.（2015、2013）郝某，女，44岁，已婚，农民。2014年7月9日初诊。

患者5个月来经常出现低热，盗汗，咳嗽少痰伴纳呆，未引起注意。5天前痰中带血，于今日来诊。现症：咳嗽，咳声短促，痰少黏白，时痰中夹血，色鲜红，口干咽燥，午后潮热，手足心热，皮肤干灼，夜寐盗汗。

查体：T：37.5℃，P：70次/分，R：20次/分，BP：120/75mmHg。神志清楚，形体偏瘦，左上肺闻及湿啰音。舌边尖红，少苔，脉细数。

辅助检查：血常规：白细胞6.0×10^9/L，中性粒细胞60%。胸部X线片：左上肺小片絮状阴影，密度较淡。血沉：90mm/h。结核菌素试验（＋＋＋）。痰涂片：抗酸杆菌阳性。

要求：根据上述摘要，在答题卡上完成书面分析。

【参考答案】

中医疾病诊断：肺痨。

中医证候诊断：肺阴亏损证。

西医诊断：肺结核。

西医诊断依据：①低热，盗汗，咳嗽少痰，痰中带血，纳呆，形体偏瘦。左上肺闻及湿啰音。②胸部X线片：左上肺小片絮状阴影，密度较淡。血沉：90mm/h。结核菌素试验（＋＋＋）。痰涂片：抗酸杆菌阳性。

中医治法：滋阴润肺。

方剂：月华丸加减。

药物组成、剂量及煎服法：天门冬 30g，麦门冬 30g，生地 30g，熟地 30g，山药 30g，百部 30g，沙参 30g，川贝母 30g，阿胶 30g（烊化），茯苓 15g，獭肝 15g，三七 15g，白菊花 60g，桑叶 60g。和药为丸，每服一丸，嚼化，日三服。

西医治疗原则及方法：（1）休息。（2）抗结核化学药物治疗：①早期、联合、适量、规律和全程使用敏感药物。②常用药：第一线杀菌药物异烟肼、利福平、链霉素、吡嗪酰胺，第二线抑菌药物乙胺丁醇、对氨基水杨酸钠。（3）对症治疗：①发热、盗汗等毒性症状：抗结核治疗，高热时可给小量退热药口服或物理降温等，睡前服阿托品。②痰中带血：维生素 K、卡巴克络等。

78.（2015）樊某，男，66 岁，已婚，退休工人。2014 年 5 月 14 日初诊。

患者有高血压史二十余年，近 4 年出现疾走或登 3 楼气急，近年有咳嗽、咳痰。现症：喘息，心悸，气短乏力，动则加重，面色苍白，畏寒肢冷，腰膝酸软，尿少浮肿。

查体：T：36.5℃，P：110 次/分，R：22 次/分，BP：133/80mmHg。两肺底闻及湿性啰音，心界向左扩大，心率 110 次/分，房颤律，可闻及舒张期奔马律，踝部轻度凹陷性水肿。舌质淡胖，苔白，脉细无力。

辅助检查：心电图示：心肌肥厚，心房扩大，心室扩大，左室射血分数（LVEF）＜45%。

要求：根据上述摘要，在答题卡上完成书面分析。

【参考答案】

中医疾病诊断：心悸。

中医证候诊断：心肾阳虚证。

西医诊断：心力衰竭（慢性心力衰竭）。

西医诊断依据：①患者有高血压史二十余年。②咳嗽、咳痰，两肺底闻及湿性啰音，心界向左扩大，心率 110 次/分，房颤律，可闻及舒张期奔马律，踝部轻度凹陷性水肿。

中医治法：温补心肾。

方剂：桂枝甘草龙骨牡蛎汤合金匮肾气丸加减。

药物组成、剂量及煎服法：桂枝 3g，炙甘草 6g，牡蛎 6g（先煎），龙骨 6g（先煎），干地黄 24g，山茱萸 12g，山药 12g，牡丹皮 9g，茯苓 9g，泽泻 9g，桂枝 3g，炮附子 3g（先煎）。三剂，水煎服。日一剂，早晚分服。

西医治疗原则及方法：①一般治疗：注意休息，控制血压，改善生活方式。②药物治疗：抑制神经内分泌激活：ACEI、β 受体阻滞剂；改善血流动学：利尿剂、地高辛。

79.（2015、2013）刘某，男，8 岁。2012 年 8 月 16 日初诊。

患儿 1 周前午后外出玩耍，下午出现低热、流涕、咳嗽、全身乏力等症状。未经治疗。昨日发热、咳嗽症状未见好转，伴食欲不振、恶心呕吐，面部浮肿，尿液呈鲜红色。现症：全身水肿，尿少色赤，咽喉肿痛，头身困重，脘痞纳呆，口渴口苦，心烦，大便秘结。

查体：T：37.6℃，P：80 次/分，R：20 次/分，BP：160/90mmHg。精神萎靡，双下肢指压痕阳性。舌红，苔黄腻，脉滑数。

辅助检查：尿常规：尿蛋白（++），红细胞 8～10 个/高倍视野。血常规：白细胞计数 5×10^9/L，血沉 112mm/L。肾功能：尿素氮 26.2mmol/L，血肌酐 400μmol/L。ASO：800U。

要求：根据上述摘要，在答题卡上完成书面分析。

【参考答案】

中医疾病诊断：水肿。

中医证候诊断：湿热内侵证。

西医诊断：急性肾小球肾炎。

西医诊断依据：①患儿 1 周前有上呼吸道感染症状。②食欲不振，恶心呕吐，面部浮肿，尿液呈鲜红色，高血压，双下肢指压痕阳性。③尿常规示蛋白尿、镜下血尿，血常规示血沉增快，肾功能检查示尿素氮和肌酐增高，抗链球菌抗体检查示 ASO 滴度增高。

中医治法：清热利湿，凉血止血。

方剂：五味消毒饮合小蓟饮子加减。

药物组成、剂量及煎服法：银花 30g，野菊花 12g，蒲公英 12g，紫花地丁 12g，紫背天葵子 12g，生地黄 9g，小蓟 9g，滑石 9g（先煎），木通 9g，蒲黄 9g（包煎），藕节 9g，淡竹叶 9g，当归 9g，山栀子 9g，甘草 9g。三剂，水煎服。日一剂，早晚分服。

西医治疗原则及方法：①休息。②饮食：限盐及限水。③防治感染：青霉素。④利尿：氢氯噻嗪、呋塞米。⑤降压：卡托普利、硝苯地平。

80.（2015、2014、2013）霍某，女，38 岁，已婚，教师。2014 年 3 月 13 日初诊。

患者平素体虚，汗出受风后出现恶寒、发热、鼻塞，自服抗生素后无效，遂就诊。现症：恶寒重，发热轻，无汗，头痛，肢体酸痛，鼻塞声重，喷嚏，喉痒，咳嗽，口不渴或喜热饮。

查体：T：38.3℃，P：80 次/分，R：20 次/分，BP：120/80mmHg。两肺可闻及散在干性啰音，咳嗽后消失。舌苔薄白而润，脉浮或脉紧。

辅助检查：血常规：白细胞 12×10^9/L，中性粒细胞 80%。胸部 X 线片示：未见异常。

要求：根据上述摘要，在答题卡上完成书面分析。

【参考答案】

中医疾病诊断：感冒。

中医证候诊断：风寒束表证。

西医诊断：急性上呼吸道感染。

西医诊断依据：①受风后出现恶寒、发热、鼻塞。②两肺可闻及散在干性啰音，咳嗽后消失。③血常规：白细胞 12×10^9/L，中性粒细胞80%。胸部X线片未见异常。

中医治法：辛温解表。

方剂：荆防败毒散加减。

药物组成、剂量及煎服法：羌活4.5g，独活4.5g，柴胡4.5g，前胡4.5g，枳壳4.5g，茯苓4.5g，防风4.5g，荆芥4.5g，桔梗4.5g，川芎4.5g，甘草1.5g，生姜4.5g。三剂，水煎服。日一剂，早晚分服。

西医治疗原则及方法：①一般治疗：注意休息，多饮水。②抗病毒治疗：金刚烷胺、吗啉胍、病毒唑、干扰素、利福平等。③对症治疗：用复方阿司匹林片解热镇痛；扑尔敏或1%的麻黄素治疗鼻塞；克咳敏或氯化铵棕色合剂镇咳。

81.（2015、2013）陈某，女，48岁，已婚，教师。2014年3月24日初诊。

患者长期伏案工作，近半年来常感颈肩背持续酸痛、胀痛，甚至疼痛呈针刺样。3日前因颈肩疼痛难忍来诊。现症：颈肩部、上肢刺痛，痛处固定，伴有肢体麻木。

查体：T：36.3℃，P：90次/分，R：20次/分，BP：120/75mmHg。颈部肌肉紧张，活动受限。斜方肌上有压痛，臂丛神经牵拉试验（＋），颈椎间孔挤压试验（＋）。舌质暗，有瘀斑，脉弦。

辅助检查：X线：颈椎生理弧度平直，第3～7颈椎骨质增生，椎间隙变窄。CT：颈椎间盘突出，侧隐窝狭窄。

要求：根据上述摘要，在答题卡上完成书面分析。

【参考答案】

中医疾病诊断：项痹。

中医证候诊断：气滞血瘀型。

西医诊断：颈椎病。

西医诊断依据：①患者长期伏案工作。②颈肩背持续酸痛、胀痛半年。颈部肌肉紧张，活动受限。斜方肌上有压痛，臂丛神经牵拉试验（＋），颈椎间孔挤压试验（＋）。③X线：颈椎生理弧度平直，第3～7颈椎骨质增生，椎间隙变窄。CT：颈椎间盘突出，侧隐窝狭窄。

中医治法：行气活血，化瘀通络。

方剂：活血舒筋汤加减。

药物组成、剂量及煎服法：归尾9g，赤芍9g，片姜黄9g，伸筋草9g，松节9g，海桐皮9g，落得打9g，路路通9g，羌（独）活9g，防风9g，续断9g，甘草6g。三剂，水煎服。日一剂，早晚分服。

西医治疗原则及方法：①手法治疗。②牵引治疗。③中药治疗。④西药治疗：非甾体类抗炎药、肌肉松弛剂及镇静剂。⑤手术治疗：前路椎间盘及骨刺切除、椎体间植骨融合术等。

82. （2014）钱某，女，24 岁，已婚，职员。2014 年 4 月 23 日初诊。

患者 1 年前行宫腔内手术，术后情志抑郁。半年前感觉下腹痛、发热、阴道分泌物增多，活动后加重。现症：少腹胀痛，带下增多，经行腹痛，血块排出则痛减，经前乳胀。

查体：T：38.6℃，P：100 次/分，R：20 次/分，BP：120/80mmHg。急性病容，心率 100 次/分，律齐。下腹部有压痛、反跳痛及肌紧张。肠鸣音消失。宫颈举痛，阴道可见脓性臭味分泌物。舌暗滞，有瘀点，苔薄，脉弦弱。

辅助检查：阴道分泌物涂片可见大量白细胞，血沉 21mm/h，C 反应蛋白 2.68mg/dL，宫颈淋病奈瑟菌（＋）。子宫活检组织学检查：子宫内膜炎。阴道超声检查示输卵管增粗、输卵管积液。

要求：根据上述摘要，在答题卡上完成书面分析。

【参考答案】

中医疾病诊断：带下病。

中医证候诊断：气滞血瘀证。

西医诊断：盆腔炎。

西医诊断依据：①患者有 1 年前行宫腔内手术史。②下腹痛、发热、阴道分泌物增多。下腹部有压痛、反跳痛及肌紧张。肠鸣音消失。宫颈举痛，阴道可见脓性臭味分泌物。③阴道分泌物涂片可见大量白细胞，血沉 21mm/h，C 反应蛋白 2.68mg/dL，宫颈淋病奈瑟菌（＋）。子宫活检组织学检查：子宫内膜炎。阴道超声检查示输卵管增粗、输卵管积液。

中医治法：理气活血，消癥散结。

方剂：膈下逐瘀汤。

药物组成、剂量及煎服法：灵脂 6g（包煎），当归 9g，川芎 6g，桃仁 9g，丹皮 6g，赤芍 6g，乌药 9.6g，延胡索 3g，甘草 9g，香附 4.5g，红花 9g，枳壳 4.5g。三剂，水煎服。日一剂，早晚分服。

西医治疗原则及方法：①药物治疗：抗生素。②物理疗法：常用的有短波、超短波、离子透入（可加入各种药物如青霉素、链霉素等）、蜡疗等。③及时治疗下生殖道感染，注意卫生，增强体质，防治后遗症。

83. （2014）陆某，女，65 岁，已婚，农民。2014 年 3 月 14 日初诊。

患者 20 年前出现双手腕关节、掌指关节、指间关节肿痛，活动不利，每天晨僵 2 小时。10 年前出现关节变形，颈部疼痛。未系统治疗。现症：形体消瘦，肌肉萎缩，屈伸不利，僵硬，活动受限，筋脉拘急，腰膝酸软，眩晕，心悸气短。

查体：精神疲乏，双膝关节肿胀，压痛明显；双腕关节、双手掌指关节、近端指间关节肿痛，关节变形，活动受限，双肘关节尺骨鹰嘴下方可触及皮下结节。舌淡苔薄，脉细弱。

辅助检查：血象：Hb：100g/L；PLT：410×10^9/L。类风湿因子448IU/mL，血沉21mm/h，C反应蛋白2.68mg/dL。双手正位X线片：双腕关节间隙狭窄，双腕、手关节骨质疏松，部分关节面模糊不清。

要求：根据上述摘要，在答题卡上完成书面分析。

【参考答案】

中医疾病诊断：痹证。

中医证候诊断：肝肾亏损，邪痹筋骨证。

西医诊断：类风湿关节炎。

西医诊断依据：①双手腕关节、掌指关节、指间关节肿痛，活动不利，晨僵20年；关节变形，颈部疼痛10年。②双膝关节肿胀，压痛明显，双肘关节尺骨鹰嘴下方可触及皮下结节。③轻度贫血，血小板增高，血沉增快，C反应蛋白增高。双手正位X线片：双腕关节间隙狭窄，双腕、手关节骨质疏松，部分关节面模糊不清。

中医治法：益肝肾，补气血，祛风湿，通经络。

方剂：独活寄生汤加减。

药物组成、剂量及煎服法：独活9g，桑寄生6g，杜仲6g，牛膝6g，细辛6g，秦艽6g，茯苓6g，肉桂心6g，防风6g，川芎6g，人参6g，当归6g，甘草6g，芍药6g，干地黄6g。三剂，水煎服。日一剂，早晚分服。

西医治疗原则及方法：（1）药物治疗：①非甾体抗炎药：常用布洛芬、萘普生、吲哚美辛等。②改善病情抗风湿药：常用甲氨蝶呤、青霉胺、雷公藤总苷等。③糖皮质激素。（2）外科手术治疗：关节置换和滑膜切除术。

84.（2013）万某，男，76岁，已婚，退休干部。2012年6月23日初诊。

患者头晕、头痛3年。1日前饭后散步期间与人争执后头痛，耳鸣目眩，突发右侧肢体活动以及言语不利，路人急送至医院。现症：口眼㖞斜，舌强语謇，半身不遂，伴麻木。

查体：T：36.5℃，P：88次/分，R：20次/分，BP：130/80mmHg。面部潮红，颈软，瞳孔缩小，对光反射存在，心率88次/分，律齐，各瓣膜区未及杂音，两肺呼吸音稍粗，未闻及啰音，肝脾未及，右侧巴宾斯基征（＋）。舌质红，苔黄，脉弦。

辅助检查：CT示左侧内囊区高密度影。

要求：根据上述摘要，在答题卡上完成书面分析。

【参考答案】

中医疾病诊断：中风。

中医证候诊断：肝阳暴亢，风火上扰证。

西医诊断：脑出血。

西医诊断依据：①头晕、头痛3年。②情绪激动后耳鸣目眩，突发右侧肢体活动以及言语不利。瞳孔缩小，对光反射存在，各瓣膜区未及杂音，两肺呼吸音稍粗，未闻及啰音，肝脾未及，右侧巴宾斯基征（＋）。③CT示左侧内囊区高密度影。

中医治法：平肝潜阳，活血通络。

方剂：天麻钩藤饮加减。

药物组成、剂量及煎服法：天麻9g，钩藤12g（后下），石决明18g，山栀9g，黄芩9g，川牛膝12g，杜仲9g，益母草9g，桑寄生9g，夜交藤9g，朱茯神9g。三剂，水煎服。日一剂，早晚分服。

西医治疗原则及方法：①组织抢救，保持呼吸通畅；给氧；禁食。②水电解质平衡和营养。③控制脑水肿，降低颅内压。④控制高血压。⑤止血药和凝血药。⑥并发症的防治。

85.（2013）田某，女，28岁，已婚，职员。2012年12月29日初诊。

患者尿频、尿痛5年，抗生素治疗有效。近一周来反复尿频、尿痛发作，尿液混浊有异味。现症：小便频数，滞涩疼痛，尿黄赤混浊，腰膝酸软，手足心热，头晕耳鸣，四肢乏力，口干口渴。

查体：T：38.5℃，P：93次/分，R：20次/分，BP：120/80mmHg。双肾区叩痛（＋）。舌质红少苔，脉细数。

辅助检查：血常规：白细胞$11×10^9$/L，中性粒细胞75%。尿常规：白细胞15～30个/高倍视野，红细胞5～10个/高倍视野，尿蛋白（＋）。尿细菌培养：菌落计数$>10^5$/mL。

要求：根据上述摘要，在答题卡上完成书面分析。

【参考答案】

中医疾病诊断：淋证。

中医证候诊断：肾阴不足，湿热留恋证。

西医诊断：尿路感染。

西医诊断依据：①尿频、尿痛，尿液混浊有异味，抗生素治疗有效。②高热，双肾区叩痛（＋）。③血常规：白细胞$11×10^9$/L，中性粒细胞75%。尿常规：白细胞15～30个/高倍视野，红细胞5～10个/高倍视野，尿蛋白（＋）。尿细菌培养：菌落计数$>10^5$/mL。

中医治法：滋阴益肾，清热通淋。

方剂：知柏地黄丸加减。

药物组成、剂量及煎服法：知母6g，黄柏6g，熟地黄24g，山萸肉12g，干山药12g，泽泻9g，牡丹皮9g，茯苓9g。炼蜜为丸，每服6g，温开水送下。

西医治疗原则及方法：①一般治疗：休息，多饮水，勤排尿。②碱化尿液：碳酸氢钠。③抗菌治疗。

微信公众号
更多免费题库

第二站

基本操作

基本操作分值表

考试项目		所占分值	考试方法	考试时间
中医技术操作 （3 选 1 抽题作答）	针灸常用腧穴定位	10	实际操作	15 分钟
	针灸临床技术操作			
	中医望、闻、切诊技术的操作			
体格检查		5	考生互查	
体格检查		5		
西医基本操作		10	实际操作	

得分技巧

1. 无论中医操作还是西医操作，都要边操作边讲要点。

2. 操作结束后会有考官提问，通常问些比较小的检查项目。

3. 注意题目要求，涉及视诊的检查一定要口述及汇报检查结果；进行诸如甲状腺检查、神经反射检查等项目时一定要检查双侧。

4. 体现医德和对病人的关怀。注意着装整洁，举止大方，言语温和，体检认真细致。注意操作前后向被检者告知；操作过程主动轻柔，有爱护被检者的动作（1 分），如用手捂热听诊器等。

第一部分　中医技术操作

一、针灸常用腧穴定位

（一）考试介绍

考查针灸穴位体表定位。本类考题与本部分第二、三考题 3 选 1 抽题作答，每份试卷 1 题，每题 10 分，共 10 分。

【样题】叙述并指出地机、条口、少商的定位。

【参考答案】地机在小腿内侧，阴陵泉下 3 寸，胫骨内侧缘后际。条口在小腿外侧，犊鼻下 8 寸，犊鼻与解溪连线上。少商在手拇指末节桡侧，指甲根角侧上方 0.1 寸。

（二）考点汇总

2016 年版大纲新增穴位考点：考点 16：肩井；考点 24：十宣；考点 26：后溪；考点 37：环跳；考点 42：阴陵泉。

1. ★★★ 头面部穴位体表定位

考点	腧穴	所属经络		定位
考点 1	百会	督脉	在头部	前发际正中直上 5 寸
考点 2	迎香	手阳明大肠经	在面部	鼻翼外缘中点旁，鼻唇沟中
考点 3	地仓	足阳明胃经		口角旁开 0.4 寸（指寸）
考点 4	下关			颧弓下缘中央与下颌切迹之间凹陷中
考点 5	听宫	手太阳小肠经		耳屏正中与下颌骨髁突之间的凹陷中
考点 6	水沟	督脉		人中沟的上 1/3 与下 2/3 交界点处
考点 7	风池	足少阳胆经	在颈后区	枕骨之下，胸锁乳突肌上端与斜方肌上端之间的凹陷中

2. ★★★ 胸腹腰背部穴位体表定位

考点	腧穴	所属经络		定位
考点 8	膻中	任脉	在胸部	横平第 4 肋间隙，前正中线上
考点 9	期门	足厥阴肝经		第 6 肋间隙，前正中线旁开 4 寸

续表

考点	腧穴	所属经络	定位	
考点 10	中脘	任脉	在上腹部	脐中上 4 寸，前正中线上
考点 11	神阙		在脐区	脐中央
考点 12	中极		在下腹部	脐中下 4 寸，前正中线上
考点 13	关元			脐中下 3 寸，前正中线上
考点 14	气海			脐中下 1.5 寸，前正中线上
考点 15	天枢	足阳明胃经	在腹部	横平脐中，前正中线旁开 2 寸
考点 16	肩井	足少阳胆经	在肩胛区	第 7 颈椎棘突与肩峰最外侧点连线的中点
考点 17	大椎	督脉	在脊柱区	第 7 颈椎棘突下凹陷中，后正中线上
考点 18	夹脊	经外奇穴		第 1 胸椎至第 5 腰椎棘突下两侧，后正中线旁开 0.5 寸，一侧 17 穴
考点 19	肺俞	足太阳膀胱经		第 3 胸椎棘突下，后正中线旁开 1.5 寸
考点 20	膈俞			第 7 胸椎棘突下，后正中线旁开 1.5 寸
考点 21	胃俞			第 12 胸椎棘突下，后正中线旁开 1.5 寸
考点 22	肾俞			第 2 腰椎棘突下，后正中线旁开 1.5 寸
考点 23	命门	督脉		第 2 腰椎棘突下凹陷中，后正中线上

3. ★★★上肢部位穴位体表定位

考点	腧穴	所属经络	定位	
考点 24	十宣	经外奇穴	在手指	十指尖端，距指甲游离缘 0.1 寸（指寸），左右共 10 穴
考点 25	少商	手太阴肺经		拇指末节桡侧，指甲根角侧上方 0.1 寸（指寸）
考点 26	后溪	手太阳小肠经	在手内侧	第 5 掌指关节尺侧近端赤白肉际凹陷中
考点 27	神门	手少阴心经	在腕前区	腕掌侧远端横纹尺侧端，尺侧腕屈肌腱的桡侧缘
考点 28	大陵	手厥阴心包经		腕掌侧远端横纹中，掌长肌腱与桡侧腕屈肌腱之间

考点	腧穴	所属经络	定位	
考点29	合谷	手阳明大肠经	在手背	第1、2掌骨间,当第2掌骨桡侧的中点处。简便取穴法:以一手的拇指指间关节横纹放在另一手拇、食指之间的指蹼缘上,当拇指尖下是穴
考点30	列缺	手太阴肺经	在前臂	腕掌侧远端横纹上1.5寸,拇短伸肌腱与拇长展肌腱之间,拇长展肌腱沟的凹陷中。简便取穴法:两手虎口自然平直交叉,一手食指按在另一手桡骨茎突上,指尖下凹陷中是穴
考点31	孔最		在前臂前区	腕掌侧远端横纹上7寸,尺泽与太渊连线上
考点32	内关	手厥阴心包经		腕掌侧远端横纹上2寸,掌长肌腱与桡侧腕屈肌腱之间
考点33	外关	手少阳三焦经	在前臂后区	腕背侧远端横纹上2寸,尺骨与桡骨间隙中点
考点34	支沟			腕背侧远端横纹上3寸,尺骨与桡骨间隙中点
考点35	曲池	手阳明大肠经	在肘区	尺泽与肱骨外上髁连线的中点处
考点36	肩髃		在三角肌区	肩峰外侧缘前端与肱骨大结节两骨间凹陷中。简便取穴法:屈臂外展,肩峰外侧缘呈现前后两个凹陷,前下方的凹陷即是本穴

4. ★★★下肢部位穴位体表定位

考点	腧穴	所属经络	定位	
考点37	环跳	足少阳胆经	在臀部	股骨大转子最凸点与骶管裂孔连线的外1/3与内2/3交点处
考点38	血海	足太阴脾经	在股前区	髌底内侧端上2寸,股内侧肌隆起处。简便取穴法:患者屈膝,医者以左手掌心按于患者右膝髌骨上缘,第2~5指向上伸直,拇指约呈45°斜置,拇指尖下是穴
考点39	委中	足太阳膀胱经	在膝后区	腘横纹中点
考点40	三阴交	足太阴脾经	在小腿内侧	内踝尖上3寸,胫骨内侧缘后际
考点41	地机			阴陵泉下3寸,胫骨内侧缘后际
考点42	阴陵泉			胫骨内侧髁下缘与胫骨内侧缘之间的凹陷中

续表

考点	腧穴	所属经络		定位
考点43	足三里	足阳明胃经	在小腿外侧	犊鼻下3寸，胫骨前嵴外一横指处，犊鼻与解溪连线上
考点44	条口			犊鼻下8寸，胫骨前嵴外一横指
考点45	丰隆			外踝尖上8寸，胫骨前肌外缘，条口旁开1寸
考点46	阳陵泉	足少阳胆经		腓骨小头前下方凹陷中
考点47	悬钟			外踝尖上3寸，腓骨前缘
考点48	承山	足太阳膀胱经	在小腿后区	腓肠肌两肌腹与肌腱交角处
考点49	昆仑		在踝区	外踝尖与跟腱之间的凹陷中
考点50	太溪	足少阴肾经		内踝尖与跟腱之间的凹陷中
考点51	照海			内踝尖下1寸，内踝下缘边际凹陷中
考点52	行间	足厥阴肝经	在足背	第1、2趾间，趾蹼缘后方赤白肉际处
考点53	太冲			第1、2跖骨间，跖骨底结合部前方凹陷中，或触及动脉搏动
考点54	公孙	足太阴脾经	在跖区	第1跖骨基底部的前下方赤白肉际处
考点55	至阴	足太阳膀胱经	在足趾	小趾末节外侧，趾甲根角侧后方0.1寸（指寸）

（三）实战演练

1. 叙述并指出夹脊、神门、三阴交的定位。（2017、2016）

【参考答案】夹脊在脊柱区，第1胸椎至第5腰椎棘突下两侧，后正中线旁开0.5寸，一侧17穴。神门在腕前区，腕掌侧远端横纹尺侧端，尺侧腕屈肌腱的桡侧缘。三阴交在小腿内侧，内踝尖上3寸，胫骨内侧缘后际。

2. 叙述并指出百会、委中、肩髃的定位。（2017）

【参考答案】百会在头部，前发际正中直上5寸。委中在膝后区，腘横纹中点。肩髃在三角肌区，肩峰外侧缘前端与肱骨大结节两骨间凹陷中。简便取穴法：屈臂外展，肩峰外侧缘呈现前后两个凹陷，前下方的凹陷即是本穴。

3. 叙述并指出血海、胃俞、行间的定位。（2017）

【参考答案】血海在股前区，髌底内侧端上2寸，股内侧肌隆起处。简便取穴法：患者屈膝，医者以左手掌心按于患者右膝髌骨上缘，第2～5指向上伸直，拇指约呈45°斜置，拇指尖下是穴。胃俞在脊柱区，第12胸椎棘突下，后正中线旁开1.5寸。行间在足背，第1、2趾间，趾蹼缘后方赤白肉际处。

4. 叙述并指出内关、照海、大椎的定位。（2017）

【参考答案】内关在在前臂前区，腕掌侧远端横纹上2寸，掌长肌腱与桡侧腕屈肌腱之间。照海在踝区，内踝尖下 1 寸，内踝下缘边际凹陷中。大椎在脊柱区，第 7 颈椎棘突下凹陷中，后正中线上。

5. 叙述并指出中极、承山、下关的定位。（2017）

【参考答案】中极在下腹部，脐中下 4 寸，前正中线上。承山在小腿后区，腓肠肌两肌腹与肌腱交角处。下关在面部，颧弓下缘中央与下颌切迹之间凹陷中。

6. 叙述并指出条口、迎香、太溪的定位。（2017）

【参考答案】条口在小腿外侧，犊鼻下 8 寸，犊鼻与解溪连线上。迎香在面部，鼻翼外缘中点旁，鼻唇沟中。太溪在踝区，内踝尖与跟腱之间的凹陷中。

7. 叙述并指出阴陵泉、命门、少商的定位。（2017）

【参考答案】阴陵泉在小腿内侧，胫骨内侧髁下缘与胫骨内侧缘之间的凹陷中。命门在脊柱区，第 2 腰椎棘突下凹陷中，后正中线上。少商在手指，拇指末节桡侧，指甲根角侧上方 0.1 寸。

8. 叙述并指出昆仑、地机、丰隆的定位。（2016）

【参考答案】昆仑在踝区，外踝尖与跟腱之间的凹陷中。地机在小腿内侧，阴陵泉下 3 寸，胫骨内侧缘后际。丰隆在小腿外侧，外踝尖上 8 寸，胫骨前肌外缘，条口旁开 1 寸。

9. 叙述并指出支沟、天枢、迎香的定位。（2016）

【参考答案】支沟在前臂后区，腕背侧远端横纹上 3 寸，尺骨与桡骨间隙中点。天枢在腹部，横平脐中，前正中线旁开 2 寸。迎香在鼻翼外缘中点旁，鼻唇沟中。

10. 叙述并指出外关、列缺、肩井的定位。（2016）

【参考答案】外关在前臂后区，腕背侧远端横纹上 2 寸，尺骨与桡骨间隙中点。列缺在前臂，腕掌侧远端横纹上 1.5 寸，拇短伸肌腱与拇长展肌腱之间，拇长展肌腱沟的凹陷中。肩井在肩胛区，第 7 颈椎棘突与肩峰最外侧点连线的中点。

11. 叙述并指出环跳、至阴、尺泽的定位。（2016）

【参考答案】环跳在臀部，股骨大转子最凸点与骶管裂孔连线的外 1/3 与内 2/3 交点处。至阴在足趾，小趾末节外侧，趾甲根角侧后方 0.1 寸。尺泽在肘区，肘横纹上，肱二头肌腱桡侧缘凹陷中。

12. 叙述并指出中脘、公孙、地仓的定位。（2016）

【参考答案】中脘在上腹部，脐中上 4 寸，前正中线上。公孙在跖区，第 1 跖骨基底部的前下方赤白肉际处。地仓在面部，口角旁开 0.4 寸。

13. 叙述并指出定喘、肺俞、大陵的定位。（2016）

【参考答案】定喘在脊柱区，横平第 7 颈椎棘突下，后正中线旁开 0.5 寸。肺俞在脊柱区，第 3 胸椎棘突下，后正中线旁开 1.5 寸。大陵在腕前区，腕掌侧远端横纹中，掌长肌腱与桡侧腕屈肌腱之间。

14. 叙述并指出孔最、足三里、风池的定位。（2015）

【参考答案】孔最在前臂前区，腕掌侧远端横纹上 7 寸，尺泽与太渊连线上。足三里在小腿外侧，犊鼻下 3 寸，胫骨前嵴外一横指处，犊鼻与解溪连线上。风池在颈后区，枕骨之下，胸锁乳突肌上端与斜方肌上端之间的凹陷中。

15. 叙述并指出悬钟、十宣、太冲的定位。(2015)

【参考答案】悬钟在小腿外侧，外踝尖上3寸，腓骨前缘。十宣在手指，十指尖端，距指甲游离缘0.1寸（指寸），左右共10穴。太冲在足背，第1、2跖骨间，跖骨底结合部前方凹陷中，或触及动脉搏动。

16. 叙述并指出膻中、攒竹、膈俞的定位。(2015)

【参考答案】膻中在胸部，横平第4肋间隙，前正中线上。攒竹在面部，眉头凹陷中，额切迹处。膈俞在脊柱区，第7胸椎棘突下，后正中线旁开1.5寸。

17. 叙述并指出阳陵泉、中极、大陵的定位。(2015)

【参考答案】阳陵泉在小腿外侧，腓骨小头前下方凹陷中。中极在下腹部，脐中下4寸，前正中线上。大陵在腕前区，腕掌侧远端横纹中，掌长肌腱与桡侧腕屈肌腱之间。

18. 叙述并指出后溪、太冲、列缺的定位。(2015)

【参考答案】后溪在手内侧，第5掌指关节尺侧近端赤白肉际凹陷中。太冲在足背，第1、2跖骨间，跖骨底结合部前方凹陷中，或触及动脉搏动。列缺在前臂，腕掌侧远端横纹上1.5寸，拇短伸肌腱与拇长展肌腱之间，拇长展肌腱沟的凹陷中。

19. 叙述并指出命门、关元、委中的定位。(2015)

【参考答案】命门在脊柱区，第2腰椎棘突下凹陷中，后正中线上。关元在下腹部，脐中下3寸，前正中线上。委中在膝后区，腘横纹中点。

20. 叙述并指出承山、气海、听宫的定位。(2015)

【参考答案】承山在小腿后区，腓肠肌两肌腹与肌腱交角处。气海在下腹部，脐中下1.5寸，前正中线上。听宫在面部，耳屏正中与下颌骨髁突之间的凹陷中。

21. 叙述并指出中脘、梁丘、印堂的定位。(2015)

【参考答案】中脘在上腹部，脐中上4寸，前正中线上。梁丘在股前区，髌底上2寸，股外侧肌与股直肌肌腱之间。印堂在头部，两眉毛内侧端中间的凹陷中。

22. 叙述并指出合谷、迎香、肾俞的定位。(2014)

【参考答案】合谷在手背，第1、2掌骨间，当第2掌骨桡侧的中点处。简便取穴法：以一手的拇指指间关节横纹放在另一手拇、食指之间的指蹼缘上，当拇指尖下是穴。迎香在面部，鼻翼外缘中点旁，鼻唇沟中。肾俞在脊柱区，第2腰椎棘突下，后正中线旁开1.5寸。

二、 针灸临床技术操作

(一) 考试介绍

考查针灸、拔罐、推拿等临床技术操作。本类考题与本部分第一、三考题3选1抽题作答，每份试卷1题，每题10分，共10分。

【样题】叙述并演示夹持进针法操作。

【参考答案】①消毒：腧穴、皮肤、医生双手常规消毒。②持针：押手拇、食指持消毒干棉球捏住针身下段，以针尖端露出 0.3～0.5cm 为宜，刺手拇、食、中三指指腹夹持针柄，使针身垂直。④刺入：将针尖固定在腧穴皮肤表面，刺手捻转针柄，押手下压，双手配合，同时用力，迅速将针刺入腧穴皮下，本法适用于长针的进针。

（二）考点汇总

1. 毫针法

考点 1★★★ 进针法

（1）单手进针法

①消毒：腧穴、皮肤、医生双手常规消毒。②持针：拇、食指持针，中指指腹抵住针身下段，使中指指端比针尖略长出或齐平。③指抵皮肤：对准穴位，中指指端紧抵腧穴皮肤。④刺入：拇、食指向下用力按压刺入，中指随之屈曲，快速将针刺入。刺入时应保持针身直而不弯。

（2）双手进针法

1）指切进针法

①消毒：腧穴、皮肤、医生双手常规消毒。②押手固定穴区皮肤：押手拇指或食指指甲切掐固定腧穴处皮肤。③持针：刺手拇、食、中指三指指腹夹持针柄。④刺入：将针身紧贴押手指甲缘快速刺入，本法适宜于短针的进针。

2）夹持进针法

①消毒：腧穴、皮肤、医生双手常规消毒。②持针：押手拇、食指持消毒干棉球捏住针身下段，以针尖端露出 0.3～0.5cm 为宜，刺手拇、食、中三指指腹夹持针柄，使针身垂直。④刺入：将针尖固定在腧穴皮肤表面，刺手捻转针柄，押手下压，双手配合，同时用力，迅速将针刺入腧穴皮下，本法适用于长针的进针。

3）提捏进针法

①消毒：腧穴、皮肤、医生双手常规消毒。②押手提捏穴旁皮肉：押手拇、食指轻轻捏提腧穴近旁的皮肉，提捏的力度大小要适当。③持针：刺手拇、食、中指三指指腹夹持针柄。④刺入：刺手持针快速刺入腧穴，刺入时常与平刺结合。本法适用于皮肉浅薄部位的腧穴进针。

4）舒张进针法

①消毒：腧穴、皮肤、医生双手常规消毒。②押手绷紧皮肤：以押手拇、食指或食、中指把腧穴处皮肤向两侧轻轻撑开，使之绷紧，两指间的距离要适当。③持针：刺手拇、食、中指三指指腹夹持针柄。④刺入：刺手持针，于押手两指间的腧穴处迅速刺入。

考点 2★★★ 针刺的角度

刺法	操作要点
直刺	进针时针身与皮肤表面呈 90°垂直刺入，适用于大部分的腧穴
斜刺	进针时针身与皮肤表面呈 45°左右倾斜刺入，适用于肌肉浅薄处或内有重要脏器，或不宜直刺、深刺的腧穴
平刺	进针时针身与皮肤表面呈 15°左右沿皮刺入，适用于皮薄肉少部位的腧穴

考点3★★★ 行针手法

行针手法		操作要点
基本手法	提插法	①消毒：腧穴皮肤、医生双手常规消毒。②刺入毫针：将毫针刺入腧穴的一定深度。③实施提插操作：插是将针由浅层向下刺入深层的操作，提是从深层向上引退至浅层的操作。如此反复地上提下插
	捻转法	①消毒：腧穴皮肤、医生双手常规消毒。②刺入毫针：将毫针刺入腧穴的一定深度。③实施捻转操作：针身向前向后持续均匀来回捻转。要保持针身在腧穴基点上左右旋转运动。如此反复地捻转
辅助手法	循法	①确定腧穴所在的经脉及其循行路线。②循按或拍叩，用拇指指腹，或第二、三、四指并拢后用第三指的指腹，沿腧穴所属经脉的循行路线或穴位的上下左右进行循按或拍叩。③反复操作数次，以穴周肌肉得以放松或出现针感或循经感传为度
	弹法	①进针后刺入一定深度。②以拇指与食指相交呈环状，食指指甲缘轻抵拇指指腹。③弹叩针柄：将食指指甲面对准针柄或针尾，轻轻弹叩，使针体微微震颤。也可以拇指与其他手指配合进行操作。④弹叩数次
	刮法	①进针后刺入一定深度。②用拇指指腹或食指指腹轻抵针尾。③用食指指甲或拇指指甲或中指指甲频频刮动针柄。可由针根部自下而上刮，也可由针尾部自上而下刮，使针身产生轻度震颤。④反复刮动数次
	摇法 直立针身	①采用直刺进针。②刺入一定深度。③手持针柄，如摇辘轳状呈划圈样摇动，或如摇橹状进行前后或左右摇动。④反复摇动数次
	摇法 卧倒针身	①采用斜刺或平刺进针。②刺入一定深度。③手持针柄，如摇橹状进行左右摇动。④反复摇动数次
	飞法	①刺入一定深度。②轻微捻搓针柄数次，然后快速张开两指，一捻一放，如飞鸟展翅之状。③反复操作数次
	震颤法	①进针后刺入一定深度。②刺手拇、食二指或拇、食、中指夹持针柄。③实施提插捻转：小幅度、快频率地提插、捻转，如手颤之状，使针身微微颤动

考点4 得气（2016年版大纲新增考点）

当出现经气感应时，医患双方会同时有不同的感觉。医者：针下有徐和或沉紧感。患者：①针刺处出现相应的酸、麻、胀、重感，这是最常见的感觉。②向着一定的方向和部位传导和扩散的感觉。③出现循经性肌肤震颤、不自主的肢体活动。④出现循经性皮疹带或红、白线等现象。⑤出现热感、凉感、痒感、触电感、气流感、水波感、跳跃感、蚁行感、抽搐及痛感。若无经气感应而不得气时，医者则感到针下空虚无物，患者亦无酸、麻、胀、重等感觉。

考点5★★★ 针刺补泻

补泻手法		操作要点
捻转补泻	补法	①进针，行针得气。②捻转角度小，频率慢，用力轻。结合拇指向前、食指向后（左转）用力为主。③反复捻转。④操作时间短
	泻法	①进针，行针得气。②捻转角度大，频率快，用力重。结合拇指向后、食指向前（右转）用力为主。③反复捻转。④操作时间长
提插补泻	补法	①进针，行针得气。②先浅后深，重插轻提，提插幅度小，频率慢。③反复提插。④操作时间短
	泻法	①进针，行针得气。②先深后浅，轻插重提，提插幅度大，频率快。③反复提插。④操作时间长
徐疾补泻	补法	①进针时徐徐刺入。②留针期间少捻转。③疾速出针
	泻法	①进针时疾速刺入。②留针期间多捻转。③徐徐出针
迎随补泻	补法	进针时针尖随着经脉循行去的方向刺入
	泻法	进针时针尖迎着经脉循行来的方向刺入
呼吸补泻	补法	病人呼气时进针，吸气时出针
	泻法	病人吸气时进针，呼气时出针
开阖补泻	补法	出针后迅速按闭针孔
	泻法	出针时摇大针孔不加按闭
平补平泻		①进针，行针得气。②施予均匀的提插、捻转手法，即每次提插的幅度、捻转的角度要基本一致，频率适中，节律和缓，针感强弱适当

2. 艾灸法

考点1★★★ 艾炷灸

艾炷灸		操作要点
直接灸	瘢痕灸（化脓灸）	①选择体位，定取腧穴：以仰卧位或俯卧位为宜，充分暴露待灸部位。②穴区皮肤消毒、涂擦黏附剂：对腧穴皮肤进行常规消毒，再将所灸穴位处涂以少量的大蒜汁或医用凡士林或少量清水。③点燃艾炷，每炷要燃尽：将艾炷平稳放置于腧穴上，用线香点燃艾炷顶部，待其自燃。要求每个艾炷都燃尽，除灰，更换新艾炷继续施灸，灸满规定壮数为止。④轻轻拍打穴旁，减轻施灸疼痛。⑤灸后预防感染：灸毕要在施灸处贴敷消炎药膏，用无菌纱布覆盖局部，外用胶布固定，以防感染。⑥形成灸疮，待其自愈：灸后局部皮肤黑硬，周边红晕，继而起水泡。一般在7日左右局部出现无菌性炎症，其脓汁清稀色白，形成灸疮。灸疮5~6周自行愈合，留有瘢痕
	无瘢痕灸（非化脓灸）	①选择体位，定取腧穴：采取仰卧位或俯卧位，充分暴露待灸部位。②涂擦黏附剂：用棉签蘸少许大蒜汁或医用凡士林或清水涂于穴区皮肤，用以黏附艾炷。③点燃艾炷，每炷不可燃尽：将艾炷平置于腧穴上，用线香点燃艾炷顶部，待其自燃。要求每个艾炷不可燃尽，当艾炷燃剩1/3，患者感觉局部有灼痛时，即可易炷再灸。④掌握灸量：灸满规定壮数为止。一般应灸至腧穴局部皮肤呈现红晕而不起泡为度

艾炷灸		操作要点
间接灸	隔姜灸	①制备姜片：切取生姜片，每片直径2~3cm，厚0.2~0.3cm，中间以针刺数孔。②选取适宜体位，充分暴露待灸腧穴。③放置姜片和艾炷，点燃艾炷：将姜片置于穴上，把艾炷置于姜片中心，点燃艾炷尖端，任其自燃。④调适温度：如患者感觉施灸局部灼痛不可耐受，术者可用镊子将姜片一侧夹住端起，稍待片刻，重新放下再灸。⑤更换艾炷和姜片：艾炷燃尽，除去艾灰，更换艾炷依前法再灸。⑥掌握灸量：一般每穴灸6~9壮，至局部皮肤潮红而不起泡为度，灸毕去除姜片及艾灰
	隔蒜灸	①制备蒜片：选用鲜大蒜头，切成厚约0.2~0.3cm的薄片，中间以针刺数孔（捣蒜如泥亦可）。②选取适宜体位，充分暴露待灸腧穴。③放置蒜片和艾炷，点燃艾炷：将蒜片置于穴上，把艾炷置于蒜片中心，点燃艾炷尖端，任其自燃。④调适温度：如患者感觉局部灼痛不可耐受，术者可用镊子将蒜片一侧夹住端起，稍待片刻，重新放下再灸。⑤更换艾炷和蒜片：艾炷燃尽，除去艾灰，更换艾炷依前法再灸。施灸数壮后，蒜片焦干萎缩时，应置换新的蒜片。⑥掌握灸量：一般每穴灸5~7壮，至局部皮肤潮红而不起泡为度。灸毕去除蒜片及艾灰
	隔盐灸	①选择体位，定取腧穴：宜取仰卧位，身体放松。②食盐填脐：取纯净干燥的食盐适量，将脐窝填平，也可于盐上再放置一姜片。③放置艾炷：将艾炷置于盐上（或姜片上），点燃艾炷尖端，任其自燃。④调适温度，更换艾炷：若患者感觉施灸局部灼热不可耐受，术者用镊子夹去残炷，换炷再灸。⑤掌握灸量：如上反复施灸，灸满规定壮数，一般灸5~9壮。⑥灸毕，除去艾灰、食盐
	隔附子饼灸	①制备附子饼：将附子研成细末用黄酒适量调成泥状，做成直径约3cm、厚约0.8cm的圆饼，中间用针穿刺数孔备用。②选取适宜体位，充分暴露待灸腧穴。③放置附子饼及艾炷：先将附子饼置于穴上，再将中号或大号艾炷置于附子饼上，点燃艾炷尖端，任其自燃。④更换艾炷：艾炷燃尽，去艾灰，更换艾炷，依前法再灸。施灸中，若感觉施灸局部灼痛不可耐受，术者用镊子将附子饼一端夹住端起，稍待片刻，重新放下再灸。⑤灸量掌握：灸完规定壮数为止，一般每穴灸3~9壮。⑥灸毕去除附子片及艾灰

考点2★★★ 艾条灸

（1）温和灸

①选取适宜体位，充分暴露待灸腧穴。②点燃艾卷：选用纯艾卷，将其一端点燃。③燃艾施灸：术者手持艾卷的中上部，将艾卷燃烧端对准腧穴，距腧穴皮肤2~3cm进行熏烤，艾卷与施灸处皮肤的距离应保持相对固定。注意：若患者感到局部温热舒适可固定不动，若感觉太烫可加大与皮肤的距离，若遇到小儿或局部知觉减退者，医者可将食、中两指，置于施灸部位两侧，通过医者的手指来测知患者局部受热程度，以便随时调节施灸时间和距离，防止烫伤。④把握灸量：灸至局部皮肤出现红晕，有温热感而无灼痛为度，一般每穴灸5~10分钟。⑤灸毕熄灭艾火。

（2）雀啄灸

①选取适宜体位，充分暴露待灸腧穴。②点燃艾卷：选用纯艾卷，将其一端点燃。③术者手持艾卷的中上部，将艾卷燃烧端对准腧穴，像麻雀啄米样一上一下移动，使艾卷燃烧端与皮肤的距离远近不一。动作要匀速，起落幅度应大小一致。④燃艾施灸，如此反复操作，给予施灸局部以变量刺激，若遇到小儿或局部知觉减退者，术者应以食指和中指，置于施灸部位两侧，通过医者的手指来测知患者局部受热程度，以便随时调节施灸时间和距离，防止烫伤。⑤把握灸量：灸至皮肤出现红晕，有温热感而无灼痛为度，一般灸5~10分钟。⑥灸毕熄灭艾火。

（3）回旋灸

①选取适宜体位，充分暴露待灸腧穴。②点燃艾卷：选用纯艾卷，将其一端点燃。③燃艾施灸：术者手持艾卷的中上部，将艾卷燃烧端对准腧穴，与施灸部位的皮肤保持相对固定的距离（一般在3cm左右），左右平行移动或反复旋转施灸，动作要匀速。若遇到小儿或局部知觉减退者，术者应以食指和中指，置于施灸部位两侧，通过医者的手指来测知患者局部受热程度，以便随时调节施灸时间和距离，防止烫伤。④把握灸量：灸至皮肤出现红晕，有温热感而无灼痛为度，一般灸5~10分钟。⑤灸毕熄灭艾火。

考点3★★★ 温针灸

①准备艾卷或艾绒。截取2cm艾卷一段，将一端中心扎一小孔，深1~1.5cm。也可选用艾绒，艾绒要柔软，易搓捏。②选取适宜体位，充分暴露待灸腧穴。③针刺得气留针：腧穴常规消毒，直刺进针，行针得气，将针留在适当的深度。④插套艾卷或搓捏艾绒，点燃：将艾卷有孔的一端经针尾插套在针柄上，插牢，不可偏歪，或将少许艾绒搓捏在针尾上，要捏紧，不可松散，以免滑落，点燃施灸。⑤艾卷燃尽去灰，重新置艾：待艾卷或艾绒完全燃尽成灰时，将针稍倾斜，把艾灰掸落在容器中，每穴每次可施灸1~3壮。⑥待针柄冷却后出针。

3. 拔罐法

考点1★闪罐法

①选取适宜体位，充分暴露待拔腧穴。②选用大小适宜的罐具。③用止血钳或镊子夹紧95%的酒精棉球，点燃，使棉球在罐内壁中段绕1~3圈或短暂停留后迅速退出，迅速将罐扣在应拔的部位，再立即将罐起下。④如此反复多次地拔住起下、起下拔住。⑤拔至施术部位皮肤潮红、充血或瘀血为度。

考点2★留罐法（坐罐法）

①选取适宜体位，充分暴露待拔腧穴。②选用大小适宜的罐具。③用止血钳或镊子夹住95%的酒精棉球，点燃，使棉球在罐内壁中段绕1~3圈或短暂停留后迅速退出，迅速将罐扣在应拔的部位，即可吸住。④留罐时间，以局部皮肤红润、充血或瘀血为度，一般为10~15分钟。⑤起罐时，一手握罐，另一手用拇指或食指按压罐口周围的皮肤，使之凹陷，空气进入罐内，罐体自然脱下。

考点3★★ 走罐法

①选取适宜体位，充分暴露待拔腧穴。②选择大小适宜的玻璃罐。③在施术部位涂抹适量的润滑剂，如凡士林、水，也可选择红花油等润滑剂。④先用闪火法将罐吸拔在施术部位上，然后用单手或双手握住罐体，在施术部位上下、左右往返推移，走罐时，可将罐口的前进侧的边缘稍抬起，另一侧边缘稍着力，以利于罐子的推拉。⑤反复操作，至施术部位红润、充血甚至瘀血为度。⑥起罐时，一手握罐，另一手用拇指或食指按压罐口周围的皮肤，使之凹陷，空气进入罐内，罐体自然脱下。

考点4★ 刺血拔罐法（刺络拔罐法）

①选取适宜体位，充分暴露待拔腧穴。②选择大小适宜的玻璃罐备用。③消毒施术部位，刺络出血：医者戴消毒手套，用碘伏消毒施术部位，持三棱针（或一次性注射针头）点刺局部使之出血，或用皮肤针叩刺出血。④用闪罐法留罐，留置10~15分钟后起罐。⑤起罐时不能迅猛，避免罐内污血喷射而污染周围环境，用消毒棉签清理皮肤上残留血液，清洗火罐后进行消毒处理。

考点5★ 留针拔罐法（针罐法）

①选取适宜体位，充分暴露待拔腧穴。②选择大小适宜的玻璃罐备用。③毫针直刺到一定深度，行针、得气、留针。④用闪罐法以针刺点为中心留罐，一般留罐10~15分钟，以局部皮肤潮红、充血或瘀血为度。⑤起罐后出针。

4. 其他针法

考点1★ 三棱针法

（1）点刺法

①选取适宜体位，充分暴露待针腧穴。②医者戴消毒手套。③使施术部位充血。可先在针刺部位及其周围，轻轻地推、揉、挤、捋，使局部充血。④穴区皮肤常规消毒。⑤医者用一手固定点刺部位，另一手持针，露出针尖3~5mm，对准点刺部位快速刺入，迅速出针，一般刺入2~3mm。⑥轻轻挤压针孔周围，使之适量出血或出黏液。⑦用消毒干棉球按压针孔。可在点刺部位贴敷创可贴。

（2）散刺法（豹纹刺）

①选取适宜体位，充分暴露待针腧穴。②医者戴消毒手套。③穴区皮肤常规消毒。④根据病变部位大小，由病变外缘呈环形向中心部位进行点刺，一般点刺10~20针。⑤点刺后，可见点状出血，若出血不明显，可加用留罐法以增加出血量，放出适量血液（或黏液）。⑥用消毒干棉球按压针孔。施术部位面积较大时，可敷无菌敷料。

（3）刺络法

①选择适宜的体位，确定血络。②医者戴消毒手套。③使血络充盈：肘、膝部静脉处放血时，一般要捆扎橡皮管。将橡皮管结扎在针刺部位的上端（近心端），以使血络怒张显现。其他部位则不方便结扎，为使血络充盈，也可轻轻拍打血络处。④将血络处皮肤严格消毒。⑤一手拇指按压在被刺部位的下端，使血络位置相对固定，一手持针，对准针刺部位，顺血络走向，斜向上与之呈45°左右刺入，以刺穿血络前壁为度，一般刺入2~3mm，然后迅速出针。⑥根据病情需要，使其流出一定量的血液。也

可轻轻按压静脉上端，以助瘀血外出。⑦松开橡皮管，待出血自然停止。⑧以消毒干棉球按压针孔，并以75%酒精棉球清除创口周围的血液。

（4）挑刺法

①选取适宜体位，充分暴露待针腧穴。②医者戴消毒手套。③局部皮肤严格消毒。④挑破表皮，挑断皮下纤维组织：医者一手按压进针部位两侧或捏起皮肤使之紧绷固定，另一手持针迅速刺入皮肤1~2mm，随即倾斜针身挑破表皮，使之出少量血液或黏液。也可再刺入2~5mm，倾斜针身使针尖轻轻挑起，挑断皮下纤维组织。⑤出针，用无菌敷料覆盖创口。

考点2★ 皮肤针法

①选取适宜体位，充分暴露待针腧穴。②穴区皮肤常规消毒。③软柄、硬柄皮肤针持针姿势不同。硬柄皮肤针持针式：用拇指和中指夹持针柄两侧，食指置于针柄中段上面，无名指和小指将针柄末端固定于大小鱼际之间。软柄皮肤针持针式：将针柄末端置于掌心，拇指居上，食指在下，中指、无名指、小指呈握拳状固定针柄末端。④叩刺：叩刺时，主要运用腕力，要求针尖垂直叩击皮肤，并立即弹起，如此反复操作。⑤用无菌干棉球或棉签擦拭。

5. 推拿技术

考点1★★★ 㨰法

分类	操作要点
小鱼际㨰法	拇指自然伸直，余指自然屈曲，无名指与小指的掌指关节屈曲约90°，余指屈曲的角度则依次减小，手背沿掌横弓排列呈弧面，以第五掌指关节背侧为吸定点吸附于体表施术部位上。以肘关节为支点，前臂主动做推旋运动，带动腕关节做较大幅度的屈伸活动，使小鱼际和手背尺侧部在施术部位上持续不断地来回滚动
立㨰法	以第五掌指关节背侧为吸定点，以第四掌指关节至第五掌骨基底部与掌指尺侧缘形成的扇形区域为滚动着力面，腕关节略屈向尺侧，余准备形态同㨰法。其手法运动过程亦同㨰法
拳㨰法	拇指自然伸直，余指半握空拳状，以食指、中指、无名指和小指的第一节指背着力于施术部位上。肘关节屈曲20°~40°，前臂主动施力，在旋前圆肌参与的情况下，单纯进行推拉摆动，带动腕关节做无尺、桡侧偏移的屈伸活动，使食指、中指、无名指和小指的第一节指背、掌指关节背侧、指间关节背侧为滚动着力面，在施术部位上进行持续不断的滚动

考点2★★★ 揉法

分类	操作要点
大鱼际揉法	沉肩，腕关节放松，呈微屈或水平状。大拇指内收，四指自然伸直，用大鱼际附着于施术部位上。以肘关节为支点，前臂做主动运动，带动腕关节摆动，使大鱼际在治疗部位上做轻缓柔和的上下、左右或轻度环旋揉动，并带动该处的皮下组织一起运动

分类	操作要点
掌根揉法	肘关节微屈，腕关节放松并略背伸，手指自然弯曲，亦可双掌重叠，以掌根部附着于施术部位。以肘关节为支点，前臂做主动运动，带动腕及手掌连同前臂做小幅度的回旋揉动，并带动该处的皮下组织一起运动
中指揉法	中指伸直，食指搭于中指远端指间关节背侧，腕关节微屈，用中指罗纹面着力于一定的治疗部位或穴位。以肘关节为支点，前臂做主动运动，通过腕关节使中指罗纹面在施术部位上做轻柔的小幅度的环旋运动
三指揉法	食、中、无名指并拢，三指罗纹面着力，操作术式与中指揉法相同
拇指揉法	以拇指罗纹面着力于施术部位，余四指置于相应的位置以支撑助力，腕关节微悬。拇指及前臂部主动施力，使拇指罗纹面在施术部位上做轻柔的环旋揉动

考点 3 ★★★ 按法

分类	操作要点
指按法	以拇指罗纹面着力于施术部位，余四指张开，置于相应位置以支撑助力，腕关节屈曲 40°~60°。拇指主动用力，垂直向下按压。当按压力达到所需的力度后，要稍停片刻，然后松劲撤力，再做重复按压，使按压动作既平稳又有节奏性
掌按法	以单手或双手掌面置于施术部位。以肩关节为支点，利用身体上半部的重量，通过上、前臂传至手掌部，垂直向下按压，用力原则同指按法

考点 4 ★★★ 推法

分类		操作要点
指推法	拇指端推法	以拇指端着力于施术部位或穴位上，余四指置于对侧或相应的位置以固定，腕关节略屈并向尺侧偏斜。拇指及腕部主动施力，向拇指端方向呈短距离单向直线推进
	拇指平推法	以拇指罗纹面着力于施术部位或穴位上，余四指置于其前外方以助力，腕关节略屈曲。拇指及腕部主动施力，向其食指方向呈短距离、单向直线推进，在推进的过程中，拇指罗纹面的着力部分应逐渐偏向桡侧，且随着拇指的推进，腕关节应逐渐伸直
	三指推法	食、中、无名指并拢，以指端部着力于施术止，腕关节略屈。前臂部主动施力，通过腕关节及掌部使食、中及无名三指向指端方向做单向直线推进
掌推法		以掌根部着力于施术部位，腕关节略背伸，肘关节伸直。以肩关节为支点，上臂部主动施力，通过肘、前臂、腕，使掌根部向前方做单方向直线推进
拳推法		手握实拳，以食指、中指、无名指及小指四指的近侧指间关节的突起部着力于施术部位，腕关节挺紧伸直，肘关节略屈，以肘关节为支点，前臂主动施力，向前呈单方向直线推进
肘推法		屈肘，以肘关节尺骨鹰嘴突起部着力于施术部位，另一侧手臂抬起，以掌部扶握屈肘侧拳顶以固定助力。以肩关节为支点，腰部发力，上臂部主动施力，做较缓慢的单方向直线推进

考点5★★★ 拿法

以拇指和其余手指的指面相对用力，捏住施术部位肌肤并逐渐收紧、提起，腕关节放松。以拇指同其他手指的对合力进行轻重交替、连续不断地提捏并施以揉动。

考点6★★★ 抖法（2016年版大纲新增考点）

分类	操作要点
抖上肢法	受术者取坐位或站立位，肩臂部放松。术者站在其前外侧，身体略为前俯。用双手握住其腕部，慢慢将被抖动的上肢向前外方抬起至60°左右，然后两前臂微用力做连续的小幅度上下抖动，使抖动所产生的抖动以波浪般传递到肩部。或术者以一手按其肩部，另一手握住其腕，做连续不断地小幅度上下抖动，抖动中可结合被操作肩关节的前后方向活动。此法又称上肢提抖法
抖下肢法	受术者仰卧位，下肢放松。术者站其足端，用双手分别握住受术者两足踝部，将两下肢抬起，离开床面30cm左右，然后上、前臂同时施力，做连续的上下抖动，使其下肢及髋部有舒松感。两下肢可同时操作，亦可单侧操作
抖腰法	受术者俯卧位，两手拉住床头或由助手固定其两腋部。以两手握住其两足踝部，两臂伸直，身体后仰，与助手相对用力，牵引其腰部。待其腰部放松后，身体前倾，以准备抖动。其后随身体起立之势，瞬间用力，做1~3次较大幅度的抖动，使抖动之力作用于腰部，使其产生较大幅度的波浪状运动

考点7★★★ 捏脊法（2016年版大纲新增考点）

分类	操作要点
拇指前位捏脊法	双手半握空拳状，腕关节略背伸，以食、中、无名和小指的背侧置于脊柱两侧，拇指伸直前按，并对准食指中节处。以拇指的罗纹面和食指的桡侧缘将皮肤捏起，并进行提捻，然后向前推行移动。在向前移动捏脊的过程中，两手拇指要交替前按，同时前臂要主动用力，推动食指桡侧缘前行，两者互为配合，从而交替捏提捻动前行
拇指后位捏脊法	两手拇指伸直，两指端分置于脊柱两侧，指面向前，两手食、中指前按，腕关节微屈，以两手拇指与食、中指罗纹面将皮肤捏起，并轻轻提捻，然后向前推行移动。在向前移动的捏脊过程中，两手拇指要前推，而食指、中指则交替前按，两者相互配合，从而交替捏提捻动前行

（三）实战演练

1. 叙述并演示掌按法的操作。（2017、2015）

【参考答案】以单手或双手掌面置于施术部位。以肩关节为支点，利用身体上半部的重量，通过上、前臂传至手掌部，垂直向下按压，用力原则同指按法。

2. 叙述并演示毫针提插泻法的操作。（2017）

【参考答案】①进针，行针得气。②先深后浅，轻插重提，提插幅度大，频率快。③反复操作。④操作时间长。

3. 叙述并演示腰部擦法的操作。（2017、2015）

【参考答案】拇指自然伸直，余指自然屈曲，无名指与小指的掌指关节屈曲约90°，余指屈曲的角度则依次减小，手背沿掌横弓排列呈弧面，以第五掌指关节背侧为吸定点吸附于腰部肌肉上。以肘关节为支点，前臂主动做推旋运动，带动腕关节做较大幅度的屈伸活动，使小鱼际和手背尺侧部在腰部持续不断地来回滚动。

4. 叙述并演示掌推下肢的操作。（2017、2016）

【参考答案】以掌根部着力于下肢肌肉处，腕关节略背伸，肘关节伸直。以肩关节为支点，上臂部主动施力，通过肘、前臂、腕，使掌根部向前方做单方向直线推进。

5. 叙述并演示回旋灸的操作。（2017、2014、2013）

【参考答案】①选取适宜体位，充分暴露待灸腧穴。②点燃艾卷：选用纯艾卷，将其一端点燃。③燃艾施灸：术者手持艾卷的中上部，将艾卷燃烧端对准腧穴，与施灸部位的皮肤保持相对固定的距离（一般在3cm左右），左右平行移动或反复旋转施灸，动作要匀速。若遇到小儿或局部知觉减退者，术者应以食指和中指，置于施灸部位两侧，通过医者的手指来测知患者局部受热程度，以便随时调节施灸时间和距离，防止烫伤。④把握灸量：灸至皮肤出现红晕，有温热感而无灼痛为度，一般灸5～10分钟。⑤灸毕熄灭艾火。

6. 叙述并演示针刺角度及适应证。（2017、2016、2015、2013）

【参考答案】直刺是指进针时针身与皮肤表面呈90°垂直刺入，适用于大部分的腧穴。斜刺是指进针时针身与皮肤表面呈45°左右倾斜刺入，适用于肌肉浅薄处或内有重要脏器，或不宜直刺、深刺的腧穴。平刺是指进针时针身与皮肤表面呈15°左右沿皮刺入，适用于皮薄肉少部位的腧穴。

7. 叙述并演示上肢抖动法的操作。（2017）

【参考答案】受术者取坐位或站立位，肩臂部放松。术者站在其前外侧，身体略为前俯。用双手握住其腕部，慢慢将被抖动的上肢向前外方抬起至60°左右，然后两前臂微用力做连续的小幅度上下抖动，使抖动所产生的抖动波浪般地传递到肩部。或术者以一手按其肩部，另一手握住其腕，做连续不断地小幅度上下抖动，抖动中可结合被操作肩关节的前后方向活动。此法又称上肢提抖法。

8. 叙述并演示隔姜灸的操作。（2017）

【参考答案】①制备姜片：切取生姜片，每片直径2～3cm，厚0.2～0.3cm，中间以针刺数孔。②选取适宜体位，充分暴露待灸腧穴。③放置姜片和艾炷，点燃艾炷：将姜片置于穴上，把艾炷置于姜片中心，点燃艾炷尖端，任其自燃。④调适温度：如患者感觉施灸局部灼痛不可耐受，术者可用镊子将姜片一侧夹住端起，稍待片刻，重新放下再灸。⑤更换艾炷和姜片：艾炷燃尽，除去艾灰，更换艾炷依前法再灸。⑥掌握灸量：一般每穴灸6～9壮，至局部皮肤潮红而不起泡为度，灸毕去除姜片及艾灰。

9. 叙述并演示弹针的操作。（2017、2016）

【参考答案】①进针后刺入一定深度。②以拇指与食指相交呈环状，食指指甲缘轻抵拇指指腹。③弹叩针柄：将食指指甲面对准针柄或针尾，轻轻弹叩，使针体微微震颤。也可以拇指与其他手指配合进行操作。④弹叩数次。

10. 叙述并演示走罐法的操作。(2017、2015)

【参考答案】①选取适宜体位,充分暴露待拔腧穴。②选择大小适宜的玻璃罐。③在施术部位涂抹适量的润滑剂,如凡士林、水,也可选择红花油等润滑剂。④先用闪火法将罐吸拔在施术部位上,然后用单手或双手握住罐体,在施术部位上下、左右往返推移,走罐时,可将罐口的前进侧的边缘稍抬起,另一侧边缘稍着力,以利于罐子的推拉。⑤反复操作,至施术部位红润、充血甚至瘀血为度。⑥起罐时,一手握罐,另一手用拇指或食指按压罐口周围的皮肤,使之凹陷,空气进入罐内,罐体自然脱下。

11. 叙述并演示毫针提插补法的操作。(2017、2014)

【参考答案】①进针,行针得气。②先浅后深,重插轻提,提插幅度小,频率慢。③反复提插。④操作时间短。

12. 叙述并演示闪罐法的操作。(2017、2015)

【参考答案】①选取适宜体位,充分暴露待拔腧穴。②选用大小适宜的罐具。③用镊子夹紧95%的酒精棉球一个,点燃,使棉球在罐内壁中段绕1~3圈或短暂停留后迅速退出,迅速将罐扣在应拔的部位,再立即将罐起下。④如此反复多次地拔住起下、起下拔住。⑤拔至施术部位皮肤潮红、充血或瘀血为度。

13. 叙述并演示毫针提插的操作。(2016、2013)

【参考答案】①消毒:腧穴皮肤、医生双手常规消毒。②刺入毫针:将毫针刺入腧穴的一定深度。③实施提插操作:提是从深层向上引退至浅层的操作,插是将针由浅层向下刺入深层的操作。如此反复地上提下插。

14. 叙述并演示掌根揉法的操作。(2016、2015、2014)

【参考答案】肘关节微屈,腕关节放松并略背伸,手指自然弯曲,亦可双掌重叠,以掌根部附着于施术部位。以肘关节为支点,前臂做主动运动,带动腕及手掌连同前臂做小幅度的回旋揉动,并带动该处的皮下组织一起运动。

15. 叙述并演示三棱针耳尖放血的操作。(2016、2015、2013)

【参考答案】①嘱患者选取适宜体位,充分暴露耳尖。②医者戴消毒手套。③使耳尖充血。可先在耳尖及其周围,轻轻地推、揉、挤、捋,使局部充血。④穴区皮肤常规消毒。⑤医者用一手固定耳尖,另一手持针,露出针尖3~5mm,对准耳尖快速刺入,迅速出针,一般刺入2~3mm。⑥轻轻挤压针孔周围,使之适量出血或出黏液。⑦用消毒干棉球按压针孔。可在耳尖贴敷创可贴。

16. 叙述并演示拇指推法的操作。(2016、2015)

【参考答案】①拇指端推法:以拇指端着力于施术部位或穴位上,余四指置于对侧或相应的位置以固定,腕关节略屈并向尺侧偏斜。拇指及腕部主动施力,向拇指端方向呈短距离单向直线推进。②拇指平推法:以拇指罗纹面着力于施术部位或穴位上,余四指置于其前外方以助力,腕关节略屈曲。拇指及腕部主动施力,向其食指方向呈短距离、单向直线推进,在推进的过程中,拇指罗纹面的着力部分应逐渐偏向桡侧,且随着拇指的推进腕关节应逐渐伸直。

17. 叙述并演示拇指后位捏脊法的操作。(2016)

【参考答案】两手拇指伸直，两指端分置于脊柱两侧，指面向前，两手食、中指前按，腕关节微屈，以两手拇指与食、中指罗纹面将皮肤捏起，并轻轻提捻，然后向前推行移动。在向前移动的捏脊过程中，两手拇指要前推，而食指、中指则交替前按，两者相互配合，从而交替捏提捻动前行。

18. 叙述并演示毫针的捻转手法的操作。(2016、2015)

【参考答案】①消毒：腧穴皮肤、医生双手常规消毒。②刺入毫针：将毫针刺入腧穴的一定深度。③实施捻转操作：针身向前向后持续均匀来回捻转。要保持针身在腧穴基点上左右旋转运动。如此反复地捻转。

19. 叙述并演示温针灸的操作。(2015)

【参考答案】①准备艾卷或艾绒。截取 2cm 艾卷一段，将一端中心扎一小孔，深 1 ~ 1.5cm。也可选用艾绒，艾绒要柔软，易搓捏。②选取适宜体位，充分暴露待灸腧穴。③针刺得气留针：腧穴常规消毒，直刺进针，行针得气，将针留在适当的深度。④插套艾卷或搓捏艾绒，点燃：将艾卷有孔的一端经针尾插套在针柄上，插牢，不可偏歪，或将少许艾绒搓捏在针尾上，要捏紧，不可松散，以免滑落，点燃施灸。⑤艾卷燃尽去灰，重新置艾：待艾卷或艾绒完全燃尽成灰时，将针稍倾斜，把艾灰掸落在容器中，每穴每次可施灸 1 ~ 3 壮。⑥待针柄冷却后出针。

20. 叙述并演示毫针震颤的操作。(2015、2014)

【参考答案】①进针后刺入一定深度。②刺手拇、食二指或拇、食、中指夹持针柄。③实施提插捻转：小幅度、快频率的提插、捻转，如手颤之状，使针身微微颤动。

21. 叙述并演示雀啄灸的操作。(2015、2014)

【参考答案】①选取适宜体位，充分暴露待灸腧穴。②点燃艾卷：选用纯艾卷，将其一端点燃。③术者手持艾卷的中上部，将艾卷燃烧端对准腧穴，像麻雀啄米样一上一下移动，使艾卷燃烧端与皮肤的距离远近不一。动作要匀速，起落幅度应大小一致。④燃艾施灸，如此反复操作，给予施灸局部以变量刺激，若遇到小儿或局部知觉减退者，术者应以食指和中指，置于施灸部位两侧，通过医者的手指来测知患者局部受热程度，以便随时调节施灸时间和距离，防止烫伤。⑤把握灸量：灸至皮肤出现红晕，有温热感而无灼痛为度，一般灸 5 ~ 10 分钟。⑥灸毕熄灭艾火。

22. 叙述并演示神门中指揉法的操作。(2015)

【参考答案】中指伸直，食指搭于中指远端指间关节背侧，腕关节微屈，用中指罗纹面着力于神门穴。以肘关节为支点，前臂做主动运动，通过腕关节使中指罗纹面在神门穴上做轻柔的小幅度的环旋运动。

23. 叙述并演示毫针刮法的操作。(2015)

【参考答案】①进针后刺入一定深度。②用拇指指腹或食指指腹轻抵针尾。③用食指指甲或拇指指甲或中指指甲频频刮动针柄。可由针根部自下而上刮，也可由针尾部自上而下刮，使针身产生轻度震颤。④反复刮动数次。

24. 叙述并演示拿肩井的操作。(2015、2013)

【参考答案】以拇指和其余手指的指面相对用力，捏住肩井穴附近肌肤并逐渐收紧、提起，腕关节放松。以拇指同其他手指的对合力进行轻重交替、连续不断地提捏并施以揉动。

25. 叙述并演示舒张进针法的操作。(2015、2013)

【参考答案】①消毒：腧穴、皮肤、医生双手常规消毒。②押手绷紧皮肤：以押手拇、食指或食、中指把腧穴处皮肤向两侧轻轻撑开，使之绷紧，两指间的距离要适当。③持针：刺手拇、食、中指三指指腹夹持针柄。④刺入：刺手持针，于押手两指间的腧穴处迅速刺入。

26. 叙述并演示针灸摇法的操作。(2015、2014)

【参考答案】

（1）直立针身摇法：①采用直刺进针。②刺入一定深度。③手持针柄，如摇辘轳状呈划圈样摇动，或如摇橹状进行前后或左右的摇动。④反复摇动数次。

（2）卧倒针身摇法：①采用斜刺或平刺进针。②刺入一定深度。③手持针柄，如摇橹状进行左右摇动。④反复摇动数次。

27. 叙述并演示提捏进针法的操作。(2015)

【参考答案】①消毒：腧穴、皮肤、医生双手常规消毒。②押手提捏穴旁皮肉：押手拇、食指轻轻捏提腧穴近旁的皮肉，提捏的力度大小要适当。③持针：刺手拇、食、中指三指指腹夹持针柄。④刺入：刺手持针快速刺入腧穴，刺入时常与平刺结合。本法适用于皮肉浅薄部位的腧穴进针。

28. 叙述并演示瘢痕灸的操作。(2015)

【参考答案】①选择体位，定取腧穴：以仰卧位或俯卧位为宜，充分暴露待灸部位。②穴区皮肤消毒、涂擦黏附剂：对腧穴皮肤进行常规消毒，再将所灸穴位处涂以少量的大蒜汁或医用凡士林或少量清水。③点燃艾炷，每炷要燃尽：将艾炷平稳放置于腧穴上，用线香点燃艾炷顶部，待其自燃。要求每个艾炷都燃尽，除灰，更换新艾炷继续施灸，灸满规定壮数为止。④轻轻拍打穴旁，减轻施灸疼痛。⑤灸后预防感染：灸毕要在施灸处贴敷消炎药膏，用无菌纱布覆盖局部，外用胶布固定，以防感染。⑥形成灸疮，待其自愈：灸后局部皮肤黑硬，周边红晕，继而起水泡。一般在7日左右局部出现无菌性炎症，其脓汁清稀色白，形成灸疮。灸疮5~6周自行愈合，留有瘢痕。

29. 叙述并演示刺络拔罐法的操作。(2015)

【参考答案】①选取适宜体位，充分暴露待拔腧穴。②选择大小适宜的玻璃罐备用。③消毒施术部位，刺络出血：医者戴消毒手套，用碘伏消毒施术部位，持三棱针（或一次性注射针头）点刺局部使之出血，或用皮肤针叩刺出血。④用闪火法留罐，留置10~15分钟后起罐。⑤起罐时不能迅猛，避免罐内污血喷射而污染周围环境，用消毒棉签清理皮肤上残留血液，清洗火罐后进行消毒处理。

30. 叙述并演示指切进针法的操作。（2015）

【参考答案】①消毒：腧穴、皮肤、医生双手常规消毒。②押手固定穴区皮肤：押手拇指或食指指甲切掐固定腧穴处皮肤。③持针：刺手拇、食、中指三指指腹夹持针柄。④刺入：将针身紧贴押手指甲缘快速刺入，本法适宜于短针的进针。

31. 叙述并演示肘推法的操作。（2015）

【参考答案】屈肘，以肘关节尺骨鹰嘴突起部着力于施术部位，另一侧手臂抬起，以掌部扶握屈肘侧拳顶以固定助力。以肩关节为支点，腰部发力，上臂部主动施力，做较缓慢的单方向直线推进。

32. 叙述并演示针刺部位消毒的操作。（2014）

【参考答案】在患者需要针刺的穴位皮肤上用75%酒精棉球擦拭消毒，或先用2%碘酊涂擦，稍干后，再用75%酒精棉球擦拭脱碘。擦拭时应从腧穴部位的中心点向外绕圈消毒。当穴位皮肤消毒后，切忌接触污物，保持洁净，防止重新污染。

33. 叙述并演示大鱼际揉法的操作。（2014）

【参考答案】沉肩，腕关节放松，呈微屈或水平状。大拇指内收，四指自然伸直，用大鱼际附着于施术部位上。以肘关节为支点，前臂做主动运动，带动腕关节摆动，使大鱼际在治疗部位上做轻缓柔和的上下、左右或轻度环旋揉动，并带动该处的皮下组织一起运动。

34. 叙述并演示隔盐灸的操作。（2014）

【参考答案】①选择体位，定取腧穴：宜取仰卧位，身体放松。②食盐填脐：取纯净干燥的食盐适量，将脐窝填平，也可于盐上再放置一姜片。③放置艾炷：将艾炷置于盐上（或姜片上），点燃艾炷尖端，任其自燃。④调适温度，更换艾炷：若患者感觉施灸局部灼热不可耐受，术者用镊子夹去残炷，换炷再灸。⑤掌握灸量：如上反复施灸，灸满规定壮数，一般灸5~9壮。⑥灸毕，除去艾灰、食盐。

35. 叙述并演示中指揉法的操作。（2014）

【参考答案】中指伸直，食指搭于中指远端指间关节背侧，腕关节微屈，用中指罗纹面着力于一定的治疗部位或穴位。以肘关节为支点，前臂做主动运动，通过腕关节使中指罗纹面在施术部位上做轻柔的小幅度的环旋运动。

36. 叙述并演示掌推法的操作。（2014）

【参考答案】以掌根部着力于施术部位，腕关节略背伸，肘关节伸直。以肩关节为支点，上臂部主动施力，通过肘、前臂、腕，使掌根部向前方做单方向直线推进。

37. 叙述并演示拿法的操作。（2014）

【参考答案】以拇指和其余手指的指面相对用力，捏住施术部位肌肉并逐渐收紧、提起，腕关节放松。以拇指同其他手指的对合力进行轻重交替、连续不断地提捏并施以揉动。

三、 中医望、 闻、 切诊技术的操作

(一) 考试介绍

演示或叙述中医望、闻、切诊技术的具体操作方法。本类考题与本部分第一、二考题 3 选 1 抽题作答，每份试卷 1 题，每题 10 分，共 10 分。

【样题】 演示虚里按法的操作。

【参考答案】 虚里即心尖搏动处，位于左乳下第四、五肋间，乳头下稍内侧，为诸脉之所宗，按虚里可了解宗气之强弱，疾病之虚实，预后之吉凶。虚里按诊时，一般病人采取坐位和仰卧位，医生位于病人右侧，用右手全掌或指腹平抚左乳下第四、五肋间，乳头下稍内侧的心尖搏动处，并调节压力，注意诊察其动气之强弱、至数和聚散等。按诊内容包括有无搏动、搏动部位及范围、搏动强度和节律、频率、聚散等。

(二) 考点汇总

1. 望诊

考点 1　全身望诊

望诊内容	望诊要点
望神	首先应观察眼睛的明亮度；其次，应观察眼球的运动度。医者可将食指竖立在患者眼前，并嘱患者眼睛随其食指做上下左右移动。若患者眼球移动灵活是有神的表现，反之，若移动迟钝或不能移动均为失神的表现。然后，观察患者思维意识是否正常，有无神志不清或模糊、昏迷或昏厥等。精神状态是否正常，有无精神不振、萎靡、烦躁、错乱等；应观察患者面部表情是丰富自然还是淡漠无情，有无痛苦、呆钝等表现。最后得出病人得神、少神、失神或假神等结论
望色	观察人体皮肤色泽变化。除皮肤色泽外，还包括对体表黏膜、排出物等颜色的观察，但望色重点是面部皮肤的色泽
望形体	观察患者体型、体质、营养、发育状况。有无体胖、体瘦、虚弱等。重点观察体型、头型、颈项、肩部、胸廓
望姿态	观察患者行走坐卧姿势有无异常改变。体位、步态、运动是否自如，有无蜷卧、躁动不安、强迫体征等。坐形要观察是坐而仰首还是坐而俯首，是端坐还是屈曲抱腹或抱头。卧式要观察卧时面部朝里还是朝外，仰卧还是俯卧，平卧还是斜卧还是侧卧等。立姿要观察站立时是端正直立还是弯腰屈背，有无站立不稳或不耐久站或扶物支撑的情况。行态要观察行走时是否以手护腰，行走之际有无突然停步以手护心或行走时身体震动不定的情况。异常动作要注意有无睑、唇、面、指（趾）的颤动，有无颈项强直、四肢抽搐、角弓反张的情况，有无猝然昏倒、不省人事、口眼㖞斜、半身不遂的情况，有无恶寒战栗、肢体软弱的情况，有无关节拘挛、屈伸不利。儿童还应注意有无挤眉眨眼，努嘴伸舌的情况

考点2 局部望诊

（1）望头面

望诊内容	望诊要点
头颅	重点了解其大小和形状
囟门	重在观察前囟有无突起（小儿哭泣时除外）、凹陷或迟闭的情况
头发	观察头发颜色、疏密、光泽以及有无脱落等情况，光泽是头发望诊的重点
面部	有无面肿、腮肿、面削颧耸或口眼㖞斜，有无特殊面容，如惊怖、苦笑貌

（2）望五官

望诊内容		望诊要点
目	目色	观察目眶周围的肤色有无发黑、发青等，白睛的颜色有无变红、黄染、蓝斑、出血等，目内外眦脉络的颜色有无变浅及变红等，眼睑结膜颜色是否变浅或变红
	目形	观察眼睑是否浮肿、下垂，有无针眼、眼丹；眼窝有无凹陷、眼球有无突出等
	目态	观察其眼睑的闭合、睁开是否自如、到位，有否眼睑的拘挛，有无昏睡露睛等；眼球是否可灵活转动，有无瞪目直视、戴眼、横目斜视等；两眼的瞳孔是否等大等圆，对光反射是否存在，以及有无瞳孔缩小、瞳孔散大等
耳	耳郭	观望耳郭的色泽、大小、厚薄等，以辨别是否出现耳轮淡白、青黑及红肿、干枯焦黑、甲错等；对于发热小儿，观察其耳背有无红络出现，以辨别是否麻疹将出
	耳道	观望耳道内有无分泌物、耳痔、耳疖及异物等
鼻		观察鼻部的色泽、形状及动态等，以辨别是否出现鼻部红肿或生疮、酒渣鼻、鼻部色青及鼻翼煽动等。观察鼻道内有无分泌物及其质地、颜色等
口与唇	口唇	观察口唇的颜色、形状、润燥及动态的情况，以辨别口唇的色泽是否有淡白、深红、青紫等改变，口唇是否出现肿胀、干裂、渗血、脱皮、水疱、糜烂、结痂等，口角有无流涎，口开合是否自如及有无口噤、口撮、口僻、口振、口动、口张等
	口腔	观察口腔内有无破溃、出血及黄白腐点等，以辨别有无口疮、鹅口疮及糜烂等
齿与龈	牙齿	观察牙齿的形质、润燥及动态，以辨别是否存在牙齿干燥、牙齿稀疏松动、齿根外露及牙关紧闭等
	牙龈	观察牙龈的色泽、形质等，以辨别是否存在牙龈色淡、红肿、溢脓、出血及黑线、萎缩等
咽喉		观察咽喉部的色泽、外形等，以辨别咽喉部色泽有无加深变红、出现伪膜，喉核有无肥大、红肿、溃烂及脓液。如有伪膜应观察其颜色、形状、分布范围及擦除的难易程度

（3）望躯体

望诊内容		望诊要点
颈项		观察颈项部是否对称，活动是否自如，生理前曲是否正常，有无平直或局限性后凸、侧弯、扭转等畸形，局部肌肉有无痉挛或短缩，有无项强及项软等。观察颈项部有无包块，并结合按诊辨别是否存在瘿瘤、瘰疬、外伤以及颈动脉搏动、颈静脉怒张等
胸胁	胸廓形态	观察胸廓形态是否正常、对称，注意有无桶状胸、扁平胸、鸡胸、漏斗胸、肋如串珠等
	呼吸	观察胸式呼吸是否均匀，节律是否规整，胸廓起伏是否左右对称、均匀协调，吸气时肋间隙及锁骨上窝有无凹陷等
	乳房	观察两侧乳房、乳头的大小、形状、位置、对称性、皮肤及乳晕颜色、有无凹陷、有无异常泌乳及分泌物。男性有无乳房增生等
腹部		观察腹部是否平坦，注意有无胀大、凹陷及局部膨隆。观察腹式呼吸是否存在或有无异常。观察腹壁有无青筋暴露、怒张及突起等
腰背部		观测腰背部两侧是否对称，脊柱是否居中，注意颈、胸、腰、骶段之生理弯曲是否正常，注意有无脊柱侧弯、龟背或驼背、背屈肩堕及脊疳等。观察腰部活动是否自如，有无局部的拘挛、活动受限等

（4）望四肢

望诊内容	望诊要点
手足	注意观察肢体有无萎缩、肿胀的情况，四肢各个关节有无肿大、变形，小腿有无青筋暴露，下肢有无畸形，观察患者肢体有无运动不灵，手足有无颤动、蠕动、拘急及抽搐的情况，高热神昏的患者应观察其有无扬手踯足的情况。对于病重神昏的患者，还应注意观察有无循衣摸床，或撮空理线等异常动作
手掌	注意观察手掌的厚薄、润燥以及有无脱屑、水疱、皲裂的情况
鱼际	观察患者鱼际是丰满还是瘦削，颜色有无发青、红赤等情况
指趾	观察手指有无挛急、变形，脚趾皮肤有无变黑、溃烂，趾节有无脱落。注意爪甲颜色是粉红（正常）还是淡白、鲜红、深红、青紫或紫黑。另外，为了观察气血运行是否流畅，医者可用拇指、食指按压患者手指爪甲，并随即放手，观察其甲色变化情况及速度。若按之色白，放手即红，说明气血流畅，其病较轻；反之，按之色白，放之不即红者为气血不畅之象，病情较重

（5）二阴

望诊内容	望诊要点
前阴	观察男性的阴茎、阴囊和睾丸有无肿胀、内缩及其他异常的形色改变。观察女性的外阴部有无肿胀、溃疡、肿瘤、畸形及分泌物等
后阴	观察肛门及其周围有无肿物、脱出物以及红肿、分泌物等，注意有无肛痈、肛裂、痔瘘、脱肛等

（6）皮肤

观察皮肤的色泽、润燥、形质等，注意有无肌肤颜色的异常，是否出现肌肤干燥、甲错，以及有无斑、疹、水疱、疮疡等。

（7）排出物

观察病人的痰、涎、涕、唾、月经、带下、大便、小便、呕吐物等分泌物、排泄物、病理产物的形、色、质、量等。望排出物总的规律是色白质稀者属虚寒，色黄质稠者属实热。

考点3★望小儿指纹

让家长抱小儿于光线明亮处，医生用左手拇指和食指握住小儿食指末端，以右手拇指在小儿食指掌侧前缘从指尖向指根部推擦数次，即从命关向气关、风关直推，络脉愈推愈明显，直至医者可以看清络脉为止，注意用力要适中，以络脉可以显见为宜。病重患儿，络脉十分显著，不推即可观察。

考点4★★ 舌诊

（1）医者的姿势可略高于病人，保证视野平面略高于病人的舌面，以便俯视舌面。

（2）注意光线必须直接照射于舌面，使舌面明亮，以便于正确进行观察。

（3）先察舌质，再察舌苔。察舌质时先查舌色，次察舌形，再察舌态。查舌苔时，先察苔色，次察苔质，再察舌苔分布。对舌分部观察时先看舌尖，再看舌中舌边，最后观察舌根部。

（4）望舌时做到迅速敏捷，全面准确，时间不可太长。若一次望舌判断不准确，可让病人休息3~5分钟后重新望舌。

（5）对病人伸舌时的不符合要求的姿势，医生应予以纠正。如：伸舌时过分用力；病人伸舌时，用牙齿刮舌面；伸舌时，口未充分张开，只露出舌尖；舌体伸出时舌边、尖上卷，或舌肌紧缩，或舌体上翘，或左右歪斜等，影响舌面充分暴露。

（6）当舌苔过厚，或者出现与病情不相符合的苔质、苔色，为了确定其有根、无根，或是否染苔等，可结合揩舌或刮舌方法，也可直接询问患者在望舌前的饮食、服用药物等情况，以便正确判断。

①揩舌：医生用消毒纱布缠绕右手食指两圈，蘸少许清洁水，力量适中，从舌根向舌尖揩抹3~5次。

②刮舌：医生用消毒的压舌板边缘，以适中的力量，在舌面上从舌根向舌尖刮3~5次。

（7）望舌过程中还可穿插对舌部味觉、感觉等情况的询问，以便全面掌握舌诊资料。

（8）观察舌下络脉时，应按照下述方法进行：

①嘱病人尽量张口，舌尖向上腭方向翘起并轻轻抵于上腭，舌体自然放松，勿用力太过，使舌下络脉充分暴露，便于观察。

②首先观察舌系带两侧大络脉的颜色、长短、粗细，有无怒张、弯曲等异常改变，然后观察周围细小络脉的颜色和形态有无异常。

2. 闻诊

考点 1 听声音

闻诊内容	闻诊要点
语声	注意听患者发声的有无，声音的高低、强弱及清浊等，以判断患者有无暗哑、失音、语声重浊等
语言	①对于神志不清的患者，注意听患者有无说话、说话的多少及其声音的高低等，以判断属于谵语或郑声。②对于神志清楚的患者，注意听辨患者的言辞表达与应答能力有无异常，吐词是否清晰流利，说话的多少，说话声音的高低等，以鉴别患者是否存在独语、错语、狂言、言謇及是否喜欢讲话等
呼吸、咳嗽	听辨患者气息出入的快慢、深浅、强弱、粗细及其他声音等，以鉴别患者是否存在喘、哮、短气、少气等异常表现。对于有咳嗽的患者，注意听辨其咳声的大小，是否有重浊、沉闷、不扬、清脆等特征，是否属于阵发性痉挛性咳嗽及犬吠样咳嗽，有无痰声等。必要时可借助听诊器听取肺部呼吸音有无异常、有无啰音等
呕吐、呃逆、嗳气、太息	注意听辨其声音的大小、出现的频率等
肠鸣	听辨肠鸣音的多少、强弱等，必要时可借助听诊器听取腹部，以辨别有无肠鸣音异常

考点 2 嗅气味

注意嗅辨病人身体与病室气味。

3. 切诊

考点 1 ★★★ 脉诊

（1）患者体位

患者取正坐位或仰卧位，前臂自然向前平展，与心脏置于同一水平，手腕伸直，手掌向上，手指微微弯曲，在腕关节下面垫一松软的脉枕，使寸口部位充分伸展，局部气血畅通，便于诊察脉象。

（2）医生指法

指法	操作要点
选指	医生用左手或右手的食指、中指和无名指三个手指指目诊察，指目是指尖和指腹交界棱起之处，是手指触觉较灵敏的部位。诊脉者的手指指端要平齐，即三指平齐，手指略呈弓形，与受诊者体表约呈 45° 为宜，这样的角度可以使指目紧贴于脉搏搏动处
布指	中指定关，医生先以中指按在掌后高骨内侧动脉处，然后食指按在关前（腕侧）定寸，无名指按在关后（肘侧）定尺。布指的疏密要与患者手臂长短与医生手指粗细相适应，如病人的手臂长或医者手指较细，布指宜疏，反之宜密。定寸时可选取太渊穴所在位置（腕横纹上），定尺时可考虑按寸到关的距离确定关到尺的长度以明确尺的位置。寸关尺不是一个点，而是一段脉管的诊察范围

续表

指法	操作要点
运指	医生运用指力的轻重、挪移及布指变化以体察脉象。常用的指法有举、按、寻、循、总按和单诊等，注意诊察患者的脉位（浮沉、长短）、脉次（至数与均匀度）、脉形（大小、软硬、紧张度等）、脉势（强弱与流利度）及左右手寸关尺各部表现

（3）平息

医生在诊脉时注意调匀呼吸。一方面医生保持呼吸调匀，清心宁神，可以自己的呼吸计算病人的脉搏至数，另一方面，平息有利于医生思想集中，可以仔细地辨别脉象。

（4）切脉时间

一般每次诊脉每手应不少于1分钟，两手以3分钟左右为宜。诊脉时应注意每次诊脉的时间至少应在五十动。

（5）小儿脉诊法

小儿	操作要点
3岁以下	可用右手大拇指按于小儿掌后高骨部脉上，不分三部，以定至数为主
3～5岁	以高骨中线为关，以一指向两侧转动以寻察三部
6～8岁	可挪动拇指诊三部
9～10岁	可次第下指，依寸、关、尺三部诊脉
10岁以上	按成人三部脉法进行辨析

考点2 按诊

（1）体位

①对于皮肤、手足、腧穴的按诊，医生多以坐或站立的形式，面对患者被诊部位，用左手稍扶病体，右手进行触摸按压诊察部位。②对于胸腹、腰部或下肢的诊察，医生多以站位站立于患者的右侧或左侧进行操作。

（2）手法

手法	操作要点
触法	用手指或手掌轻触患者局部皮肤（如额部、四肢部、胸腹部等），以检查肌肤的凉热、润燥
摸法	用手指或手掌稍用力寻抚局部（如胸腹、腧穴、肿胀的部位等），以检查局部的感觉、有无压痛及肿物的形态与大小等
按法	用手指或手掌重力按压或推寻局部（如胸部、腹部、脊柱、肿胀部位、肌肉丰厚处等），以检查深部有无疼痛、肿块，以及肿块的活动程度、肿胀的程度及范围大小等

手法		操作要点
叩法	直接叩击法	用手直接叩击或拍打病人体表部位，根据叩击音及手指下的感觉来判断检查部位的情况
	间接叩击法 掌拳叩击法	医生用左手掌平贴在患者的被诊部位，右手握空拳叩击左手背，同时询问患者的感觉，注意观察患者的反应。主要用于检查腰背部等肌肉较为丰厚的部位
	间接叩击法 指指叩击法	医生用左手中指的第二指节紧贴在患者需检查部位的体表，其余手指略微抬起，右手指自然弯曲，中指弯曲约90°，垂直叩在左手第二指节前端。叩击时应借用手腕活动的力量，灵活、短促，每叩一下，右手迅速抬起，以连续叩击两三下，而后略微停顿的节奏进行。每叩击数次，左手即向前或向后移动，右手也随之移动，根据不同部位的声音变化进行诊察。主要用于胸、胁、脘、腹及背部的检查

考点3★★ 特色按诊

按诊法	操作要点
虚里按诊法	一般病人采取坐位和仰卧位，医生位于病人右侧，用右手全掌或指腹平抚左乳下第四、五肋间，乳头下稍内侧的心尖搏动处，并调节压力，注意诊察其动气之强弱、至数和聚散等
结节与疮疡按诊	①医生位于病人右侧，右手手指自然并拢，掌面平贴肌肤之上轻轻滑动，以诊肌肤的寒热、润燥、滑涩、有无皮疹、结节、肿胀、疼痛等。 ②若发现有结节时，应对结节进一步按诊，可用右手拇指与食指寻其结节边缘及根部，以确定结节的大小、形态、软硬程度、活动情况等。 ③若诊察有肿胀时，医生应用右手拇指或食指在肿胀部位进行按压，以掌握肿胀的范围、性质等。 ④疮疡按诊，医生可将两手拇指和食指自然伸出，其余三指自然屈曲，用两食指寻按疮疡根底及周围肿胀状况，未破溃的疮疡，可用两手食指对应夹按，或用一食指轻按疮疡顶部，另一食指置于疮疡旁侧，诊其软硬，有无波动感，以了解成脓的程度
尺肤诊	诊左尺肤时，医生用右手握住病人上臂近肘处，左手握住病人手掌，同时向桡侧转前臂，使前臂内侧面向上平放，尺肤部充分暴露，医生用指腹或手掌平贴尺肤处并上下滑动来感觉尺肤的寒热、滑涩、缓急（紧张度）。诊右尺肤时，医生操作手法同上，左、右手置换位置，方向相反

（三）实战演练

1. 演示舌诊的操作。（2017、2016）

【参考答案】

（1）医者的姿势可略高于病人，保证视野平面略高于病人的舌面，以便俯视舌面。

（2）注意光线必须直接照射于舌面，使舌面明亮，以便于正确进行观察。

（3）先察舌质，再察舌苔。察舌质时先查舌色，次察舌形，再察舌态。查舌苔时，先察苔色，次察苔质，再察舌苔分布。对舌分部观察时，先看舌尖，再看舌中舌边，最后观察舌根部。

（4）望舌时做到迅速敏捷，全面准确，时间不可太长，若一次望舌判断不准确，可让病人休息3~5分钟后重新望舌。

（5）对病人伸舌时不符合要求的姿势，医生应予以纠正，如：伸舌时过分用力，病人伸舌时，用牙齿刮舌面，伸舌时，口未充分张开，只露出舌尖，舌体伸出时舌边尖上卷，或舌肌紧缩，或舌体上翘，或左右歪斜等，影响舌面充分暴露。

（6）当舌苔过厚，或者出现与病情不相符合的苔质、苔色，为了确定其有根、无根，或是否染苔等，可结合揩舌或刮舌方法，也可直接询问患者在望舌前的饮食、服用药物等情况，以便正确判断。①揩舌：医生用消毒纱布缠绕右手食指两圈，蘸少许清洁水，力量适中，从舌根向舌尖揩抹3~5次。②刮舌：医生用消毒的压舌板边缘，以适中的力量，在舌面上从舌根向舌尖刮3~5次。

（7）望舌过程中还可穿插对舌部味觉、感觉等情况的询问，以便全面掌握舌诊资料。

（8）观察舌下络脉时，应按照下述方法进行：①嘱病人尽量张口，舌尖向上腭方向翘起并轻轻抵于上腭，舌体自然放松，勿用力太过，使舌下络脉充分暴露，便于观察。②首先观察舌系带两侧大络脉的颜色、长短、粗细，有无怒张、弯曲等异常改变，然后观察周围细小络脉的颜色和形态有无异常。

2. 演示脉诊的操作。（2017）

【参考答案】

（1）医生指法：①选指：医生用左手或右手的食指、中指和无名指三个手指指目诊察，指目是指尖和指腹交界棱起之处，是手指触觉较灵敏的部位。诊脉者的手指指端要平齐，即三指平齐，手指略呈弓形，与受诊者体表约呈45°为宜，这样的角度可以使指目紧贴于脉搏搏动处。②布指：中指定关，医生先以中指按在掌后高骨内侧动脉处，然后食指按在关前（腕侧）定寸，无名指按在关后（肘侧）定尺。布指的疏密要与患者手臂长短与医生手指粗细相适应，如病人的手臂长或医者手指较细，布指宜疏，反之宜密。定寸时可选取太渊穴所在位置（腕横纹上），定尺时可考虑按寸到关的距离确定关到尺的长度以明确尺的位置。寸关尺不是一个点，而是一段脉管的诊察范围。③运指：医生运用指力的轻重、挪移及布指变化以体察脉象。常用的指法有举、按、寻、循、总按和单诊等，注意诊察患者的脉位（浮沉、长短）、脉次（至数与均匀度）、脉形（大小、软硬、紧张度等）、脉势（强弱与流利度）及左右手寸关尺各部表现。

（2）平息：医生在诊脉时注意调匀呼吸。一方面医生保持呼吸调匀，清心宁神，可以自己的呼吸计算病人的脉搏至数，另一方面，平息有利于医生思想集中，可以仔细地辨别脉象。

（3）切脉时间：一般每次诊脉每手应不少于1分钟，两手以3分钟左右为宜。诊脉时应注意每次诊脉的时间至少应在五十动。

3. 演示全身望诊的操作。（2016）

【参考答案】 ①望神：首先应观察眼睛的明亮度；其次，应观察眼球的运动度。医者可将食指竖立在患者眼前，并嘱患者眼睛随其食指做上下左右移动。若患者眼球移动灵活是有神的表现，反之，若移动迟钝或不能移动均为失神的表现。然后，观察患者思维意识是否正常，有无神志不清或模糊、昏迷或昏厥等。精神状态是否正常，有无精神不振、萎靡、烦躁、错乱等；应观察患者面部表情是丰富自然还是淡漠无情，有无痛苦、呆钝等表现。最后得出病人得神、少神、失神或假神等结论。②望色：观察人体皮肤色泽变化。除皮肤色泽外，还包括对体表黏膜、排出物等颜色的观察，但望色重点是面部皮肤的色泽。③望形体：观察患者体型、体质、营养、发育状况。有无体胖、体瘦、虚弱等。重点观察体型、头型、颈项、肩部、胸廓。④望姿态：观察患者行走坐卧姿势有无异常改变。体位、步态、运动是否自如，有无蜷卧、躁动不安、强迫体征等。坐形要观察是坐而仰首还是坐而俯首，是端坐还是屈曲抱腹或抱头。卧式要观察卧时面部朝里还是朝外，仰卧还是俯卧，平卧、斜卧还是侧卧等。立姿要观察端正直立还是弯腰屈背，有无站立不稳或不耐久站或扶物支撑的情况。行态要观察行走时是否以手护腰，行走之际有无突然停步以手护心或行走时身体震动不定的情况。异常动作要注意有无睑、唇、面、指（趾）的颤动，有无颈项强直、四肢抽搐、角弓反张的情况，有无猝然昏倒、不省人事、口眼㖞斜、半身不遂的情况，有无恶寒战栗、肢体软弱的情况，有无关节拘挛、屈伸不利。儿童还应注意有无挤眉眨眼，努嘴伸舌的情况。

4. 演示中医脉诊布指的操作。（2015、2014、2013）

【参考答案】中指定关，医生先以中指按在掌后高骨内侧动脉处，然后食指按在关前（腕侧）定寸，无名指按在关后（肘侧）定尺。布指的疏密要与患者手臂长短与医生手指粗细相适应，如病人的手臂长或医者手指较细，布指宜疏，反之宜密。定寸时可选取太渊穴所在位置（腕横纹上），定尺时可考虑按寸到关的距离确定关到尺的长度以明确尺的位置。寸关尺不是一个点，而是一段脉管的诊察范围。

5. 演示诊尺肤的操作。（2015）

【参考答案】诊左尺肤时，医生用右手握住病人上臂近肘处，左手握住病人手掌，同时向桡侧转前臂，使前臂内侧面向上平放，尺肤部充分暴露，医生用指腹或手掌平贴尺肤处并上下滑动来感觉尺肤的寒热、滑涩、缓急（紧张度）。诊右尺肤时，医生操作手法同上，左、右手置换位置，方向相反。

6. 脉诊时对病人的坐姿要求。（2014）

【参考答案】患者取正坐位或仰卧位，前臂自然向前平展，与心脏置于同一水平，手腕伸直，手掌向上，手指微微弯曲，在腕关节下面垫一松软的脉枕，使寸口部位充分伸展，局部气血畅通，便于诊察脉象。

7. 演示小儿指诊的操作。（2014）

【参考答案】让家长抱小儿于光线明亮处，医生用左手拇指和食指握住小儿食指末端，以右手拇指在小儿食指掌侧前缘从指尖向指根部推擦数次，即从命关向气关、风关直推，络脉愈推愈明显，直至医者可以看清络脉为止，注意用力要适中，以络脉可以显见为宜。病重患儿，络脉十分显著，不推即可观察。

第二部分 体格检查

（一）考试介绍

演示或叙述西医体格检查的具体操作方法。每份试卷 2 题，每题 5 分，共 10 分。

【样题】演示汞柱式血压计测量、指鼻试验的检查方法。

【参考答案】

（1）汞柱式血压计测量：被检查者安静休息至少 5 分钟，采取坐位或仰卧位，裸露右上臂，伸直并外展 45°，肘部置于与右心房同一水平（坐位平第 4 肋软骨，仰卧位平腋中线）。让受检者脱下该侧衣袖，露出手臂，将袖带平展地缚于上臂，袖带下缘距肘窝横纹 2～3cm，松紧适宜。检查者先于肘窝处触知肱动脉搏动，将听诊器体件置于肱动脉上，轻压听诊器体件。然后用橡皮球将空气打入袖带，待动脉音消失，再将汞柱升高 20～30mmHg，开始缓慢（2～6mmHg/s）放气，听到第一个声音时所示的压力值是收缩压；继续放气，声音消失时血压计上所示的压力值是舒张压（个别声音不消失者，可采用变音值作为舒张压并加以注明）。测压时双眼平视汞柱表面，根据听诊结果读出血压值。

（2）指鼻试验：医师嘱被检查者手臂外展伸直，再以食指触自己的鼻尖，由慢到快，先睁眼、后闭眼，反复进行，观察被检查者动作是否稳准。

（二）考点汇总

考点 1★★★ 全身状态检查

检查内容		检查方法
生命体征	体温	①口测法：将消毒过的口腔温度计（简称口表）水银端置于舌下，紧闭口唇，不用口腔呼吸，测量 5 分钟后读数。正常值为 36.3～37.2℃，对婴幼儿及意识障碍者则不宜使用。②肛测法：患者取侧卧位，将直肠温度计（简称肛表）水银端涂以润滑剂，徐徐插入肛门，深达肛表的一半为止，5 分钟后读数。正常值为 36.5～37.7℃，适用于小儿及神志不清的患者。③腋测法：擦干腋窝汗液，将腋窝温度计（简称腋表）水银端放在患者腋窝深处，嘱患者用上臂将温度计夹紧，放置 10 分钟后读数。正常值为 36～37℃
	脉搏	以食指、中指、无名指三个手指的指端来触诊桡动脉的搏动。如桡动脉不能触及，也可触摸肱动脉、颞动脉和颈动脉等。正常成人，在安静状态下脉率为 60～100 次/分。儿童较快，婴幼儿可达 130 次/分
	血压	被检查者安静休息至少 5 分钟，采取坐位或仰卧位，裸露右上臂，伸直并外展 45°，肘部置于与右心房同一水平（坐位平第 4 肋软骨，仰卧位平腋中线）。让受检者脱下该侧衣袖，露出手臂，将袖带平展地缚于上臂，袖带下缘距肘窝横纹 2～3cm，松紧适宜。检查者先于肘窝处触知肱动脉搏动，将听诊器体件置于肱动脉上，轻压听诊器体件。然后用橡皮球将空气打入袖带，待动脉音消失，再将汞柱升高 20～30mmHg，开始缓慢（2～6mmHg/s）放气，听到第一个声音时所示的压力值是收缩压；继续放气，声音消失时血压计上所示的压力值是舒张压（个别声音不消失者，可采用变音值作为舒张压并加以注明）。测压时双眼平视汞柱表面，根据听诊结果读出血压值

检查内容	检查方法
发育与体型	发育的正常与否，通常以年龄与体格成长状态（身高、体重、性征）、智力之间的关系来判断。临床上把正常人的体型分为匀称型、矮胖型、瘦长型三种。病态发育与内分泌的关系尤为密切。如在发育成熟前脑垂体前叶功能亢进时，体格异常高大，称为巨人症；垂体功能减退时，体格异常矮小，称脑垂体性侏儒症
营养状态	根据皮肤、毛发、皮下脂肪、肌肉的发育情况来综合判断。营养状态一般分为良好、不良和中等
意识状态	检查被检查者对环境的知觉，知觉状态分为意识清楚、嗜睡、昏睡、昏迷、谵妄、意识模糊等

异常面容	临床表现
急性病容	面色潮红，兴奋不安，口唇干燥，呼吸急促，表情痛苦，有时鼻翼煽动，口唇疱疹
慢性病容	面容憔悴，面色晦暗或苍白无华，双目无神，表情淡漠等
贫血面容	面白唇淡，表情疲惫
肝病面容	面色晦暗，额部、鼻背、双颊有色素沉着
肾病面容	面色苍白，眼睑、颜面水肿
二尖瓣面容	面色晦暗，双颊紫红，口唇轻度发绀
甲状腺功能亢进面容	眼裂增大，眼球突出，目光闪烁，呈惊恐貌，兴奋不安，烦躁易怒
黏液水肿面容	面色苍白，睑厚面宽，颜面浮肿，目光呆滞，反应迟钝，眉毛、头发稀疏，舌色淡、胖大
伤寒面容	表情淡漠，反应迟钝，呈无欲状态
苦笑面容	发作时牙关紧闭，面肌痉挛，呈苦笑状
满月面容	面圆如满月，皮肤发红，常伴痤疮和小须
肢端肥大症面容	头颅增大，脸面变长，下颌增大、向前突出，眉弓及两颧隆起，唇舌肥厚，耳鼻增大
面具脸	面部呆板无表情，似戴面具

体位	临床表现
自动体位	活动自如，不受限制
被动体位	不能随意调整或变换体位，需别人帮助才能改变体位

续表

	体位	临床表现
强迫体位	强迫仰卧位	仰卧，双腿蜷曲，借以减轻腹部肌肉张力
	强迫俯卧位	俯卧位可减轻脊背肌肉的紧张程度
	强迫侧卧位	侧卧于患侧以减轻疼痛，且有利于健侧代偿呼吸
	强迫坐位	坐于床沿上，以两手置于膝盖上或扶持床边
	角弓反张位	颈及脊背肌肉强直，以致头向后仰，胸腹前凸，背过伸，躯干呈反弓形
	辗转体位	患者坐卧不安，辗转反侧

异常步态	临床表现
痉挛性偏瘫步态	瘫痪侧上肢内收、旋前，指、肘、腕关节屈曲，无正常摆动；下肢伸直并外旋，举步时将患侧骨盆抬高以提起瘫痪侧下肢，然后以髋关节为中心，脚尖拖地，向外划半个圆圈跨前一步，故又称划圈样步态
剪刀步态	双下肢肌张力增高，尤以伸肌和内收肌张力明显增高，双下肢强直内收，交叉到对侧，形如剪刀
共济失调步态	患者行走时双腿分开较宽，起步时一脚高抬，骤然垂落，且双目向下注视，闭目时不能保持平衡
慌张步态	步行时头及躯干前倾，步距较小，起步动作慢，但行走后越走越快，有难以止步之势，向前追赶身体以防止失去重心
蹒跚步态	又称鸭步，走路时身体左右摇摆似鸭行

考点2　皮肤检查

检查内容	检查方法
皮疹	应注意皮疹出现与消失的时间、发展顺序、分布部位、形状及大小、颜色、压之是否褪色、平坦或隆起、有无瘙痒和脱屑等
皮下出血	皮肤或黏膜下出血，出血面的直径小于2mm者，称为瘀点。小的出血点容易和红色小皮疹或小红痣相混淆，但皮疹压之褪色，出血点压之不褪色，小红痣加压虽不褪色，但触诊时可稍高出平面，且表面发亮。皮下出血直径在3~5mm者，称为紫癜；皮下出血直径>5mm者，称为瘀斑；片状出血并伴有皮肤显著隆起者，称为血肿
蜘蛛痣	除观察其形态外，可用铅笔尖或火柴杆等压迫其中心，如周围辐射状的小血管随之消退，解除压迫后又复出现，则证明为蜘蛛痣
皮下气肿	外观肿胀如水肿，指压可凹陷，但去掉压力后则迅速恢复原形。按压时引起气体在皮下组织内移动，有一种柔软带弹性的振动感，称为捻发感或握雪感

考点 3 ★★★　浅表淋巴结检查

检查内容	检查方法
浅表淋巴结	检查浅表淋巴结的顺序为：耳前、耳后、乳突区、枕骨下区、颌下、颏下、颈后三角、颈前三角、锁骨上窝、腋窝、滑车上、腹股沟、腘窝等。检查时如发现有肿大的淋巴结，应记录其数目、大小、质地、移动度，表面是否光滑，有无红肿、压痛和波动，是否有瘢痕、溃疡和瘘管等
下颌淋巴结	检查左颌下淋巴结时，将左手置于被检查者头顶，使头微向左前倾斜，右手四指并拢，屈曲掌指及指间关节，沿下颌骨内缘向上滑动触摸。检查右侧时，两手换位，让被检查者向右前倾斜
颈部淋巴结	检查颈部淋巴结时，检查者站在被检查者背后，让患者的头向前倾，并稍向检查的一侧倾斜，然后用手指紧贴检查部位，由浅入深进行滑动触诊
锁骨上窝淋巴结	检查锁骨上窝淋巴结时，检查者面对患者（可取坐位或仰卧位），用右手检查患者的左锁骨上窝，用左手检查其右锁骨上窝。检查时将食指与中指屈曲并拢，在锁骨上窝进行触诊，并深入锁骨后深部
腋窝淋巴结	检查右腋窝淋巴结时，检查者右手握被检查者右手，向上屈肘外展抬高约45°，左手并拢，掌面贴近胸壁向上逐渐达腋窝顶部滑动触诊，然后依次触诊腋窝后壁、外侧壁、前壁。触诊腋窝后壁时应在腋窝后壁肌群仔细触诊，触诊腋窝外侧壁时应将患者上臂下垂，检查腋窝前壁应在胸大肌深面仔细触诊。同样方法检查左侧腋窝淋巴结
滑车上淋巴结	检查右侧滑车上淋巴结时，检查者以右手握被检查者右手腕，以右（左）手在其肱骨上髁两横指许、肱二头肌内侧滑动触诊
腹股沟淋巴结	检查腹股沟淋巴结时，被检查者仰卧，检查者用手指在腹股沟平行处进行触诊

考点 4 ★★　眼的检查

检查内容		检查方法
眼睑		检查时注意观察有无红肿、浮肿，睑缘有无内翻或外翻，睫毛排列是否整齐及生长方向，两侧眼睑是否对称，有无上睑下垂、眼睑水肿及眼睑闭合不全
结膜	球结膜	以拇指和食指将上、下眼睑分开，嘱病人向上、下、左、右各方向转动眼球。检查下眼睑结膜时，嘱被检查者向上看，拇指置于下眼睑的中部边缘，向下轻按压，暴露下眼睑及穹隆结膜
	上眼睑结膜	需翻转眼睑。翻转要领：检查左眼时，嘱被检查者向下看，用右手食指（在上方）和拇指（在下方）捏住上睑的中部边缘并轻轻向前下方牵拉，食指轻压睑板上缘的同时，拇指向上捻转翻开上眼睑，暴露上眼睑结膜，然后用拇指固定上睑缘。检查右眼时用左手，方法同前
巩膜		在自然光线下观察巩膜有无黄染

续表

检查内容		检查方法
瞳孔	大小与形状	正常瞳孔直径2~5mm，两侧等大等圆
	对光反射	用手电筒照射瞳孔，观察其前后的反应变化，正常人受照射光刺激后，双侧瞳孔立即缩小，移开照射光后双侧瞳孔随即复原。对光反射分为：①直接对光反射，即手电筒光直接照射一侧瞳孔，该侧瞳孔立即缩小，移开光线后瞳孔迅速复原。②间接对光反射，即用手隔开双眼，手电筒光照射一侧瞳孔后，另一侧瞳孔也立即缩小，移开光线后瞳孔迅速复原
	调节反射与聚合反射	嘱被检查者注视1m以外的目标（通常为检查者的食指尖），然后逐渐将目标移至距被检查者眼球约10cm处，这时观察双眼瞳孔变化情况。由看远逐渐变为看近，即由不调节状态到调节状态时，正常反应是双侧瞳孔逐渐缩小（调节反射）、双眼球向内聚合（聚合反射）
眼球		检查眼球运动，医师左手置于被检查者头顶并固定头部，使头部不能随眼转动，右手指尖（或棉签）放在被检查者眼前30~40cm处，嘱被检查者两眼随医师右手指尖移动方向运动，一般按被检查者的左侧、左上、左下、右侧、右上、右下共6个方向进行，注意眼球运动幅度、灵活性、持久性、两眼是否同步，并询问病人有无复视出现

考点5★ 口腔检查

检查内容	检查方法
咽部	嘱被检查者头稍向后仰，口张大并拉长发"啊"声，医师用压舌板在舌的前2/3与后1/3交界处迅速下压舌体，此时软腭上抬，在照明下可见口咽组织，检查时注意咽后壁有无充血、水肿，扁桃体有无肿大
扁桃体	Ⅰ度肿大时扁桃体不超过咽腭弓；Ⅱ度肿大时扁桃体超过咽腭弓，介于Ⅰ度与Ⅲ度之间；Ⅲ度肿大时扁桃体达到或超过咽后壁中线。扁桃体充血红肿，并有不易剥离的假膜（强行剥离时出血），见于白喉

考点6★★ 鼻的检查

检查额窦压痛时，一手扶住被检查者枕后，另一手拇指或食指置于眼眶上缘内侧，用力向后上方按压。检查上颌窦压痛时，双手拇指置于被检查者颧部，其余手指分别置于被检查者的两侧耳后，固定其头部，双拇指向后方按压。检查筛窦压痛时，双手扶住被检查者两侧耳后，双拇指分别置于鼻根部与眼内眦之间，向后方按压。蝶窦因位置较深，不能在体表进行检查。

考点7★★★ 颈部检查

（1）颈部的血管

正常人安静坐位或立位时，颈外静脉塌陷，平躺时颈外静脉充盈，充盈水平仅限于锁骨上缘至下颌角距离的下2/3以内。在坐位或半卧位（上半身与水平面形成45°）明显见到颈静脉充盈，称为颈静脉怒张，提示体循环静脉血回流受阻或上腔静脉压增高。安静状态下出现明显的颈动脉搏动，提示有心排血量增加或脉压增大的疾病。

（2）甲状腺

检查内容		检查方法
视诊		嘱被检查者双手放于枕后，头向后仰，观察甲状腺的大小和对称性。嘱被检查者做吞咽动作，则可见甲状腺随吞咽动作向上移动
触诊	甲状腺峡部	站于被检查者前面用拇指或站于被检查者后面用食指从胸骨上切迹向上触摸，可触到气管前软组织，判断有无增厚，配合吞咽动作，判断有无增大和肿块
	甲状腺侧叶	①前面触诊：一手拇指施压于一侧甲状软骨，将气管推向对侧，另一手食、中指在对侧胸锁乳突肌后缘向前推挤甲状腺侧叶，拇指在胸锁乳突肌前缘触诊，配合吞咽动作，重复检查。用同样方法检查另一侧甲状腺。②后面触诊：一手食、中指施压于一侧甲状软骨，将气管推向对侧，另一手拇指在对侧胸锁乳突肌后缘向前推挤甲状腺，食、中指在其前缘触诊甲状腺，配合吞咽动作，重复检查。用同样方法检查另一侧甲状腺

甲状腺肿大分为三度：不能看出肿大但能触及者为Ⅰ度；既可看出肿大又能触及，但在胸锁乳突肌以内区域者为Ⅱ度；肿大超出胸锁乳突肌外缘者为Ⅲ度。注意肿大甲状腺的大小，是否对称，硬度如何，有无压痛，是否光滑，有无结节、震颤和血管杂音。

（3）气管

让被检查者取坐位或仰卧位，头颈部保持自然正中位置，医师分别将右手的食指和无名指置于两侧胸锁关节上，中指在胸骨上切迹部位置于气管正中，观察中指是否在食指和无名指的中间，如中指与食指、无名指的距离不等，则表示有气管移位，也可将中指置于气管与两侧胸锁乳突肌之间的间隙内，根据两侧间隙是否相等来判断气管有无移位。

考点8★胸廓、胸壁与乳房检查

检查内容		检查方法
胸廓		正常胸廓近似圆锥形，两侧基本对称，成年人胸廓前后径与左右径之比约为1：1.5。常见异常胸廓有桶状胸、扁平胸、佝偻病胸（鸡胸）等
胸壁	胸壁静脉	正常胸壁无明显静脉可见。上腔静脉受阻时，胸壁静脉的血流方向自上向下；下腔静脉受阻时，胸壁静脉的血流方向自下向上
	胸骨	用手指轻压或轻叩胸壁，正常人无疼痛感觉。胸壁炎症、肿瘤浸润、肋软骨炎、肋间神经痛、带状疱疹、肋骨骨折等，可有局部压痛。骨髓异常增生时，常有胸骨压痛或叩击痛
乳房检查		①视诊：注意两侧乳房的大小、对称性、外表、乳头状态及有无溢液等。②触诊：被检查者取坐位，先两臂下垂，然后双臂高举超过头部或双手叉腰再进行检查。检查时，先检查健侧乳房，再检查患侧。检查者以并拢的手指掌面略施压力，以旋转或来回滑动的方式进行触诊，切忌用手指将乳房提起来触摸。检查按外上、外下、内下、内上、中央（乳头、乳晕）的顺序进行，然后检查腋窝及锁骨上、下窝等处淋巴结

考点9★★★ 肺和胸膜检查

检查内容	检查方法
呼吸类型	以胸廓运动为主的呼吸，称为胸式呼吸；以腹部运动为主的呼吸，称为腹式呼吸。正常情况下成年女性以胸式呼吸为主，儿童及成年男性以腹式呼吸为主
呼吸频率、深度及节律	成人呼吸频率为16~20次/分，深度适中。频率超过24次/分，称呼吸过速，见于发热、甲亢等；低于12次/分，称呼吸过缓，见于深睡、颅内高压等。常见的呼吸节律变化有潮式呼吸、间停呼吸
胸廓扩张度	被检查者采取坐位或仰卧位，检查者两手四指并拢与拇指分开，分别平置于被检者胸壁下部的对称部位，感受被检者胸廓两侧呼吸动度。正常人两侧呼吸动度相等，发生病变时可见一侧或局部胸廓扩张度减弱，而对侧或其他部位动度增强
语音震颤	检查者将两手掌或手掌尺侧缘平置于患者胸壁的对称部位，嘱其用同样强度重复拉长音发"yi"音，自上而下，从内到外比较两侧相同部位语颤是否相同
胸膜摩擦感	检查者用手掌轻贴胸壁，令病人反复做深呼吸，此时若有皮革相互摩擦的感觉，即为胸膜摩擦感
肺下界叩诊	被检者取坐位或仰卧位，检查者采用间接叩诊法，自上而下沿肋间进行叩诊。正常成年人右肺下界在右侧锁骨中线、腋中线、肩胛线分别为第6、8、10肋间。左肺下界除在左锁骨中线上变动较大（有胃泡鼓音区）外，其余与右侧大致相同
肺下界移动度	叩出肺下界后，嘱被检者深吸气后屏住呼吸，继续向下叩诊，当由清音变为浊音时，即为该线上肺下界的最低点，进行标记。然后让被检者恢复平静呼吸，检查者手指放回肺下界位置。再嘱被检者做深呼气并屏住呼吸，检查者再由下向上一肋间叩诊，当叩诊音变为浊音时，即为该线上肺下界的最高点。最高至最低两点间的距离即为肺下界的移动范围。正常人两侧肺下界移动度为6~8cm
肺部听诊	听诊方法：采用听诊器听诊。检查时的体位、顺序同"叩诊"。听诊内容：呼吸音、啰音、胸膜摩擦音

考点10★★★ 心脏检查

检查内容	检查方法
心脏触诊	用右手小鱼际或指尖指腹放在心尖部或心脏瓣膜区触诊。检查心尖搏动与心前区搏动、震颤、心包摩擦感
心界叩诊	被检者取仰卧位时，检查者立于被检者右侧，左手叩诊板指与心缘垂直（与肋间平行）。被检者取坐位时，宜保持上半身直立姿势，平稳呼吸，检查者面对被检者，左手叩诊板指一般与心缘平行（与肋骨垂直），但对消瘦者也可采取左手叩诊板指与心缘垂直的手法。心界的确定宜采取轻（弱）叩诊法，以听到叩诊音由清变浊来确定心浊音界

检查内容	检查方法
心界叩诊顺序	先叩左界，从心尖搏动最强点外 2～3cm 处开始，沿肋间由外向内，叩诊音由清变浊时翻转板指，在板指中点相应的胸壁处用标记笔做一标记。如此自下而上，叩至第二肋间，分别标记。然后叩右界，先沿右锁骨中线，自上而下，叩诊音由清变浊时为肝界。然后，于其上一肋间（一般为第四肋间）由外向内叩出浊音界，继续向上，分别于第三、第二肋间叩出浊音界，并标记。再标出前正中线和左锁骨中线，用直尺测量左锁骨中线与前正中线间的垂直距离，以及左右相对浊音界各标记点距前正中线的垂直距离，并记录。心脏叩诊时应根据被检者胖瘦程度，采取适当力度，用力要均匀，过强或过轻的叩诊均不能叩出心脏的正确大小
听诊顺序	按各瓣膜病变好发部位的顺序进行：二尖瓣区→肺动脉瓣区→主动脉瓣区→主动脉瓣第二听诊区→三尖瓣区（或二尖瓣区→主动脉瓣区→主动脉瓣第二听诊区→肺动脉瓣区→三尖瓣区）

心脏瓣膜听诊区		听诊位置
二尖瓣区		一般位于第 5 肋间左锁骨中线内侧
主动脉瓣区	主动脉瓣区	位于胸骨右缘第 2 肋间，主动脉瓣狭窄时的收缩期杂音在此区最响
	主动脉瓣区第二听诊区	位于胸骨左缘第 3～4 肋间，主动脉瓣关闭不全时的舒张期杂音在此区最响
肺动脉瓣区		在胸骨左缘第 2 肋间隙
三尖瓣区		在胸骨体下端近剑突偏右或偏左处

考点 11　外周血管检查

检查内容		检查方法
异常脉搏	水冲脉	脉搏骤起骤降，急促而有力。常见于主动脉瓣关闭不全、发热、甲状腺功能亢进、严重贫血、动脉导管未闭等。检查时，将患者的上肢高举过头，则水冲脉更易触知
	交替脉	节律正常而强弱交替的脉搏。提示心肌受损，为左室衰竭的重要体征，见于高血压性心脏病、急性心肌梗死或主动脉瓣关闭不全
	重搏脉	正常脉波的降支上可见一切迹（代表主动脉瓣关闭），其后有一重搏波，此波一般不能触及。在某些病理情况下，此波增高而可以触及，即为重搏脉。重搏脉可见于伤寒或其他可引起周围血管松弛、周围阻力降低的疾病
	奇脉	吸气时脉搏明显减弱或消失的现象，又称为吸停脉。常见于心包积液和缩窄性心包炎时，是心包填塞的重要体征之一
	无脉	即脉搏消失，见于严重休克及多发性大动脉炎。多发性大动脉炎使某一部位动脉闭塞而致相应部位脉搏消失（如上肢无脉症型、下肢无脉症型多发性大动脉炎）。此外，也可见于血栓闭塞性脉管炎，多发生于下肢动脉，可见一侧胫后或足背动脉的脉搏减弱或消失。主动脉缩窄时，下肢脉搏可较上肢明显减弱甚至触不到

检查内容		检查方法
周围血管征	毛细血管搏动征	用手指轻压被检者指甲床末端，或以干净玻片轻压被检者口唇黏膜，如见到红白交替的、与病人心搏一致的节律性微血管搏动现象，称为毛细血管搏动征阳性
	枪击音与杜氏双重杂音	将听诊器体件放在肱动脉或股动脉处，可听到"嗒——、嗒——"音，称为枪击音，由于脉压增大使脉波冲击动脉壁所致。如再稍加压力，则可听到收缩期与舒张期双重杂音，称为杜氏双重杂音

考点 12★★★ 腹部检查

检查内容	检查方法
腹壁皮下静脉血流方向的判断	选择一段没有分支的腹壁静脉，检查者食指和中指并拢压在静脉上，一指固定，另一手指沿静脉走行用力向外滑动，使静脉暂时排空，然后，向外滑动的手指突然放开，根据静脉是否立刻充盈，即可判断出血流方向
压痛与反跳痛	触诊时，由浅入深进行按压，如发生疼痛，称为压痛。在检查到压痛后，食指、中指、无名指三指稍停片刻，使压痛感趋于稳定，然后将手突然抬起，此时如患者感觉腹痛骤然加剧，并有痛苦表情，称为反跳痛
肝脏触诊	①单手触诊法：检查时被检者取仰卧位，双腿稍屈曲，使腹壁松弛，医师位于被检者右侧，将右手掌平放于被检者右侧腹壁上，腕关节自然伸直，四指并拢，掌指关节伸直，以食指前端的桡侧或食指与中指指端对着肋缘，自髂前上棘连线水平，分别沿右锁骨中线、前正中线自下而上触诊。被检者吸气时，右手随腹壁隆起抬高，但上抬速度要慢于腹壁的隆起，并向季肋缘方向触探肝缘。呼气时，腹壁松弛并下陷，触诊手应及时向腹深部按压，如肝脏肿大，则可触及肝下缘从手指端滑过。若未触及，则反复进行，直至触及肝脏或肋缘。②双手触诊法，检查者用左手掌托住被检者右后腰，左手拇指张开置于右肋缘，右手方法不变。检查肝左叶有无肿大，可在腹正中线上由脐平面开始自下而上进行触诊。如遇腹水患者，可用沉浮触诊法。在腹部某处触及肝下缘后，应自该处起向两侧延伸触诊，以了解整个肝脏和全部肝下缘的情况
脾脏触诊	脾脏明显肿大而位置较表浅时，用单手浅部触诊即可触及。如肿大的脾脏位置较深，则用双手触诊法进行检查。被检者取仰卧位，双腿稍屈曲，医师左手绕过被检者腹部前方，手掌置于其左腰部第 9～11 肋处，将脾从后向前托起。右手掌平放于上腹部，与肋弓成垂直方向，以稍弯曲的手指末端轻压向腹部深处，随被检者腹式呼吸运动，由下向上逐渐移近左肋弓，直到触及脾缘或左肋缘。脾脏轻度肿大而仰卧位不易触及时，可嘱被检者改为右侧卧位，右下肢伸直，左下肢屈髋、屈膝，用双手触诊较易触及。触及脾脏后应注意其大小、质地、表面形态、有无压痛及摩擦感等

检查内容	检查方法
脾肿大测量方法	脾肿大的测量方法：当轻度脾肿大时只作甲乙线测量，甲点为左锁骨中线与左肋缘交点，乙点为脾脏在左锁骨中线延长线上的最下缘，两点间的距离以厘米表示。脾脏明显肿大时，应加测甲丙线和丁戊线。甲丙线为左锁骨中线与左肋缘交点至最远脾尖之间的距离。丁戊线为脾右缘到前正中线的距离。如脾肿大向右未超过前正中线，测量脾右缘至前正中线的最短距离以"－"表示；超过前正中线则测量脾右缘至前正中线的最大距离，以"＋"表示
墨菲征（Murphy sign）	正常胆囊不能触及。急性胆囊炎时胆囊肿大，医师将左手掌平放于患者右肋下部，以左手拇指指腹用适度压力钩压右肋下缘下腹直肌外缘处，然后嘱患者缓慢深吸气。此时发炎的胆囊下移时碰到用力按压的拇指引起疼痛，患者因疼痛而突然屏气，这一现象称为墨菲征阳性，又称胆囊触痛征
液波震颤	用于3000～4000mL以上腹水的检查。检查时患者平卧，医师以一手掌面贴于患者一侧腹壁，另一手四指并拢屈曲，用指端冲击患者另一侧腹壁，如有大量液体存在，则贴于腹壁的手掌有被液体波动冲击的感觉，即液波震颤（波动感）。为防止腹壁本身震动传至对侧，可让另一人将手掌尺侧缘压于脐部腹中线上
腹部叩诊音	多用间接叩诊法叩诊，被检者取仰卧位。正常腹部除肝、脾所在部位叩诊呈浊音或实音外，其余部位均为鼓音
肝浊音界叩诊	肝脏叩诊时用间接叩诊法，被检者取仰卧位。叩诊定肝上下界时，一般是沿右锁骨中线、右腋中线和右肩胛线，由肺区往下叩向腹部，当清音转为浊音时，即为肝上界，此处相当于被肺遮盖的肝顶部，故又称肝相对浊音界；再往下轻叩，由浊音转为实音时，此处肝脏不被肺遮盖，直接贴近胸壁，称肝绝对浊音界；继续往下叩，由实音转为鼓音处，即为肝下界。定肝下界时，也可由腹部鼓音区沿右锁骨中线或前正中线向上叩，当鼓音转为浊音处即是。体形匀称型者，正常肝上界在右锁骨中线上第5肋间，下界位于右季肋下缘。右锁骨中线上肝浊音区上下径之间的距离为9～11cm；在右腋中线上，肝上界在第7肋间，下界相当于第10肋骨水平；在右肩胛线上，肝上界为第10肋间，下界不易叩出。瘦长型者肝上下界均可低一个肋间，矮胖型者则可高一个肋间
移动性浊音	当腹腔内有较多游离液体（在1000mL以上）时，如患者仰卧位，液体因重力作用多积聚于腹腔低处，含气的肠管漂浮其上，故叩诊腹中部呈鼓音，腹部两侧呈浊音；在患者侧卧位时，液体随之流动，叩诊上侧腹部转为鼓音，下侧腹部呈浊音。这种因体位不同而出现浊音区变动的现象，称移动性浊音
肾区叩击痛	正常时肾区无叩击痛。检查时，被检者取坐位或侧卧位，医师将左手掌平放于患者肾区（肋脊角处），右手握拳用轻到中等力量叩击左手背部。肾区叩击痛见于肾炎、肾盂肾炎、肾结石、肾周围炎及肾结核等

检查内容	检查方法
膀胱叩诊	在耻骨联合上方进行叩诊。采用间接叩诊法，被检者多取仰卧位。膀胱空虚时，因小肠位于耻骨上方遮盖膀胱，故叩诊呈鼓音，叩不出膀胱的轮廓。膀胱充盈时，耻骨上方叩出圆形浊音区。妊娠、卵巢囊肿或子宫肌瘤等，该区叩诊也呈浊音，应予鉴别。腹水时，耻骨上方叩诊可呈浊音区，但此区的弧形上缘凹向脐部，而膀胱胀大的浊音区弧形上缘凸向脐部。排尿或导尿后复查，如浊音区转为鼓音，即提示为尿潴留而致的膀胱胀大
肠鸣音	检查时，被检者取仰卧位，医生将听诊器体件放在腹部进行听诊。正常时每分钟4~5次肠鸣音，脐部听诊最清楚。肠鸣音超过每分钟10次时，称肠鸣音频繁。如肠鸣音次数多，且呈响亮、高亢的金属音，称肠鸣音亢进。若肠鸣音明显少于正常，或3~5分钟以上才听到一次，称为肠鸣音减弱或稀少。如持续听诊3~5分钟未闻及肠鸣音，称肠鸣音消失或静腹
振水音	被检者取仰卧位，医师用耳凑近被检者上腹部或将听诊器体件放于此处，然后用稍弯曲的手指以冲击触诊法连续迅速冲击其上腹部，如听到胃内液体与气体相撞击的声音，称为振水音。也可用双手左右摇晃患者上腹部以闻及振水音。正常人餐后或饮入多量液体时，上腹部可出现振水音，但若在空腹或餐后6~8h以上仍有此音，则提示胃内有液体潴留，见于胃扩张、幽门梗阻及胃液分泌过多等
血管杂音	正常腹部无血管杂音。血管杂音有动脉性杂音和静脉性杂音。动脉性杂音常位于中腹或腹部一侧。如在上腹部的两侧出现收缩期血管杂音，常提示肾动脉狭窄。左叶肝癌压迫肝动脉或腹主动脉时，亦可在包块部位闻及吹风样血管杂音，中腹部收缩期血管杂音提示腹主动脉瘤或腹主动脉狭窄。静脉性杂音为连续性的嗡鸣音，无收缩期与舒张期分别。此音多于脐周或上腹部出现，尤其是在腹壁静脉显著曲张时，常提示肝硬化所致门静脉高压侧支循环的形成，压迫脾脏此嗡鸣音可增强

考点13★★ 脊柱、四肢检查

（1）脊椎活动度

让被检者做前屈、后伸、侧弯、旋转等动作，观察脊柱的活动情况及有无变形，对脊柱外伤者或可疑骨折或关节脱位者，要避免脊柱活动，防止损伤脊髓。

分类	前屈	后伸	左右侧弯	旋转度（一侧）
颈椎	35°~45°	35°~45°	45°	60°~80°
胸椎	30°	20°	20°	35°
腰椎	90°	30°	20°~30°	30°

（2）脊柱弯曲度、压痛与叩击痛

检查项目		检查方法
脊柱弯曲度检查	脊柱前后凸	嘱被检查者取立位，侧面观察脊柱各部形态，了解有无前后凸畸形。正常人直立时，脊柱有四个生理弯曲。从侧面观察，颈段稍前凸，胸段稍后凸，腰椎明显前凸，骶椎明显后凸
	脊柱侧弯度	嘱被检者取立位或坐位，从后面观察脊柱有无侧弯。轻度侧弯时，检查者用食、中指或拇指沿脊椎的棘突以适当的压力由上向下划压，致使被压处皮肤出现一条红色压痕，以此痕为标准，观察脊柱有无侧弯（正常人脊柱无侧弯）
压痛与叩击痛		①检查有无脊柱压痛时，嘱被检者取端坐位，身体稍向前倾。医师以右手拇指从枕骨粗隆开始自上而下逐个按压脊椎棘突及椎旁肌肉，正常时每个棘突及椎旁肌肉均无压痛。 ②检查叩击痛时，嘱被检查者取坐位，检查者可用中指或叩诊锤垂直叩击胸、腰椎棘突（颈椎位置深，一般不用此法）。也可采用间接叩击法，具体方法是：检查者将左手掌置于被检者头部，右手半握拳，以小鱼际肌部位叩击左手背，了解被检查者脊柱各部位有无疼痛

（3）四肢关节

外形改变		临床表现
匙状甲（反甲）		指甲中央凹陷，边缘翘起，指甲变薄，表面粗糙有条纹。多见于缺铁性贫血和高原疾病，偶见于风湿热、甲癣等
杵状指		手指或足趾末端增生、肥厚，指甲从根部到末端拱形隆起呈杵状。见于呼吸系统疾病、心血管疾病、营养障碍性疾病
指关节变形	梭形关节	双侧对称性近端指骨间关节增生、肿胀呈梭形畸形，早期红肿疼痛，晚期强直、活动受限，手腕、手指向尺侧偏斜。可见于类风湿关节炎
	爪形手	手指变形，像鸟爪样。见于尺神经损伤，进行性肌萎缩；脊髓空洞症和麻风等
腕关节变形	腕垂症	肘以上完全性损伤者，不能伸腕、伸拇、伸指及外展拇指，呈垂腕畸形，见于桡神经损伤
	猿掌	大鱼际肌萎缩，手呈猿掌畸形，见于正中神经损伤
膝关节变形	关节腔积液	视诊关节肿胀，触诊浮髌试验阳性。浮髌试验检查方法：被检者取平卧位，下肢伸直放松，检查者左手拇指和其余四指分别固定在患膝关节上方两侧，并加压压迫髌上囊，使关节液集中于髌骨底面，右手拇指和其余四指分别固定在患关节下方两侧，用右手食指连续垂直向下按压髌骨数次，压下时有髌骨与关节面的碰触感，松手时有髌骨随手浮起感，即为浮髌试验阳性，见于风湿性关节炎、结核性关节炎等引起的膝关节腔积液
	关节炎	表现为两膝关节不对称，红、肿、热、痛，活动障碍，见于风湿性关节炎活动期

续表

外形改变		临床表现
膝内、外翻	膝内翻	直立时，两踝并拢两膝关节远离，双下肢形成"O"状，即"O形腿"，称为膝内翻
	膝外翻	直立时，两膝关节并拢时，两踝部分离，称为膝外翻，或"X形腿"。见于佝偻病及大骨节病
足内、外翻	足内翻	跟骨内旋，前足内收，足纵弓高度增加，站立时足不能踏平，外侧着地。常见于脊髓灰质炎后遗症
	足外翻	跟骨外旋，前足外展，足纵弓塌陷，舟骨突出，扁平状，跟腱延长线落在跟骨内侧。常见于胫前胫后肌麻痹
骨折与关节脱位	骨折	局部肿胀、压痛，可有变形或肢体缩短，可触及骨擦感或听到骨擦音，如Colles骨折，侧面观察患部呈餐叉样外观，正面观察则呈枪刺状畸形
	关节脱位	关节畸形、疼痛、肿胀、瘀斑以及关节功能障碍等
肌萎缩		肢体肌萎缩时，可见患肢肌肉体积缩小，松弛无力。见于脊髓灰质炎、周围神经损伤等
下肢静脉曲张		多发生在小腿，曲张静脉如蚯蚓状怒张、弯曲，久站加重，卧位抬高下肢，静脉曲张现象减轻；重者小腿肿胀、皮肤暗紫、色素沉着或形成溃疡。见于栓塞性静脉炎或长期从事站立性工作者
水肿		双下肢凹陷性水肿多见于心功能不全等；一侧肢体水肿多见于静脉或淋巴液回流障碍，静脉回流障碍见于血栓性静脉炎、肿瘤压迫等；淋巴液回流障碍见于丝虫病，检查可见患肢皮肤增厚、肿胀、按压无凹陷，称为象皮肿；肢体局部红肿，伴皮肤灼热见于蜂窝织炎等
痛风性关节炎		关节僵硬、肥大或变形，甚至局部破溃成瘘管，关节周围可形成结节样痛风石，多发生在手指末节和足趾关节处，其次为踝、腕、肘、膝关节
肢端肥大症		肢体末端异常粗大，见于肢端肥大症、巨人症

（4）检查运动功能

运动功能	检查方法
主动运动	让被检查者用自己的力量进行各个关节各方向的运动，如肩关节屈伸，肩关节内旋、外旋，以及髋关节内旋、外旋等
被动运动	检查者用外力使被检查者的关节运动，观察其活动范围及有无疼痛等

考点14★★★ 神经系统检查

（1）肌力、肌张力

检查内容	检查方法
肌力	医师嘱被检查者做肢体伸、屈、内收、外展、旋前、旋后等动作，并从相反方向给予阻力，测试被检查者对阻力的克服力量，要注意两侧对比检查

检查内容	检查方法
肌张力	医师嘱被检查者肌肉放松，而后持其肢体以不同的速度、幅度进行各个关节的被动运动，根据肢体的阻力判断肌张力（可触摸肌肉，根据肌肉硬度判断），要两侧对比

（2）共济运动

检查内容	检查方法
指鼻试验	医师嘱被检查者手臂外展伸直，再以食指触自己的鼻尖，由慢到快，先睁眼、后闭眼，反复进行，观察被检查者动作是否稳准
跟－膝－胫试验	医师嘱被检查者仰卧，上抬一侧下肢，将足跟置于对侧下肢膝盖下端，再沿胫骨前缘向下移动，观察被检查者动作是否稳准
快速轮替运动	医师嘱被检查者伸直手掌，做快速旋前旋后动作，先睁眼、后闭眼，反复进行，观察动作的协调性
闭目难立试验	医师嘱被检查者双足并拢站立，闭目，双手向前平伸，观察其身体有无摇晃或倾斜，若出现身体摇晃或倾斜则为阳性

（3）神经反射

检查内容		检查方法
浅反射	角膜反射	嘱被检查者眼睛注视内上方，医师用细棉絮轻触患者角膜外缘，健康人该侧眼睑迅速闭合，称为直接角膜反射，对侧眼睑也同时闭合称为间接角膜反射
	腹壁反射	嘱被检查者仰卧，两下肢稍屈曲，腹壁放松，医师用钝头竹签分别沿肋缘下（胸髓7～8节）、脐水平（胸髓9～10节）及腹股沟上（胸髓11～12节）的方向，由外向内轻划两侧腹壁皮肤（即上、中、下腹壁反射），正常人于受刺激部位出现腹肌收缩
	提睾反射	嘱被检查者仰卧，双下肢伸直，医师用钝头竹签，从下向上分别轻划两侧大腿内侧皮肤。健康人可出现同侧提睾肌收缩，睾丸上提
深反射	肱二头肌反射	医师以左手托扶被检查者屈曲的肘部，将拇指置于肱二头肌肌腱上，右手用叩诊锤叩击左手拇指指甲，正常时前臂快速屈曲，反射中枢在颈髓5～6节
	肱三头肌反射	医师让检查者半屈肘关节，上臂稍外展，而后用左手托其肘部，右手用叩诊锤直接叩击尺骨鹰嘴突上方的肱三头肌肌腱附着处，正常时肱三头肌收缩，出现前臂伸展，反射中枢为颈髓7～8节
	桡骨骨膜反射	医师左手托住被检查者腕部，并使腕关节自然下垂，用叩诊锤轻叩桡骨茎突，正常时肱桡肌收缩，出现屈肘和前臂旋前，反射中枢在颈髓5～6节
	膝反射	被检查者取坐位，小腿完全松弛下垂，或让被检查者取仰卧位，医师在其腘窝处托起下肢，使髋、膝关节屈曲，用叩诊锤叩击髌骨下方之股四头肌肌腱，正常时出现小腿伸展，反射中枢在腰髓2～4节
	踝反射	被检查者仰卧，下肢外旋外展，髋、膝关节稍屈曲，医师左手将被检查者足部背屈成直角，右手用叩诊锤叩击跟腱。正常为腓肠肌收缩，出现足向跖面屈曲，反射中枢在骶髓1～2节

检查内容		检查方法
病理反射	巴宾斯基征 （Babinski sign）	嘱被检者仰卧，髋、膝关节伸直，左手握其踝部，右手用叩诊锤柄部末端钝尖部，在足底外侧从后向前快速轻划至小趾根部，再转向踇趾侧。正常出现足趾向跖面屈曲，称巴宾斯基征阴性。如出现踇趾背伸，其余四趾呈扇形分开，称巴宾斯基征阳性
	奥本海姆征 （Oppenheim sign）	检查者用拇指和食指沿被检者胫骨前缘用力由上而下滑压，阳性表现同巴宾斯基征
	戈登征 （Gordon sign）	检查者用手以适当的力量握腓肠肌，阳性表现同巴宾斯基征
	查多克征 （Chaddock sign）	检查者用叩诊锤柄部末端钝尖部，在被检者外踝下方由后向前轻划至跖趾关节处止，阳性表现同巴宾斯基征
	霍夫曼征 （Hoffmann sign）	检查者用左手托住被检者腕部，用右手食指和中指夹持被检者中指，稍向上提，使其腕部处于轻度过伸位，用拇指快速弹刮被检者中指指甲，此时，如其余四指出现轻度掌屈反应为阳性
	髌阵挛	被检者取仰卧位，下肢伸直，检查者用拇指与食指持住髌骨上缘，用力向下快速推动数次，保持一定的推力，阳性反应为股四头肌节律性收缩使髌骨上下运动
	踝阵挛	被检者取仰卧位，检查者用左手托住腘窝，使髋、膝关节稍屈曲，右手紧贴其脚掌，突然用力将其足推向背屈，阳性表现为该足出现节律性、连续性的屈伸运动

（4）脑膜刺激征

检查内容	检查方法
颈强直	被检者去枕仰卧，下肢伸直，检查者左手托其枕部做被动屈颈动作，正常时下颏可贴近前胸，如下颏不能贴近前胸且检查者感到有抵抗感，被检者感颈后疼痛为阳性
凯尔尼格征 （Kernig sign）	被检者去枕仰卧，一腿伸直，检查者将另一下肢先屈髋、屈膝成直角，然后抬小腿伸直其膝部，正常人膝关节可伸135°以上，如小于135°时就出现抵抗，且伴有疼痛及屈肌痉挛为阳性。以同样的方法再检查另一侧
布鲁津斯基征 （Brudzinski sign）	被检者去枕仰卧，双下肢自然伸直，检查者左手托患者枕部，右手置于患者胸前，使颈部前屈，如两膝关节和髋关节反射性屈曲为阳性。以同样的方法检查另一侧

（5）拉塞格征：被检者取仰卧位，两下肢伸直，检查者一手压在被检者一侧膝关节上，使下肢保持伸直，另一手将该下肢抬起，正常可抬高70°以上，如不到30°即出现由上而下的放射性疼痛为阳性。以同样的方法再检查另一侧。

（三）实战演练

1. 演示踝阵挛、浅表淋巴结顺序的检查方法。（2017、2014）

【参考答案】

（1）踝阵挛：被检者取仰卧位，检查者用左手托住腘窝，使髋、膝关节稍屈曲，右手紧贴其脚掌，突然用力将其足推向背屈，阳性表现为该足出现节律性、连续性的屈伸运动。

（2）浅表淋巴结触诊顺序：耳前、耳后、乳突区、枕骨下区、颌下、颏下、颈后三角、颈前三角、锁骨上窝、腋窝、滑车上、腹股沟、腘窝等。

2. 演示拉塞格征、鼻窦压痛检查的检查方法。（2017）

【参考答案】

（1）拉塞格征：被检者取仰卧位，两下肢伸直，检查者一手压在被检者一侧膝关节上，使下肢保持伸直，另一手将该下肢抬起，正常可抬高70°以上，如不到30°即出现由上而下的放射性疼痛为阳性。以同样的方法再检查另一侧。

（2）鼻窦压痛：检查额窦压痛时，一手扶住被检查者枕后，另一手拇指或食指置于眼眶上缘内侧，用力向后上方按压。检查上颌窦压痛时，双手拇指置于被检查者颧部，其余手指分别置于被检查者的两侧耳后，固定其头部，双拇指向后方按压。检查筛窦压痛时，双手扶住被检查者两侧耳后，双拇指分别置于鼻根部与眼内眦之间，向后方按压。蝶窦因位置较深，不能在体表进行检查。

3. 演示对光反射、墨菲征的检查方法。（2017、2015）

【参考答案】

（1）对光反射：用手电筒照射瞳孔，观察其前后的反应变化，正常人受照射光刺激后，双侧瞳孔立即缩小，移开照射光后双侧瞳孔随即复原，对光反射分为：①直接对光反射，即电筒光直接照射一侧瞳孔，该侧瞳孔立即缩小，移开光线后瞳孔迅速复原。②间接对光反射，即用手隔开双眼电筒光照射一侧瞳孔后，另一侧瞳孔也立即缩小，移开光线后瞳孔迅速复原。

（2）墨菲征：急性胆囊炎时胆囊肿大，医师将左手掌平放于患者右肋下部，以左手拇指指腹用适度压力钩压右肋下部胆囊点处，然后嘱患者缓慢深吸气。此时发炎的胆囊下移时碰到用力按压的拇指引起疼痛，患者因疼痛而突然屏气，这一现象称为墨菲征阳性，又称胆囊触痛征。

4. 演示脊柱叩击痛、巴宾斯基征的检查方法。（2017、2014）

【参考答案】

（1）脊柱叩击痛：嘱被检查者取坐位，检查者可用中指或叩诊锤垂直叩击胸、腰椎棘突（颈椎位置深，一般不用此法），也可采用间接叩击法，具体方法是：检查者将左手掌置于被检者头部，右手半握拳，以小鱼际肌部位叩击左手背，了解检查者脊柱各部位有无疼痛。

（2）巴宾斯基征：嘱被检者仰卧，髋、膝关节伸直，左手握其踝部，右手用叩诊锤柄部末端钝尖部，在足底外侧从后向前快速轻划至小趾根部，再转向踇趾侧。正常出现足趾向跖面屈曲，称巴宾斯基征阴性。如出现踇趾背伸，其余四趾呈扇形分开，称巴宾斯基征阳性。

5. 演示调节反射与聚合反射、双手肝脏触诊的检查方法。（2017、2016、2015）

【参考答案】

（1）调节反射与聚合反射：嘱被检查者注视 1m 以外的目标（通常为检查者的食指尖），然后逐渐将目标移至距被检查者眼球约 10cm 处，这时观察双眼瞳孔变化情况，由看远逐渐变为看近，即由不调节状态到调节状态时，正常反应是双侧瞳孔逐渐缩小（调节反射）、双眼球向内聚合（聚合反射）。

（2）肝脏的双手触诊：检查者用左手掌托住被检者右后腰，左手拇指张开置于右肋缘，右手方法不变。检查肝左叶有无肿大，可在腹正中线上由脐平面开始自下而上进行触诊。如遇腹水患者，可用沉浮触诊法。在腹部某处触及肝下缘后，应自该处起向两侧延伸触诊，以了解整个肝脏和全部肝下缘的情况。

6. 演示气管检查、膝腱反射的检查方法。（2017、2015、2014）

【参考答案】

（1）气管检查：让被检查者取坐位或仰卧位，头颈部保持自然正中位置，医师分别将右手的食指和无名指置于两侧胸锁关节上，中指在胸骨上切迹部位置于气管正中，观察中指是否在食指和无名指的中间，如中指与食指、无名指的距离不等，则表示有气管移位，也可将中指置于气管与两侧胸锁乳突肌之间的间隙内，根据两侧间隙是否相等来判断气管有无移位。

（2）膝反射：被检查者取坐位，小腿完全松弛下垂，或让被检查者取仰卧位，医师在其腘窝处托起下肢，使髋、膝关节屈曲，用叩诊锤叩击髌骨下方之股四头肌肌腱，正常时出现小腿伸展，反射中枢在腰髓 2~4 节。

7. 演示肺下界移动度、肱二头肌反射的检查方法。（2017）

【参考答案】

（1）肺下界移动度：叩出肺下界后，嘱被检者深吸气后屏住呼吸，继续向下叩诊，当由清音变为浊音时，即为该线上肺下界的最低点，进行标记。然后让被检者恢复平静呼吸，检查者手指放回肺下界位置。再嘱被检者做深呼气并屏住呼吸，检查者再由下向上一肋间叩诊，当叩诊音变为浊音时，即为该线上肺下界的最高点。最高至最低两点间的距离即为肺下界的移动范围。正常人两侧肺下界移动度为 6~8cm。

（2）肱二头肌反射：医师以左手托扶被检查者屈曲的肘部，将拇指置于肱二头肌肌腱上，右手用叩诊锤叩击左手拇指指甲，正常时前臂快速屈曲，反射中枢在颈髓 5~6 节。

8. 演示心脏左界叩诊、腹壁反射的检查方法。（2017、2016、2015）

【参考答案】

（1）心脏左界叩诊：从心尖搏动最强点外 2~3cm 处开始，沿肋间由外向内，叩诊音由清变浊时翻转板指，在板指中点相应的胸壁处用标记笔作一标记。如此自下而上，叩至第二肋间，分别标记。

（2）腹壁反射：嘱被检查者仰卧，两下肢稍屈曲，腹壁放松，医师用钝头竹签分别沿肋缘下（胸髓7~8节）、脐水平（胸髓9~10节）及腹股沟上（胸髓11~12节）的方向，由外向内轻划两侧腹壁皮肤（即上、中、下腹壁反射），正常人于受刺激部位出现腹肌收缩。

9. 演示肱三头肌反射、语音震颤的检查方法。（2017、2015）

【参考答案】

（1）肱三头肌反射：医师让检查者半屈肘关节，上臂稍外展，而后用左手托其肘部，右手用叩诊锤直接叩击尺骨鹰嘴突上方的肱三头肌肌腱附着处，正常时肱三头肌收缩，出现前臂伸展，反射中枢为颈髓7~8节。

（2）语音震颤：检查者将两手掌或手掌尺侧缘平置于患者胸壁的对称部位，嘱其用同样强度重复拉长音发"yi"音，自上而下，从内到外比较两侧相同部位语颤是否相同。

10. 演示咽部及扁桃体、移动性浊音的检查方法。（2017、2014、2013）

【参考答案】

（1）咽部及扁桃体：②口咽部：嘱被检查者头稍向后仰，口张大并拉长发"啊"声，医师用压舌板在舌的前2/3与后1/3交界处迅速下压舌体，此时软腭上抬，在照明下可见口咽组织，检查时注意咽后壁有无充血、水肿，扁桃体有无肿大。

（2）移动性浊音：当腹腔内有较多游离液体（在1000mL以上）时，如患者仰卧位，液体因重力作用多积聚于腹腔低处，含气的肠管漂浮其上，故叩诊腹中部呈鼓音，腹部两侧呈浊音；在患者侧卧位时，液体随之流动，叩诊上侧腹部转为鼓音，下侧腹部呈浊音。这种因体位不同而出现浊音区变动的现象，称移动性浊音。

11. 演示阑尾炎压痛及反跳痛、霍夫曼征的检查方法。（2017、2015、2013）

【参考答案】

（1）阑尾炎压痛及反跳痛：阑尾点：又称麦氏点，位于右髂前上棘与脐连线外1/3与中1/3交界处，触诊时，由浅入深进行按压，如发生疼痛，称为压痛。在检查到压痛后，手指稍停片刻，使压痛感趋于稳定，然后将手突然抬起，此时如患者感觉腹痛骤然加剧，并有痛苦表情，称为反跳痛。

（2）霍夫曼征：检查者用左手托住被检者腕部，用右手食指和中指夹持被检者中指，稍向上提，使其腕部处于轻度过伸位，用拇指快速弹刮被检者中指指甲，此时，如其余四指出现轻度掌屈反应为阳性。

12. 演示下颌淋巴结触诊、脊柱压痛的检查方法。（2017、2015）

【参考答案】

（1）下颌淋巴结触诊：检查左颌下淋巴结时，将左手置于被检查者头顶，使头微向左前倾斜，右手四指并拢，屈曲掌指及指间关节，沿下颌骨内缘向上滑动触摸。检查右侧时，两手换位，让被检查者向右前倾斜。

（2）脊柱压痛：检查有无脊柱压痛时，嘱被检者取端坐位，身体稍向前倾。医师以右手拇指从枕骨粗隆开始自上而下逐个按压脊椎棘突及椎旁肌肉，正常时每个棘突及椎旁肌肉均无压痛。

13. 演示心脏听诊顺序、桡骨骨膜反射的检查方法。(2017)

【参考答案】

（1）心脏听诊顺序：按各瓣膜病变好发部位的顺序进行：二尖瓣区→肺动脉瓣区→主动脉瓣区→主动脉瓣第二听诊区→三尖瓣区（或二尖瓣区→主动脉瓣区→主动脉瓣第二听诊区→肺动脉瓣区→三尖瓣区）。

（2）桡骨骨膜反射：医师左手托住被检查者腕部，并使腕关节自然下垂，用叩诊锤轻叩桡骨茎突，正常时肱桡肌收缩，出现屈肘和前臂旋前，反射中枢在颈髓 5～6 节。

14. 演示眼球运动、脾脏触诊的检查方法。(2017、2016)

【参考答案】

（1）眼球运动：医师左手置于被检查者头顶并固定头部，使头部不能随眼转动，右手指尖（或棉签）放在被检查者眼前 30～40cm 处，嘱被检查者两眼随医师右手指尖移动方向运动，一般按被检查者的左侧、左上、左下、右侧、右上、右下共 6 个方向进行，注意眼球运动幅度、灵活性、持久性，两眼是否同步，并询问病人有无复视出现。

（2）脾脏触诊：脾脏明显肿大而位置较表浅时，用单手浅部触诊即可触及。如肿大的脾脏位置较深，则用双手触诊法进行检查。被检者取仰卧位，双腿稍屈曲，医师左手绕过被检者腹部前方，手掌置于其左腰部第 9～11 肋处，将脾从后向前托起。右手掌平放于上腹部，与肋弓成垂直方向，以稍弯曲的手指末端轻压向腹部深处，随被检者腹式呼吸运动，由下向上逐渐移近左肋弓，直到触及脾缘或左肋缘。脾脏轻度肿大而仰卧位不易触及时，可嘱被检者改为右侧卧位，右下肢伸直，左下肢屈髋、屈膝，用双手触诊较易触及。触及脾脏后应注意其大小、质地、表面形态、有无压痛及摩擦感等。

15. 演示髌阵挛、甲状腺后面触诊的检查方法。(2016、2015)

【参考答案】

（1）髌阵挛：被检者取仰卧位，下肢伸直，检查者用拇指与食指持住髌骨上缘，用力向下快速推动数次，保持一定的推力，阳性反应为股四头肌节律性收缩使髌骨上下运动。

（2）甲状腺后面触诊：一手食、中指施压于一侧甲状软骨，将气管推向对侧，另一手拇指在对侧胸锁乳突肌后缘向前推挤甲状腺，食、中指在其前缘触诊甲状腺，配合吞咽动作，重复检查。用同样方法检查另一侧甲状腺。

16. 演示心脏瓣膜听诊区、浮髌试验的检查方法。(2016、2014、2013)

【参考答案】

（1）心脏瓣膜听诊区：①二尖瓣区：一般位于第 5 肋间左锁骨中线内侧。②主动脉瓣区：位于胸骨右缘第 2 肋间，主动脉瓣狭窄时的收缩期杂音在此区最响。③主动脉瓣区第二听诊区：位于胸骨左缘第3~4肋间，主动脉瓣关闭不全时的舒张期杂音在此区最响。④肺动脉瓣区：在胸骨左缘第2肋间隙。⑤三尖瓣区：在胸骨体下端近剑突偏右或偏左处。

（2）浮髌试验：被检者取平卧位，下肢伸直放松，检查者左手拇指和其余四指分别固定在患膝关节上方两侧，并加压压迫髌上囊，使关节液集中于髌骨底面，右手拇指和其余四指分别固定在患膝关节下方两侧，用右手食指连续垂直向下按压髌骨数次，压下时有髌骨与关节面的碰触感，松手时有髌骨随手浮起感，即为浮髌试验阳性，见于风湿性关节炎、结核性关节炎等引起的膝关节腔积液。

17. 演示液波震颤、肺的移动度的检查方法。（2016）

【参考答案】

（1）液波震颤：检查时患者平卧，医师以一手掌面贴于患者一侧腹壁，另一手四指并拢屈曲，用指端冲击患者另一侧腹壁，如有大量液体存在，则贴于腹壁的手掌有被液体波动冲击的感觉，即液波震颤（波动感）。为防止腹壁本身震动传至对侧，可让另一人将手掌尺侧缘压于脐部腹中线上。

（2）肺的移动度：叩出肺下界后，嘱被检者深吸气后屏住呼吸，继续向下叩诊，当由清音变为浊音时，即为该线上肺下界的最低点，进行标记。然后让被检者恢复平静呼吸，检查者手指放回肺下界位置。再嘱被检者做深呼气并屏住呼吸，检查者再由下向上一肋间叩诊，当叩诊音变为浊音时，即为该线上肺下界的最高点。最高至最低两点间的距离即为肺下界的移动范围。正常人两侧肺下界移动度为6~8cm。

18. 演示肺下界叩诊、查多克征的检查方法。（2016、2015、2014）

【参考答案】

（1）肺下界叩诊：被检者取坐位或仰卧位，检查者采用间接叩诊法，自上而下沿肋间进行叩诊。正常成年人右肺下界在右侧锁骨中线、腋中线、肩胛线分别为第6、8、10肋间。左肺下界除在左锁骨中线上变动较大（有胃泡鼓音区）外，其余与右侧大致相同。

（2）查多克征：检查者用叩诊锤柄部末端钝尖部，在被检者外踝下方由后向前轻划至跖趾关节处止，如出现蹈趾背伸，其余四趾呈扇形分开，称查多克征阳性。

19. 演示布鲁津斯基征、胆囊触痛的检查方法。（2016、2015）

【参考答案】

（1）布鲁津斯基征：被检者去枕仰卧，双下肢自然伸直，检查者左手托患者枕部，右手置于患者胸前，使颈部前屈，如两膝关节和髋关节反射性屈曲为阳性。以同样的方法检查另一侧。

（2）胆囊触痛：正常胆囊不能触及。急性胆囊炎时胆囊肿大，医师将左手掌平放于患者右肋下部，以左手拇指指腹用适度压力钩压右肋下部胆囊点处，然后嘱患者缓慢深吸气。此时发炎的胆囊下移时碰到用力按压的拇指引起疼痛，患者因疼痛而突然屏气，这一现象称为墨菲征阳性，又称胆囊触痛征。

20. 演示踝反射、振水音的检查方法。（2016、2014）

【参考答案】

（1）踝反射：被检查者仰卧，下肢外旋外展，髋、膝关节稍屈曲，医师左手将被检查者足部背屈成直角，右手用叩诊锤叩击跟腱。正常为腓肠肌收缩，出现足向趾面屈曲，反射中枢在骶髓1～2节。

（2）振水音：被检者取仰卧位，医师用耳凑近被检者上腹部或将听诊器体件放于此处，然后用稍弯曲的手指以冲击触诊法连续迅速冲击其上腹部，如听到胃内液体与气体相撞击的声音，称为振水音。也可用双手左右摇晃患者上腹部以闻及振水音。正常人餐后或饮入多量液体时，上腹部可出现振水音，但若在空腹或餐后6～8h以上仍有此音，则提示胃内有液体潴留，见于胃扩张、幽门梗阻及胃液分泌过多等。

21. 演示腹壁静脉血流方向的判断、甲状腺（前位）触诊的检查方法。（2015、2013）

【参考答案】

（1）腹壁静脉血流方向的判断：选择一段没有分支的腹壁静脉，检查者食指和中指并拢压在静脉上，一指固定，另一手指沿静脉走行用力向外滑动，使静脉暂时排空，然后，向外滑动的手指突然放开，根据静脉是否立刻充盈，即可判断出血流方向。

（2）甲状腺（前位）触诊：一手拇指施压于一侧甲状软骨，将气管推向对侧，另一手食、中指在对侧胸锁乳突肌后缘向前推挤甲状腺侧叶，拇指在胸锁乳突肌前缘触诊，配合吞咽动作，重复检查。用同样方法检查另一侧甲状腺。

22. 演示单手肝脏触诊、胸廓扩张度的检查方法。（2015）

【参考答案】

（1）单手肝脏触诊：检查时被检者取仰卧位，双腿稍屈曲，使腹壁松弛，医师位于被检者右侧，将右手掌平放于被检者右侧腹壁上，腕关节自然伸直，四指并拢，掌指关节伸直，以食指前端的桡侧或食指与中指指端对着肋缘，自髂前上棘连线水平，分别沿右锁骨中线、前正中线自下而上触诊。被检者吸气时，右手随腹壁隆起抬高，但上抬速度要慢于腹壁的隆起，并向季肋缘方向触探肝缘。呼气时，腹壁松弛并下陷，触诊手应及时向腹深部按压，如肝脏肿大，则可触及肝下缘从手指端滑过。若未触及，则反复进行，直至触及肝脏或肋缘。

（2）胸廓扩张度：被检查者采取坐位或仰卧位，检查者两手四指并拢与拇指分开，分别平置于被检者胸壁下部的对称部位，感受被检者胸廓两侧呼吸动度。正常人两侧呼吸动度相等，发生病变时可见一侧或局部胸廓扩张度减弱，而对侧或其他部位动度增强。

23. 演示脾肿大的测量、膀胱叩诊的检查方法。（2015）

【参考答案】

（1）脾肿大的测量：当轻度脾肿大时只作甲乙线测量，甲点为左锁骨中线与左肋缘交点，乙点为脾脏在左锁骨中线延长线上的最下缘，两点间的距离以厘米表示。脾脏明显肿大时，应加测甲丙线和丁戊线。甲丙线为左锁骨中线与左肋缘交点至最远脾尖之间的距离。丁戊线为脾右缘到前正中线的距离。如脾肿大向右未超过前正中线，测量脾右缘至前正中线的最短距离以"-"表示；超过前正中线则测量脾右缘至前正中线的最大距离，以"+"表示。

（2）膀胱叩诊：在耻骨联合上方进行叩诊。采用间接叩诊法，被检者多取仰卧位。膀胱空虚时，因小肠位于耻骨上方遮盖膀胱，故叩诊呈鼓音，叩不出膀胱的轮廓。膀胱充盈时，耻骨上方叩出圆形浊音区。妊娠、卵巢囊肿或子宫肌瘤等，该区叩诊也呈浊音，应予鉴别。腹水时，耻骨上方叩诊可呈浊音区，但此区的弧形上缘凹向脐部，而膀胱胀大的浊音区弧形上缘凸向脐部。排尿或导尿后复查，如浊音区转为鼓音，即提示为尿潴留而致的膀胱胀大。

24. 演示锁骨上淋巴结触诊、肾区叩诊的检查方法。(2015)

【参考答案】

（1）锁骨上淋巴结触诊：检查锁骨上窝淋巴结时，检查者面对患者（可取坐位或仰卧位），用右手检查患者的左锁骨上窝，用左手检查其右锁骨上窝。检查时将食指与中指屈曲并拢，在锁骨上窝进行触诊，并深入锁骨后深部。

（2）肾区叩诊：检查时，被检者取坐位或侧卧位，医师将左手掌平放于患者肾区（肋脊角处），右手握拳用轻到中等力量叩击左手背部。肾区叩击痛见于肾炎、肾盂肾炎、肾结石、肾周围炎及肾结核等。

25. 演示凯尔尼格征、睑结膜的检查方法。(2015)

【参考答案】

（1）凯尔尼格征：被检者去枕仰卧，一腿伸直，检查者将另一下肢先屈髋、屈膝成直角，然后抬小腿伸直其膝部，正常人膝关节可伸135°以上，如小于135°时就出现抵抗，且伴有疼痛及屈肌痉挛为阳性。以同样的方法再检查另一侧。

（2）睑结膜：需翻转眼睑。翻转要领：检查左眼时，嘱被检查者向下看，用右手食指（在上方）和拇指（在下方）捏住上睑的中部边缘并轻轻向前下方牵拉，食指轻压睑板上缘的同时，拇指向上捻转翻开上眼睑，暴露上睑结膜，然后用拇指固定上睑缘。检查右眼时用左手，方法同前。

26. 演示跟-膝-胫试验、肝脏触诊的检查方法。(2014)

【参考答案】

（1）跟-膝-胫试验：医师嘱被检查者仰卧，上抬一侧下肢，将足跟置于对侧下肢膝盖下端，再沿胫骨前缘向下移动，观察被检查者动作是否稳准。

（2）肝脏触诊：①单手触诊法：检查时被检者取仰卧位，双腿稍屈曲，使腹壁松弛，医师位于被检者右侧，将右手掌平放于被检者右侧腹壁上，腕关节自然伸直，四指并拢，掌指关节伸直，以食指前端的桡侧或食指与中指指端对着肋缘，自髂前上棘连线水平，分别沿右锁骨中线、前正中线自下而上触诊。被检者吸气时，右手随腹壁隆起抬高，但上抬速度要慢于腹壁的隆起，并向季肋部方向触探肝缘。呼气时，腹壁松弛并下陷，触诊手应及时向腹深部按压，如肝脏肿大，则可触及肝下缘从手指端滑过。若未触及，则反复进行，直至触及肝脏或肋缘。②双手触诊法，检查者用左手掌托住被检者右后腰，左手拇指张开置于右肋缘，右手方法不变。检查肝左叶有无肿大，可在腹正中线上由脐平面开始自下而上进行触诊。如遇腹水患者，可用沉浮触诊法。在腹部某处触及肝下缘后，应自该处起向两侧延伸触诊，以了解整个肝脏和全部肝下缘的情况

27. 演示浅反射、扁桃体的检查方法。(2014)

【参考答案】

(1) 浅反射：①角膜反射：嘱被检查者眼睛注视内上方，医师用细棉絮轻触患者角膜外缘，健康人该侧眼睑迅速闭合，称为直接角膜反射，对侧眼睑也同时闭合称为间接角膜反射。②腹壁反射：嘱被检查者仰卧，两下肢稍屈曲，腹壁放松，医师用钝头竹签分别沿肋缘下（胸髓 7 ~ 8 节）、脐水平（胸髓 9 ~ 10 节）及腹股沟上（胸髓 11 ~ 12 节）的方向，由外向内轻划两侧腹壁皮肤（即上、中、下腹壁反射），正常人于受刺激部位出现腹肌收缩。③提睾反射：嘱被检查者仰卧，两下肢稍屈曲，腹壁放松，医师用钝头竹签分别沿肋缘下（胸髓 7 ~ 8 节）、脐水平（胸髓 9 ~ 10 节）及腹股沟上（胸髓 11 ~ 12 节）的方向，由外向内轻划两侧腹壁皮肤（即上、中、下腹壁反射），正常人于受刺激部位出现腹肌收缩。

(2) 扁桃体检查：嘱被检查者头稍向后仰，口张大并拉长发"啊"声，医师用压舌板在舌的前2/3与后1/3交界处迅速下压舌体，此时软腭上抬，在照明下可见口咽组织，检查时注意咽后壁有无充血、水肿，扁桃体有无肿大。Ⅰ度肿大时扁桃体不超过咽腭弓；Ⅱ度肿大时扁桃体超过咽腭弓，介于Ⅰ度与Ⅲ度之间；Ⅲ度肿大时扁桃体达到或超过咽后壁中线。扁桃体充血红肿，并有不易剥离的假膜（强行剥离时出血），见于白喉。

28. 演示颈静脉、脊柱弯曲度的检查方法。(2014)

【参考答案】

(1) 颈静脉：正常人安静坐位或立位时，颈外静脉塌陷，平躺时颈外静脉充盈，充盈水平仅限于锁骨上缘至下颌角距离的下 2/3 以内。在坐位或半卧位（上半身与水平面形成45°）明显见到颈静脉充盈，称为颈静脉怒张，提示体循环静脉血回流受阻或上腔静脉压增高。安静状态下出现明显的颈动脉搏动，提示心排血量增加或脉压增大的疾病。

(2) 脊柱弯曲度：①脊柱前后凸：嘱被检查者取立位，侧面观察脊柱各部形态，了解有无前后凸畸形。正常人直立时，脊柱有四个生理弯曲。从侧面观察，颈段稍前凸，胸段稍后凸，腰椎明显前凸，骶椎明显后凸。②脊柱侧弯度：嘱被检者取立位或坐位，从后面观察脊柱有无侧弯。轻度侧弯时，检查者用示、中指或拇指沿脊椎的棘突以适当的压力由上向下划压，致使被压处皮肤出现一条红色压痕，以此痕为标准，观察脊柱有无侧弯（正常人脊柱无侧弯）。

29. 演示肝浊音界叩诊、脊柱活动度的检查方法。(2014)

【参考答案】

(1) 肝浊音界叩诊：肝脏叩诊时用间接叩诊法，被检者取仰卧位。叩诊定肝上下界时，一般是沿右锁骨中线、右腋中线和右肩胛线，由肺区往下叩向腹部，当清音转

为浊音时，即为肝上界，此处相当于被肺遮盖的肝顶部，故又称肝相对浊音界；再往下轻叩，由浊音转为实音时，此处肝脏不被肺遮盖，直接贴近胸壁，称肝绝对浊音界；继续往下叩，由实音转为鼓音处，即为肝下界。定肝下界时，也可由腹部鼓音区沿右锁骨中线或前正中线向上叩，当鼓音转为浊音处即是。体形匀称型者，正常肝上界在右锁骨中线上第 5 肋间，下界位于右季肋下缘。右锁骨中线上肝浊音区上下径之间的距离为 9～11cm；在右腋中线上，肝上界在第 7 肋间，下界相当于第 10 肋骨水平；在右肩胛线上，肝上界为第 10 肋间，下界不易叩出。瘦长型者肝上下界均可低一个肋间，矮胖型者则可高一个肋间。

（2）脊柱活动度：让被检者做前屈、后伸、侧弯、旋转等动作，观察脊柱的活动情况及有无变形，对脊柱外伤者或可疑骨折或关节脱位者，要避免脊柱活动，防止损伤脊髓。

分类	前屈	后伸	左右侧弯	旋转度（一侧）
颈椎	35°～45°	35°～45°	45°	60°～80°
胸椎	30°	20°	20°	35°
腰椎	90°	30°	20°～30°	30°

第三部分　西医基本操作

（一）考试介绍

考查无菌操作、基本心肺复苏术等常用西医基本操作技能。每份试卷 1 题，每题 10 分，共 10 分。

【样题】演示加压包扎止血法的操作。

【参考答案】用敷料或其他洁净的毛巾、用敷料或其他洁净的毛巾、手绢、三角巾等覆盖伤口，加压包扎达到止血目的。必要时可将手掌放在敷料上均匀加压，一般 20 分钟后即可止血。

（二）考点汇总

考点 1★★ 外科洗手

（1）洗手：①流水冲洗双手臂。②用洗手液或肥皂水按七步洗手法洗手和手臂。七步洗手法：手掌相对→手掌对手背→双手十指交叉→双手互握→揉搓拇指→指尖→手臂至上臂下 1/3，两侧在同一水平交替上升，不得回搓。重复两次，共 5 分钟。洗手过程保持双手位于胸前并高于肘部，双前臂保持拱手姿势。③取无菌毛巾擦干手和臂。

（2）消毒

方法	具体操作
肥皂水刷手法	①按普通洗手方法将双手及前臂用肥皂和清水洗净。②用消毒毛刷蘸取消毒肥皂液交替刷洗双手及手臂，从指尖到肘上10cm。刷手时尤应注意甲缘、甲沟、指蹼等处刷完一遍，指尖朝上肘向下，用清水冲洗手臂上的肥皂水。然后，另换一消毒毛刷，同法进行第二、三遍刷洗，每一遍比上一遍低2cm（分别为肘上10cm、8cm、6cm）。共约10分钟。③每侧用一块无菌毛巾从指尖至肘部擦干，擦过肘部的毛巾不可再擦手部。④将双手及前臂浸泡在75%乙醇桶内5分钟，浸泡范围至肘上6cm处。若有乙醇过敏，可改用0.1%苯扎溴铵溶液浸泡，也可用1:5000氯己定（洗必泰）溶液浸泡3分钟。⑤浸泡消毒后，保持拱手姿势待干，双手不得下垂，不能接触未经消毒的物品
碘伏刷手法	①按普通洗手方法将双手及前臂用肥皂和清水洗净。②用消毒的软毛刷蘸取碘伏刷手。刷手顺序采取三段法：双手→双前臂→双上臂，双手交替向上进行，顺序不能逆转，不留空白区。刷手范围为肘上6cm，共5分钟。重点刷双手，从拇指的桡侧起渐次到背侧、尺侧，依次刷完五指和指蹼，然后再刷手掌、手背、前臂和肘上。③擦手：每侧用一块无菌毛巾从指尖至肘部擦干，擦过肘部的毛巾不可再擦手部。④用碘伏均匀涂于两手和前臂至肘部。先涂抹两前臂及肘部，再涂抹双手。⑤保持拱手姿势自然待干
灭菌王刷手法	①按普通洗手方法将双手及前臂用肥皂和清水洗净，用无菌毛巾擦干。②用无菌刷或无菌纱布接取灭菌王3~5mL（或用吸足灭菌王的纱布）刷洗双手、前臂、上臂至肘上10cm，时间3分钟。刷时稍用力。先刷甲缘、甲沟、指蹼，再由拇指桡侧开始，渐次到指背、尺侧、掌侧，依次刷完双手手指。然后再分段交替刷左右手掌、手背、前臂直至肘上。③刷完后，手指朝上肘朝下，流水冲净，用无菌小毛巾从手向上顺次擦干至肘上，注意不可再向手部回擦。另取一块小毛巾同法擦干另一手臂。④再接取灭菌王3~5mL涂抹双手至肘上8cm，先涂抹两前臂及肘部，再涂抹双手。保持拱手姿势自然待干

考点2★★★ 戴无菌手套

①穿无菌手术衣、戴口罩后，选取合适手套号码并核对灭菌日期。

②用手套袋内无菌滑石粉包轻轻敷擦双手，使之滑润。

③左手捏住两只手套翻折部分，提出手套，使两只手套拇指相对，右手先插入手套内，再用戴好手套的右手2~5指插入左手手套的翻折部内，帮助左手插入手套内，然后将手套翻折部翻回盖住手术衣袖口。

④用无菌盐水冲净手套外面的滑石粉。

⑤在手术开始前应将双手举于胸前，切勿任意下垂或高举。

考点3 穿手术衣（2016年版大纲新增考点）

①从已打开的无菌衣包内取出无菌手术衣一件，选择较大的空间穿衣。

②提起手术衣两肩袖口处，轻轻将手术衣抖开，注意勿将手术衣外面对着自己。

③稍掷起手术衣，顺势将两手同时插入衣袖内并向前伸，将两手自袖腕口伸出。如双手未能完全伸出，可由巡回护士在后面拉紧衣带，双手即可伸出袖口。

④由巡回护士在身后系好颈带和肩带。

⑤双手在身前交叉提起腰带，由巡回护士协助将腰带绕至前腹部，由本人在前腹部系好腰带。

考点4★★★ 手术区消毒

	操作要点
手术前皮肤准备	不同的手术对病人手术区域的皮肤准备不同。一般外科手术，病人最好在手术前一天下午洗浴，并用肥皂清洗皮肤。皮肤上若有较多油脂或胶布粘贴的残迹，可先用松节油或75%酒精擦净
术区剃毛	主张当日术前剃毛。若毛发细小可不剃。不宜在手术室内剃毛。最好采用专用粘布粘贴法除毛
消毒剂	目前国内普遍使用0.5%碘伏作为皮肤消毒剂。也可用2.5%碘酊消毒，待干后再用75%酒精涂擦2~3遍以脱碘。面部、口腔、肛门及外生殖器等处消毒，不可用碘酊
消毒方法	准备好消毒用品（卵圆钳、消毒剂、棉球或纱布），皮肤消毒先用碘伏（或0.5%安尔碘）棉球或小纱布团由手术区中心向四周的顺序涂擦3遍，第二、三遍都不能超出上一遍的范围。如为感染伤口或会阴、肛门等处手术，则应从外周向感染伤口或会阴肛门处涂擦。消毒范围应包括手术切口周围半径15cm的区域

考点5★★★ 穿脱隔离衣

（1）穿隔离衣

①戴好帽子及口罩，取下手表，卷袖过肘，洗手。

②手持衣领取下隔离衣，清洁面朝自己；将衣领两端向外折齐，对齐肩缝，露出袖子内口。

③右手持衣领，左手伸入袖内；右手将衣领向上拉，使左手套入后露出。

④换左手持衣领，右手伸入袖内；举双手将袖抖上，注意勿触及面部。

⑤两手持衣领，由领子中央顺着边缘向后将领扣扣好，再扎好袖口（此时手已污染），松腰带活结。

⑥将隔离衣一边约在腰部5cm处渐向前拉，直到见边缘，则捏住；同法捏住另一侧边缘，注意手勿触及衣内面。然后双手在背后将边缘对齐，向一侧折叠，一手按住折叠处，另一手将腰带拉至背后压住折叠处，将腰带在背后交叉，回到前面系好。

（巧记—穿隔离衣：右提衣领穿左手，再伸右臂齐上抖；系好领扣扎袖口，折襟系腰半屈肘。）

（2）脱隔离衣

①解开腰带，在前面打一活结。

②解开两袖口，在肘部将部分袖子套塞入袖内，便于消毒双手。

③消毒清洗双手后，解开领扣，右手伸入左手腕部套袖内，拉下袖子过手；用遮盖着的左手握住右手隔离衣袖子的外面，将右侧袖子拉下，双手转换渐从袖管中退出。

④用左手自衣内握住双肩肩缝撤右手，再用右手握住衣领外面反折，脱出左手。

⑤左手握住领子，右手将隔离衣两边对齐，挂在衣钩上。若挂在半污染区，隔离衣的清洁面向外，挂在污染区，则污染面朝外。

（巧记—脱隔离衣：松开腰带解袖口，套塞双袖消毒手；解开领扣退双袖，对肩折领挂衣钩。）

考点6★★★ 开放性创口的常用止血法

方法		操作要点
指压止血法	直接压迫止血	用清洁的敷料盖在出血部位上，直接压迫止血
	间接压迫止血	用手指压迫伤口近心端的动脉，使血管闭合，阻断血流，能有效达到快速止血的目的
加压包扎止血法		用敷料或其他洁净的毛巾、手绢、三角巾等覆盖伤口，加压包扎达到止血目的。必要时可将手掌放在敷料上均匀加压，一般20分钟后即可止血
填塞止血法		用消毒纱布、敷料（若无，用干净的布料替代）填塞在伤口内，再用加压包扎法包扎
止血带止血法	橡皮止血带止血法	抬高患肢，将软布料、棉花等软织物衬垫于止血部位皮肤上。扎止血带时一手掌心向上，手背贴紧肢体，止血带一端用虎口夹住，留出长约10cm的一段，另一手拉较长的一端，适当拉紧拉长，绕肢体2~3圈，以前一手的食指和中指夹住橡皮带末端用力拉下，使之压在紧缠的橡皮带下面即可
	绞紧止血法	将三角巾或毛巾等叠成带状，在出血伤口上方绕肢体一圈，两端向前拉紧打一活结，并在一头留出一小套，取小木棒、笔杆、筷子等作为绞棒，插在带圈内，提起绞棒绞紧，再将木棒一头插入小套内，并把小套拉紧固定即可
屈曲加垫止血法		在肘、腘窝垫以棉垫卷或绷带卷，将肘关节或膝关节尽力屈曲，借衬垫物压住动脉，并用绷带或三角巾将肢体固定于屈曲位，以阻断关节远端的血流

考点7★★★ 伤口换药

（1）术前准备

①术者准备：换药前操作者应遵循无菌原则洗手，并戴好帽子和口罩，向病人说明换药的目的，以取得配合。

②患者体位：按伤口部位采取不同的卧姿或其他的稳定姿势，要求使病人舒适、伤口暴露充分，光线良好，操作方便，尽量不使病人看到伤口。

③查看伤口：必要时先看一次伤口，估计需要多少敷料和使用何种器械（剪刀、探针等）、药物，一次备妥。

（2）换药步骤

①去除敷料。先用手取下外层敷料（勿用镊子），再用1把镊子取下内层敷料。揭除内层敷料应轻巧，一般应沿伤口长轴方向揭除，若敷料干燥并粘贴在创面上则不可硬揭，应先用生理盐水浸湿后再揭去，以免创面出血。

②双手执镊，左手镊子从换药碗中夹无菌物品，并传递给右手镊子，两镊不可

相碰。

③无感染伤口，用碘酊、75%酒精棉球由内向外消毒伤口及周围皮肤，沿切口方向，范围距切口 3～5cm，擦拭 2～3 遍。如为感染伤口，则应从外周向感染伤口处涂擦。

④分泌物较多且创面较深时，宜用干棉球及生理盐水棉球擦拭并清除干净。

⑤高出皮肤表面或不健康的肉芽组织及较多坏死物质，可用剪刀剪平，再用等渗盐水擦拭。若肉芽组织有较明显水肿时，可用3%～5%高渗盐水湿敷。

⑥一般创面可用消毒凡士林纱布覆盖，污染伤口或易出血伤口要用引流纱条，防止深部化脓性感染。

⑦无菌敷料覆盖伤口，距离切口边缘3cm以上，一般用8～10层纱布，胶布固定，贴胶布方向应与肢体或躯干长轴垂直。

（3）各种伤口的处理

①无菌手术切口：一般于术后 1～2 天更换敷料 1 次，更换敷料时用75%酒精棉球消毒后，无菌纱布覆盖伤口。

②感染伤口：除去坏死组织，充分引流伤口内分泌物。浅部伤口放药物纱布引流，深部伤口用引流纱布引流。一般每天换药 1～2 次，外层敷料被分泌物浸湿后应及时更换敷料。

考点8★★★ 脊柱损伤的搬运

（1）胸腰椎损伤的搬运方式

①在搬动时，尽可能减少不必要的活动，以免引起或加重脊髓损伤。

②正确的搬运，应由 3 人采用平卧式搬运法。伤员仰卧位，头部、颈部、躯干、骨盆应以中心直线位，脊柱不能屈曲或扭转，在脊柱无旋转外力的情况下，三人在伤员的同侧，动作一致地用手平托伤员的头、胸、腰、臀、腿部，平抬平放至硬质担架（木板）上，然后在伤员的身体两侧用枕头或衣物塞紧，用固定带将伤员绑在硬质担架（木板）上，保持脊柱伸直位。

③如只有软担架时，则宜取俯卧位，以保持脊柱的平直，防止脊柱屈曲。

④绝对禁止一人拖肩一人抬腿搬动伤员或一人背送伤员的错误搬运法。

（2）颈椎损伤的搬运方式

①先用颈托固定颈部。

②搬运时应由一人负责扶托下颌和枕骨，沿纵轴略加牵引力，使颈部保持中立位，与躯干长轴一致，同其他三人协同动作，将伤员平直地抬到担架（木板）上，然后在头颈部的两侧用沙袋或卷叠的衣服等物垫好固定，防止在搬运中发生头颈部转动或弯曲活动，并保持呼吸道通畅。

③切忌用被单提拉两端或一人抬肩另一人抬腿的搬运法，这样不但会增加病人的痛苦，还可使脊椎移位加重，损伤脊髓。

考点9 长骨骨折简易固定

（1）闭合性骨折

①固定前应尽可能牵引伤肢以矫正明显的畸形，避免骨折断端对神经、血管、皮肤等周围组织的压迫，然后将伤肢放到适当位置固定。

②固定物与肢体之间要加衬垫（棉垫、毛巾、布料片等软物），骨突部位加垫棉花或布类保护，以防皮肤压伤。

③固定范围一般应包括骨折处上下两个关节。

骨折部位	操作要点
上臂骨折	夹板放在上臂的外侧，用绷带固定，再固定肩、肘关节，用三角巾悬吊前臂于胸前，另一条三角巾围绕患肢于健侧腋下打结。若无夹板，可用三角巾先将伤肢固定于胸廓，然后用三角巾将伤肢悬吊于胸前
前臂骨折	将夹板置于前臂四侧固定，然后固定肘、腕关节，用三角巾将肘关节屈曲，前臂悬吊于胸前，另一条三角巾将伤肢固定于胸廓。若无夹板，先用三角巾将伤肢悬吊于胸前，然后用三角巾将伤肢固定于胸廓
大腿骨折	①健肢固定法：在膝、踝关节及两腿之间的空隙处加以棉垫，用绷带或三角巾将双下肢绑在一起。②躯干固定法：伤肢外侧从腋下至足踝部置一长夹板，伤肢内侧从大腿根部至足踝部置一短夹板，用绷带或三角巾捆绑固定
小腿骨折	用两块夹板，分别置于小腿的内、外侧，然后用绷带或三角巾固定，亦可用三角巾将患肢固定于健肢

（2）开放性骨折

①应先止血、包扎，再固定骨折肢体。

②有外露的骨折端等组织不应还纳，以免将污染物带入深层，应用消毒敷料或清洁布类进行严密的保护性包扎。

③伴有血管损伤者，先行加压包扎止血后再加以肢体固定。加压包扎止血无效者，可用橡皮管（条）止血带（亦可用三角巾、绷带和布条等代替）止血，上肢缚于上臂上1/3处，下肢缚于大腿中上1/3处，前臂和小腿禁用止血带。

考点10★★★ 心肺复苏术

（1）环境判断：首先评估现场环境是否安全。

（2）意识的判断：用双手轻拍患者双肩，分别对双耳大声呼叫"醒醒""喂！你怎么了？"呼喊无反应。

（3）立即呼救："请帮我打急救电话，并取除颤仪！"。

（4）判断是否有颈动脉搏动，同时检查呼吸：用右手的中指和食指从气管正中环状软骨划向近侧颈动脉搏动处（喉结旁开2~3cm），判断5~10s，触感动脉无搏动。同时观察患者胸部起伏，判断无呼吸或仅有濒死喘息。

（5）摆放体位：使患者仰卧于硬板床或与地面呈直线，松解患者衣领及裤带。

（6）胸外心脏按压

①按压部位：两乳头连线中点（胸骨中下半段）。

②按压方法：用左手掌根部紧贴患者的胸部，右手掌根部重叠其上，两手手指相扣，左手五指翘起。上半身稍向前倾，双肩位于患者正上方，保持前臂与患者胸骨垂直，双臂伸直（肘关节伸直），用上半身力量用力垂直向下按压，放松时要使胸壁充分回复，放松时掌根不能离开胸壁。

③按压要求：按压深度，成人胸骨下陷至少 5 ~ 6cm，按压频率 100 ~ 120 次/分，压放时间比为 1∶1。连续按压 30 次后给予人工呼吸 2 次，多位施救者在现场心肺复苏时，每 2 分钟或 5 个心肺复苏循环后，应相互轮换按压，以保证按压质量。

（7）开放气道：分为仰头举颏法、仰头托颈法、双手托颌法。临床最常用的是仰头举颏法。开放气道后要求耳垂和下颏连线与地面成 90°。同时清理口腔分泌物，有假牙予以摘除。

方法	操作要点
仰头举颏法	施救者将一手掌小鱼际（小拇指侧）置于患者前额，下压使其头部后仰，另一手的食指和中指置于靠近颏部的下颌骨下方，将颏部向前抬起，帮助头部后仰，气道开放。必要时拇指可轻牵下唇，使口微微张开
仰头托颈法	病人仰卧，抢救者一手抬起病人颈部，另一手以小鱼际侧下压患者前额，使其头后仰，气道开放
双手托颌法	病人平卧，抢救者用双手从两侧抓紧病人的双下颌并托起，使头后仰，下颌骨前移，即可打开气道。此法适用于颈部有外伤者，以下颌上提为主，不能将病人头部后仰及左右转动。注意，颈部有外伤者只能采用双手托颌法开放气道，不宜采用仰头举颏法和仰头托颈法，以免进一步损伤脊髓

（8）人工呼吸

方法	操作要点
口对口人工呼吸	施救者一只手的拇指和食指捏住患者鼻翼，用小鱼际肌按患者前额，另一只手固定患者下颌，开启口腔。施救者双唇严密包住患者口唇，平静状态下缓慢吹气，吹气时观察胸廓是否隆起。吹气时间每次不少于 1s，每次送气量 500 ~ 600mL，以胸廓抬起为有效。吹气完毕，松开患者口鼻，使患者的肺和胸廓自然回缩，将气体排出，重复吹气一次，与心脏按压交替进行，吹气按压比为 2∶30
口对鼻人工呼吸	施救者稍用力抬患者下颌，使口闭合，先深吸一口气，将口罩住患者鼻孔，将气体吹入患者鼻内。吹气时观察胸廓是否隆起
简易呼吸器呼吸	见考点 11

（9）持续 2 分钟高效率的心肺复苏：以心脏按压∶人工呼吸 =30∶2 的比例进行，操作 5 个周期（心脏按压开始至送气结束）。

（10）判断复苏是否有效：评价心肺复苏成功的指标：①触摸到大动脉搏动。②有自主呼吸。③瞳孔逐渐缩小。④面色、口唇、甲床转红。⑤神志恢复，四肢有活动。

（11）生命支持：整理患者，进一步生命支持。

考点 11 简易呼吸器的使用

①简易呼吸器连接氧气，氧流量 8～10mL/min。

②将患者仰卧，去枕，头后仰，清除口腔分泌物，摘除假牙。

③抢救者站于患者头顶处或头部左或右侧，托起患者下颌，使患者头进一步后仰，扣紧面罩。

④一手以"CE"手法固定（C 法：左手拇指和食指将面罩紧扣于患者口鼻部，固定面罩，保持面罩密闭无漏气。E 法：中指、无名指和小指放在病人下颌角处，向前上托起下颌，保持气道通畅）面罩，一手挤压简易呼吸器气囊，按压时间大于 1s，潮气量为 8～12mL/kg，频率成人为 12～16 次/分，按压和放松气囊时间比为 1∶1.5～1∶2。

考点 12 导尿术（2016 年版大纲新增考点）

（1）女患者导尿术

①洗手，备齐用物，携至床旁，向患者说明目的，取得合作，注意保护患者隐私。

②能自理者，嘱其清洗外阴，不能起床者，协助其清洗外阴。

③操作者戴帽子口罩，站于患者右侧，协助患者脱去对侧裤腿，盖于近侧腿部，对侧腿部用盖被遮盖。患者屈膝仰卧，两腿稍外展，暴露外阴。垫治疗巾（或一次性尿布）于臀下。

④将治疗碗和弯盘置于外阴处，左手戴无菌手套，右手持止血钳夹消毒液棉球消毒阴阜和大阴唇，然后左手分开大阴唇，消毒小阴唇和尿道口，其原则是由上至下，由内向外。每个棉球只用一次，污棉球及用过的钳子置于床尾弯盘内。

⑤置导尿包于患者两腿之间，打开导尿包，倒入消毒液，戴无菌手套，铺洞巾，石蜡油润滑导尿管前端，以左手拇、食指分开大阴唇，右手持止血钳夹消毒棉球再次消毒尿道口。

⑥另换一止血钳持导尿管轻轻插入尿道 4～6cm，见尿后再插入 1～2cm。

⑦如需做尿培养，用无菌标本瓶或试管接取，盖好瓶盖，置合适处。

⑧治疗碗内尿液盛满后，用止血钳平导尿管末端，交于左手中指间，将尿液倒入便盆内。

⑨导尿毕，用纱布包裹导尿管，拔出，放入治疗碗内。擦净外阴，脱去手套，撤去洞巾，清理用物，协助患者穿裤，整理床位，测量尿量并记录，标本送验。

（2）男患者导尿术

①洗手，备齐用物，携至床旁，向患者说明目的，取得合作，注意保护患者隐私。

②操作者戴帽子口罩，站于患者右侧，协助患者脱去对侧裤腿，盖于近侧腿部，对侧腿部用盖被遮盖。患者仰卧，两腿稍外展，暴露阴部。垫治疗巾（或一次性尿布）于臀下。

③将治疗碗和弯盘置于两腿之间，左手戴无菌手套，右手持止血钳夹消毒液棉球消毒阴囊及阴茎两次。左手持无菌纱布裹住患者阴茎，后推包皮，充分暴露尿道口及冠状沟，严格消毒尿道口、龟头及冠状沟。每个棉球限用一次。

④置导尿包于患者两腿之间，打开导尿包，倒入消毒液，戴无菌手套，铺洞巾，石蜡油润滑导尿管前端。

⑤暴露尿道口，再次消毒，左手持无菌纱布提起患者阴茎，使之与腹壁成60°。另换止血钳持导尿管轻轻插入尿道18~20cm左右，见尿后再插入1~2cm。

⑥若插导尿管时，遇有阻力，可稍待片刻，嘱病人张口做深呼吸，再徐徐插入。切忌暴力。

⑦根据需要留取尿培养标本，拔管同女性导尿术。

⑧导尿完毕，清理用物，整理床位。

考点 13 胃管置入术 （2016 年版大纲新增考点）

①操作者洗手，备齐用物，携至患者床旁，核对患者信息，向患者说明操作目的及配合方法。

②协助病人取半坐卧位，戴口罩、手套。检查病人鼻腔，清洁鼻孔。

③铺治疗巾，置弯盘于口角，取出胃管，测量胃管插入长度，成人插入长度为55~60cm，测量方法有以下两种：一是从前额发际至胸骨剑突的距离；二是由鼻尖至耳垂再到胸骨剑突的距离。

④用石蜡油棉球滑润胃管前端。沿选定的鼻孔插入胃管，先稍向上而后平行再向后下缓慢轻轻地插入，插入14~16cm（咽喉部）时，嘱病人做吞咽动作，当病人吞咽时顺势将胃管向前推进。直至预定长度。初步固定胃管，检查胃管是否盘曲在口中。

⑤确定胃管位置，通常有三种方法：一是将胃管末端置于盛水的治疗碗内，无气泡逸出；二是抽取胃液法，这是确定胃管是否在胃内的最可靠的方法；三是听气过水声法，即将听诊器置病人胃区，快速经胃管向胃内注入10mL的空气，听到气过水声。

⑥确认胃管在胃内后，用纱布拭去口角分泌物，撤弯盘，摘手套，用胶布将胃管固定于面颊部。将胃管末端反折，用纱布包好，撤治疗巾，用别针固定于枕旁或病人衣领处。

⑦协助病人取舒适卧位，询问病人感受。整理用物。

考点 14 胸腔穿刺术 （2016 年版大纲新增考点）

①患者面向椅背取坐位，上肢屈肘交叉置于椅背，前额伏于前臂上，自然呼吸。卧床者可取半坐位，患侧前臂上举抱于枕部。

②穿刺点可行超声定位，或胸腔积液者选择叩诊为实音的最明显部位，一般常取肩胛线或腋后线第7~8肋间、腋中线第6~7肋间、腋前线第5肋间。气胸患者选择锁骨中线第2肋间或腋中线第4~5肋间。对于包裹性积液和局限性积气，须结合X线或B超定位穿刺点。穿刺点可用蘸龙胆紫的棉签在皮肤上作标记。

③操作者先戴口罩、帽子，穿刺点周围常规皮肤消毒（范围至少15cm），戴无菌手套，覆盖消毒洞巾。

④选下一肋骨的上缘进针，2%利多卡因自皮肤至胸膜壁层进行局部逐次麻醉。

⑤选择、检查胸穿针，连接乳胶管，用血管钳将胶皮管夹闭。左手食、中指固定穿刺处皮肤，右手持胸穿针自穿刺点沿局部逐次麻醉的路径缓慢刺入，当穿透壁层胸

膜时可有突然落空感。

⑥助手用止血钳协助固定胶皮管，松开夹闭乳胶管的血管钳即可抽液、抽气。抽液（气）用三通接管则较简便，但术者必须认清开关控制方向，最好先做预试，并应准确操作。

⑦抽出液体应详细记录数量、色泽、混浊度等，并留取标本送检。

⑧穿刺抽吸完毕，夹闭胶皮管，拔除穿刺针，压迫穿刺点片刻（1～2分钟），局部消毒后覆盖无菌纱布，以胶布固定，嘱病人静卧休息。

（三）实战演练

1. 演示穿隔离衣的操作。（2017、2016、2015、2014）

【参考答案】①戴好帽子及口罩，取下手表，卷袖过肘，洗手。②手持衣领取下隔离衣，清洁面朝自己；将衣领两端向外折齐，对齐肩缝，露出袖子内口。③右手持衣领，左手伸入袖内；右手将衣领向上拉，使左手套入后露出。④换左手持衣领，右手伸入袖内；举双手将袖抖上，注意勿触及面部。⑤两手持衣领，由领子中央顺着边缘向后将领扣扣好，再扎好袖口（此时手已污染），松腰带活结。⑥将隔离衣一边约在腰部5cm处渐向前拉，直到见边缘，则捏住；同法捏住另一侧边缘，注意手勿触及衣内面。然后双手在背后将边缘对齐，向一侧折叠，一手按住折叠处，另一手将腰带拉至背后压住折叠处，将腰带在背后交叉，回到前面系好。

2. 演示肥皂水刷手的操作。（2017、2016、2015、2014）

【参考答案】①按普通洗手方法将双手及前臂用肥皂和清水洗净。②用消毒毛刷蘸取消毒肥皂液交替刷洗双手及手臂，从指尖到肘上10cm。刷手时尤应注意甲缘、甲沟、指蹼等处刷完一遍，指尖朝上肘向下，用清水冲洗手臂上的肥皂水。然后，另换一消毒毛刷，同法进行第二、三遍刷洗，每一遍比上一遍低2cm（分别为肘上10cm、8cm、6cm）。共约10分钟。③每侧用一块无菌毛巾从指尖至肘部擦干，擦过肘部的毛巾不可再擦手部。④将双手及前臂浸泡在75%乙醇桶内5分钟，浸泡范围至肘上6cm处。若有乙醇过敏，可改用0.1%苯扎溴铵溶液浸泡，也可用1：5000氯己定（洗必泰）溶液浸泡3分钟。⑤浸泡消毒后，保持拱手姿势待干，双手不得下垂，不能接触未经消毒的物品。

3. 演示胸腔穿刺术的操作。（2017）

【参考答案】①患者面向椅背取坐位，上肢屈肘交叉置于椅背，前额伏于前臂上，自然呼吸。卧床者可取半坐位，患侧前臂上举抱于枕部。②穿刺点可行超声定位，或胸腔积液者选择叩诊为实音的最明显部位，一般常取肩胛线或腋后线第7～8肋间、腋中线第6～7肋间、腋前线第5肋间。气胸患者选择锁骨中线第2肋间或腋中线第4～5肋间。对于包裹性积液和局限性积气，须结合X线或B超定位穿刺点。穿刺点可用蘸龙胆紫的棉签在皮肤上作标记。③操作者先戴口罩、帽子，穿刺点周围常规皮肤消毒（范围至少15cm），戴无菌手套，覆盖消毒洞巾。④选下一肋骨的上缘进针，2%利多卡因自皮肤至胸膜壁层进行局部逐次麻醉。⑤选择、检查胸穿针，连接乳胶管，用血管钳将胶皮管夹闭。左手食、中指固定穿刺处皮肤，右手持胸穿针自穿刺点沿局部逐次麻醉的路径缓慢刺入，当穿透壁层胸膜时可有突然落空感。⑥助手用止血钳协助固定胶皮管，松开夹闭乳胶管的血管钳即可抽液、抽气。抽液（气）用三通接管则较简便，但术者必须认清开关控制方向，最好先做预试，并应准确操作。⑦抽出液体应详细记录数量、色泽、混浊度等，并留取标本送检。⑧穿刺抽吸完毕，夹闭胶皮管，拔除穿刺针，压迫穿刺点片刻（1~2分钟），局部消毒后覆盖无菌纱布，以胶布固定，嘱病人静卧休息。

4. 演示胸腰椎损伤的搬运方式。（2017、2016）

【参考答案】①在搬动时，尽可能减少不必要的活动，以免引起或加重脊髓损伤。②正确的搬运，应由3人采用平卧式搬运法。伤员仰卧位，头部、颈部、躯干、骨盆应以中心直线位，脊柱不能屈曲或扭转，在脊柱无旋转外力的情况下，三人在伤员的同侧，动作一致地用手平托伤员的头、胸、腰、臀、腿部，平抬平放至硬质担架（木板）上，然后在伤员的身体两侧用枕头或衣物塞紧，用固定带将伤员绑在硬质担架（木板）上，保持脊柱伸直位。③如只有软担架时，则宜取俯卧位，以保持脊柱的平直，防止脊柱屈曲。④绝对禁止一人拖肩一人抬腿搬动伤员或一人背送伤员的错误搬运法。

5. 演示上臂骨折固定的操作。（2017）

【参考答案】夹板放在上臂的外侧，用绷带固定，再固定肩、肘关节，用三角巾悬吊前臂于胸前，另一条三角巾围绕患肢于健侧腋下打结。若无夹板，可用三角巾先将伤肢固定于胸廓，然后用三角巾将伤肢悬吊于胸前。

6. 演示女性导尿的操作。（2017）

【参考答案】①洗手，备齐用物，携至床旁，向患者说明目的，取得合作，注意保护患者隐私。②能自理者，嘱其清洗外阴，不能起床者，协助其清洗外阴。③操作者戴帽子口罩，站于患者右侧，协助患者脱去对侧裤腿，盖于近侧腿部，对侧腿部用盖被遮盖。患者屈膝仰卧，两腿稍外展，暴露外阴。垫治疗巾（或一次性尿布）于臀下。④将治疗碗和弯盘置于外阴处，左手戴无菌手套，右手持止血钳夹消毒液棉球消毒阴阜和大阴唇，然后左手分开大阴唇，消毒小阴唇和尿道口，其原则是由上至下，由内向外。每个棉球只用一次，污棉球及用过的钳子置于床尾弯盘内。⑤置导尿包于患者两腿之间，打开导尿包，倒入消毒液，戴无菌手套，铺洞巾，石蜡油润滑导尿管前端，以左手拇、食指分开大阴唇，右手持止血钳夹消毒棉球再次消毒尿道口。⑥另换一止血钳持导尿管轻轻插入尿道4~6cm，见尿后再插入1~2cm。⑦如需做尿培养，用无菌标本瓶或试管接取，盖好瓶盖，置合适处。⑧治疗碗内尿液盛满后，用止血钳平导尿管末端，交于左手中指间，将尿液倒入便盆内。⑨导尿毕，用纱布包裹导尿管，拔出，放入治疗碗内。擦净外阴，脱去手套，撤去洞巾，清理用物，协助患者穿裤，整理床单位，测量尿量并记录，标本送验。

7. 演示简易呼吸器的使用操作。（2017、2016）

【参考答案】①简易呼吸器连接氧气，氧流量8~10mL/min。②将患者仰卧，去枕，头后仰，清除口腔分泌物，摘除假牙。③抢救者站于患者头顶处或头部左或右侧，托起患者下颌，使患者头进一步后仰，扣紧面罩。④一手以"CE"手法固定（C法：左手拇指和食指将面罩紧扣于患者口鼻部，固定面罩，保持面罩密闭无漏气。E法：中指、无名指和小指放在病人下颌角处，向前上托起下颌，保持气道通畅）面罩，一手挤压简易呼吸器气囊，按压时间大于1s，潮气量为8~12mL/kg，频率成人为12~16次/分，按压和放松气囊时间比为1∶1.5~1∶2。

8. 演示胸外按压的操作。（2017、2016、2015、2013）

【参考答案】①按压部位：两乳头连线中点（胸骨中下半段）。②按压方法：用左手掌根部紧贴患者的胸部，右手掌根部重叠其上，两手手指相扣，左手五指翘起。上半身稍向前倾，双肩位于患者正上方，保持前臂与患者胸骨垂直，双臂伸直（肘关节伸直），用上半身力量用力垂直向下按压，放松时要使胸壁充分回复，放松时掌根不能离开胸壁。③按压要求：按压深度，成人胸骨下陷至少5~6cm，按压频率至少100~120次/分，压放时间比为1∶1。连续按压30次后给予人工呼吸2次，多位施救者在现场心肺复苏时，每2分钟或5个心肺复苏循环后，应相互轮换按压，以保证按压质量。

9. 演示戴无菌手套的操作。（2017、2015、2014、2013）

【参考答案】①穿无菌手术衣、戴口罩后，选取合适手套号码并核对灭菌日期。②用手套袋内无菌滑石粉包轻轻敷擦双手，使之滑润。③左手捏住两只手套翻折部分，提出手套，使两只手套拇指相对，右手先插入手套内，再用，戴好手套的右手2~5指插入左手手套的翻折部内，帮助左手插入手套内，然后将手套翻折部翻回盖住手术衣袖口。④用无菌盐水冲净手套外面的滑石粉。⑤在手术开始前应将双手举于胸前，切勿任意下垂或高举。

10. 演示口对口人工呼吸的操作。（2017、2016、2015、2014、2013）

【参考答案】施救者一只手的拇指和食指捏住患者鼻翼，用小鱼际肌按患者前额，另一只手固定患者下颌，开启口腔。施救者双唇严密包住患者口唇，平静状态下缓慢吹气，吹气时观察胸廓是否隆起。吹气时间每次不少于1s，每次送气量500~600mL，以胸廓抬起为有效。吹气完毕，松开患者口鼻，使患者的肺和胸廓自然回缩，将气体排出，重复吹气一次，与心脏按压交替进行，吹气按压比为2∶30。

11. 演示胃管置入术的操作。（2017）

【参考答案】①操作者洗手，备齐用物，携至患者床旁，核对患者信息，向患者说明操作目的及配合方法。②协助病人取半坐卧位，戴口罩、手套。检查病人鼻腔，清洁鼻孔。③铺治疗巾，置弯盘于口角，取出胃管，测量胃管插入长度，成人插入长度为55~60cm，测量方法有以下两种：一是从前额发际至胸骨剑突的距离；二是由鼻尖至耳垂再到胸骨剑突的距离。④用石蜡油棉球滑润胃管前端。沿选定的鼻孔插入胃管，先稍向上而后平行再向后下缓慢轻轻地插入，插入14~16cm（咽喉部）时，嘱病人做吞咽动作，当病人吞咽时顺势将胃管向前推进。直至预定长度。初步固定胃管，检查胃管是否盘曲在口中。⑤确定胃管位置，通常有三种方法：一是将胃管末端置于盛水的治疗碗内，无气泡逸出；二是抽取胃液法，这是确定胃管是否在胃内的最可靠的方法；三是听气过水声法，即将听诊器置病人胃区，快速经胃管向胃内注入10mL的空气，听到气过水声。⑥确认胃管在胃内后，用纱布拭去口角分泌物，撤弯盘，摘手套，用胶布将胃管固定于面颊部。将胃管末端反折，用纱布包好，撤治疗巾，用别针固定于枕旁或病人衣领处。⑦协助病人取舒适卧位，询问病人感受。整理用物。

12. 演示穿手术衣的操作。(2017)

【参考答案】①从已打开的无菌衣包内取出无菌手术衣一件，选择较大的空间穿衣。②提起手术衣两肩袖口处，轻轻将手术衣抖开，注意勿将手术衣外面对着自己。③稍掷起手术衣，顺势将两手同时插入衣袖内并向前伸，将两手自袖腕口伸出。如双手未能完全伸出，可由巡回护士在后面拉紧衣带，双手即可伸出袖口。④由巡回护士在身后系好颈带和肩带。⑤双手在身前交叉提起腰带，由巡回护士协助将腰带绕至前腹部，由本人在前腹部系好腰带。

13. 演示手术区消毒的操作。(2017、2016、2015、2014、2013)

【参考答案】①手术前皮肤准备：不同的手术对病人手术区域的皮肤准备不同。一般外科手术，病人最好在手术前一天下午洗浴，并用肥皂清洗皮肤。如皮肤上若有较多油脂或胶布粘贴的残迹，可先用松节油或75%酒精擦净。②术区剃毛：主张当日术前剃毛。若毛发细小可不剃。不宜在手术室内剃毛。最好采用专用粘布粘贴法除毛。③消毒剂：目前国内普遍使用0.5%碘伏作为皮肤消毒剂。也可用2.5%碘酊消毒，待干后再用75%酒精涂擦2~3遍以脱碘。面部、口腔、肛门及外生殖器等处消毒，不可用碘酊。④消毒方法：准备好消毒用品（卵圆钳、消毒剂、棉球或纱布），皮肤消毒先用碘伏（或0.5%安尔碘）棉球或小纱布团由手术区中心向四周涂擦顺序涂擦3遍，第二、三遍都不能超出上一遍的范围。如为感染伤口或会阴、肛门等处手术，则应从外周向感染伤口或会阴肛门处涂擦。消毒范围应包括手术切口周围半径15cm的区域。

14. 演示有创面伤口换药的操作。(2017、2016、2015、2014)

【参考答案】①去除敷料。先用手取下外层敷料（勿用镊子），再1把镊子取下内层敷料。揭除内层敷料应轻巧，一般应沿伤口长轴方向揭除，若敷料干燥并粘贴在创面上则不可硬揭，应先用生理盐水浸湿后再揭去，以免创面出血。②双手执镊，左手镊子从换药碗中夹无菌物品，并传递给右手镊子，两镊不可相碰。③注意观察创面分泌物多少、色泽以及有无线头、异物及坏死组织、创面肉芽及创缘表皮生长情况等。先用盐水棉球拭净创面周围皮肤上的分泌物和消毒创面周围皮肤2~3次，再用盐水棉球蘸吸清除创口内的分泌物，创口内的线头、异物及坏死组织应予清除。④用75%酒精棉球由内向外消毒伤口及周围皮肤，沿切口方向，范围距切口3~5cm，擦拭2~3遍。再由内向外在伤口周围消毒2次，消毒范围应大于敷料覆盖的范围。⑤无菌敷料覆盖伤口，距离切口边缘3cm以上，一般用8~10层纱布，胶布固定，贴胶布方向应与肢体或躯干长轴垂直。

15. 演示橡皮止血带止血的操作。(2016、2015、2014、2013)

【参考答案】抬高患肢，将软布料、棉花等软织物衬垫于止血部位皮肤上。扎止血带时一手掌心向上，手背贴紧肢体，止血带一端用虎口夹住，留出长约10cm的一段，另一手拉较长的一端，适当拉紧拉长，绕肢体 2~3 圈，以前一手的食指和中指夹住橡皮带末端用力拉下，使之压在紧缠的橡皮带下面即可。

16. 演示颈椎损伤病人的搬运方法。(2016)

【参考答案】①先用颈托固定颈部。②搬运时应由一人负责扶托下颌和枕骨，沿纵轴略加牵引力，使颈部保持中立位，与躯干长轴一致，同其他三人协同动作，将伤员平直地抬到担架（木板）上，然后在头颈部的两侧用沙袋或卷叠的衣服等物垫好固定，防止在搬运中发生头颈部转动或弯曲活动，并保持呼吸道通畅。③切忌用被单提拉两端或一人抬肩另一人抬腿的搬运法，这样不但会增加病人的痛苦，还可使脊椎移位加重，损伤脊髓。

17. 演示脱隔离衣的操作。(2016、2015、2014、2013)

【参考答案】①解开腰带，在前面打一活结。②解开两袖口，在肘部将部分袖子套塞入袖内，便于消毒双手。③消毒清洗双手后，解开领扣，右手伸入左手腕部套袖内，拉下袖子过手；用遮盖着的左手握住右手隔离衣袖子的外面，将右侧袖子拉下，双手转换渐从袖管中退出。④用左手自衣内握住双肩肩缝撤右手，再用右手握住衣领外面反折，脱出左手。⑤左手握住领子，右手将隔离衣两边对齐，挂在衣钩上。若挂在半污染区，隔离衣的清洁面向外，挂在污染区，则污染面朝外。

18. 演示开放气道的操作。(2015、2013)

【参考答案】分为仰头举颏法、仰头托颈法、双手托颌法。临床最常用的是仰头举颏法。开放气道后要求耳垂和下颏连线与地面成 90°。同时清理口腔分泌物，有假牙予以摘除。①仰头举颏法：施救者将一手掌小鱼际（小拇指侧）置于患者前额，下压使其头部后仰，另一手的食指和中置于靠近颏部的下颌骨下方，将颏部向前抬起，帮助头部后仰，气道开放。必要时拇指可轻牵下唇，使口微微张开。②仰头托颈法：病人仰卧，抢救者一手抬起病人颈部，另一手以小鱼际侧下压患者前额，使其头后仰，气道开放。③双手托颌法：病人平卧，抢救者用双手从两侧抓紧病人的双下颌并托起，使头后仰，下颌骨前移，即可打开气道。此法适用于颈部有外伤者，以下颌上提为主，不能将病人头部后仰及左右转动。注意，颈部有外伤者只能采用双手托颌法开放气道，不宜采用仰头举颏法和仰头托颈法，以免进一步损伤脊髓。

19. 演示口对鼻人工呼吸的操作。(2015、2014)

【参考答案】施救者稍用力抬患者下颏，使口闭合，先深吸一口气，将口罩住患者鼻孔，将气体吹入患者鼻内。吹气时观察胸廓是否隆起。

20. 演示颈部无创伤开放气道的操作。(2015、2014、2013)

【参考答案】颈部无创伤开放气道的方法：①仰头举颏法：施救者将一手掌小鱼际（小拇指侧）置于患者前额，下压使其头部后仰，另一手的食指和中置于靠近颏部的下颌骨下方，将颏部向前抬起，帮助头部后仰，气道开放。必要时拇指可轻牵下唇，使口微微张开。②仰头托颈法：病人仰卧，抢救者一手抬起病人颈部，另一手以小鱼际侧下压患者前额，使其头后仰，气道开放。

21. 演示紧急情况简易洗手的操作。(2015、2014、2013)

【参考答案】当情况紧急，手术人员来不及作常规洗手消毒时，可先用普通肥皂洗去手和前臂的污垢，继用2.5%~3%碘酊涂擦双手及前臂，再用70%酒精拭净脱碘。戴无菌手套、穿手术衣后，再戴第二副无菌手套。

22. 演示屈曲加垫止血的操作。(2014、2013)

【参考答案】在肘、腘窝垫以棉垫卷或绷带卷，将肘关节或膝关节尽力屈曲，借衬垫物压住动脉，并用绷带或三角巾将肢体固定于屈曲位，以阻断关节远端的血流。

临床答辩

临床答辩分值表

考试项目		所占分值	考试方法	考试时间
中医问诊答辩		10	现场口述	15 分钟
中医答辩	疾病的辨证施治	10		
	针灸常用腧穴主治病证			
	针灸异常情况处理			
	常见急症的针灸治疗			
西医答辩		5		
临床判读		5		

得分技巧

1. 问诊答辩注意套用问诊模板，即现病史（发病时间、缓急、病因、诱因；主诉及其性质、程度、影响因素；有无伴随症状；情志、睡眠、饮食、二便；体征）→诊疗经过（相关检查结果、有无用药）→其他相关病史（生活习惯、家族史、过敏史）。有关项目可配合十问歌记忆，不要有遗漏。问诊注意有条理，抓重点，围绕病情；不可有诱导式提问。

十 问 歌

一问寒热二问汗，三问头身四问便，

五问饮食六问胸，七聋八渴俱当辨，

九问旧病十问因，再兼服药参机变，

妇女尤必问经期，迟速闭崩皆可见，

再添片语告儿科，天花麻疹全占验。

2. 本站其他部分分数较少，完全靠熟记，没有技巧。

第一部分　中医问诊答辩

（一）考试介绍

根据试题提供的"患者主诉"，回答如何询问现病史及相关病史。每份试卷1题，每题10分，共10分。

【样题】患者，女，45岁，反复夜间胃脘部疼痛2个月。

【参考答案】

1. 现病史

（1）根据主诉了解从发病到就诊前疾病的发生、发展变化、诊治经过及相关的鉴别诊断。

①询问发病时间、起病缓急、病因和诱因。②了解疼痛的性质（刺痛、钝痛、隐痛等）、部位、持续时间、诱发与缓解因素，有无放射痛。③是否有恶心、呕吐、嗳气、反酸、嘈杂、发热、消瘦等伴随症状，询问饮食及二便情况。④结合中医十问了解目前疾病的情况。

（2）诊疗经过

①是否到医院诊治，是否做过钡餐、胃镜等检查。②用过何种药物治疗，效果如何。

2. 相关病史

（1）与该病有关的其他病史：既往类似发作史、肝炎史、胆囊炎史；家族史等。

（2）药物、食物过敏史、月经史。

（二）考点汇总

考点1★★★　一般病人的问诊

①一般情况（姓名、性别、年龄、民族、职业、婚否、籍贯、现单位、现住址、邮编、电话号码、电子邮箱）。②主诉。③现病史（发病情况、病程经过、诊治经过、现在症状）。④既往史（过去患病、手术、外伤、过敏、预防注射）。⑤个人生活史（生活经历、精神情志、饮食嗜好、生活起居、婚姻状况、月经及生育情况）。⑥家族史。⑦过敏史。

考点2　危重病人的问诊

抓住主症扼要询问，重点检查，以便争取时机，迅速治疗、抢救。待病情缓解后，再进行详细询问，切不可机械地苛求完整记录而延误治疗、抢救时机。

考点3　复诊、转诊病人的问诊

重点询问用药后的病情变化。有些病人，尤其是患病较久者，在就诊前已经在其他医院进行过诊断和治疗，所以对转诊者，有必要询问曾做过哪些检查，结果怎样，有过何种诊断，诊断的依据是什么，经过哪些治疗，治疗的效果及反应如何等。了解既往诊断和治疗的情况，可作为当前诊断与治疗的参考。

考点 4 特殊病人的问诊

当患者有如下特殊情况时，如缄默与忧伤、焦虑与抑郁、多话与唠叨、愤怒与敌意、多种症状并存、文化程度低下或语言障碍，或为重危或晚期患者、残疾患者、老年人、儿童、精神病患者，在询问病史时应根据病人的具体情况给予适当安抚、鼓励、启发、引导。必要时请陪同人员协助提供病史。问诊时应及时核定患者陈述中的不确切或有疑问的情况，如病情与时间，某些症状与检查结果等，以提高病史的真实性。

（三）实战演练

1. 患者，男，50 岁，昏迷 1 天。(2017)

【参考答案】

（1）现病史

1）根据主诉了解从发病到就诊前疾病的发生、发展变化、诊治经过及相关的鉴别诊断。

①询问发病时间、起病缓急、病因和诱因。②了解昏迷加重与缓解因素。③是否有高热、呕吐、抽搐等伴随症状，询问饮食、睡眠、二便、腹部体征等情况。④结合中医十问了解目前疾病的情况。

2）诊疗经过

①是否到医院诊治，是否做过颅脑 CT、颅脑 MRI 等检查。②用过何种药物治疗，效果如何。

（2）相关病史

1）与该病有关的其他病史：高血压、心脏病等。

2）饮食史、药物过敏史。

2. 患者，女，30 岁，产后 3 天，寒战高热 2 小时。(2016)

【参考答案】

（1）现病史

1）根据主诉了解从发病到就诊前疾病的发生、发展变化、诊治经过及相关的鉴别诊断。

①询问发病时间、起病缓急、病因和诱因。②了解发热的性质（稽留热、弛张热、间歇热等）、程度、持续时间、加重与缓解因素。③是否有头痛、呕吐或昏迷、关节痛等伴随症状，询问饮食、睡眠、二便、腹部体征等情况。④结合中医十问了解目前疾病的情况。

2）诊疗经过

①是否到医院诊治，是否做过 B 型超声、CT 等检查。②用过何种药物治疗，效果如何。

（2）相关病史

1）与该病有关的其他病史：盆腔炎等。

2）饮食史、药物过敏史、月经史、既往生育史、有无感染病史。

3. 患者，男，45 岁，关节灼痛 1 个月。（2015）

【参考答案】

（1）现病史

1）根据主诉了解从发病到就诊前疾病的发生、发展变化、诊治经过及相关的鉴别诊断。

①询问发病时间、病因和诱因。②了解灼痛的部位、程度、持续时间、加重与缓解因素。③是否有发热、乏力、体重下降等伴随症状，询问饮食、睡眠及二便等情况。④结合中医十问了解目前疾病的情况。

2）诊疗经过

①是否到医院诊治，是否做过 X 线、CT 等检查。②用过何种药物治疗，效果如何。

（2）相关病史

1）与该病有关的其他病史：痛风、滑膜炎等。

2）食物、药物过敏史。

4. 患者，男，35 岁，咳嗽，咽痛，咳黄痰 3 天。（2014）

【参考答案】

（1）现病史

1）根据主诉了解从发病到就诊前疾病的发生、发展变化、诊治经过及相关的鉴别诊断。

①询问发病时间、起病缓急、病因和诱因。②了解咳嗽的程度、持续时间、加重与缓解因素。③是否有头痛、发热、乏力、胸闷、腹痛等伴随症状，询问饮食、睡眠及二便情况。④结合中医十问了解目前疾病的情况。

2）诊疗经过

①是否到医院诊治，是否做过肺部 X 线、肺功能等检查。②用过何种药物治疗，效果如何。

（2）相关病史

1）与该病有关的其他病史：伤寒、流行性感冒等。

2）药物、食物过敏史、烟酒史。

5. 患者，女，18 岁，恶寒发热 1 天。（2013）

【参考答案】

（1）现病史

1）根据主诉了解从发病到就诊前疾病的发生、发展变化、诊治经过及相关的鉴别诊断。

①询问发病时间、起病缓急、病因和诱因。②了解恶寒发热的程度、持续时间、加重与缓解因素。③是否有头痛、咳嗽、咽痒、流涕等伴随症状，询问饮食、睡眠及

二便、腹部体征等情况。④结合中医十问了解目前疾病的情况。

2）诊疗经过

①是否到医院诊治，是否做过血常规、病毒分离等检查。②用过何种药物治疗，效果如何。

（2）相关病史

1）与该病有关的其他病史：鼻炎、流行性感冒等。

2）食物、药物过敏史、接触过敏物史、月经史。

第二部分　中医答辩

一、疾病的辨证施治

（一）考试介绍

考查疾病的辨证施治、诊断依据、辨证要点、治疗原则、方药等。本类考题与本部分第二、三、四考题4选1抽题作答，每题10分，共10分。

【样题】叙述郁证肝气郁结证的症状、主治、方药。

【参考答案】

症状：精神抑郁，情绪不宁，胸部满闷，胁肋胀痛，痛无定处，脘闷嗳气，不思饮食，大便不调，舌淡红，苔薄腻，脉弦。

治法：疏肝解郁，理气畅中。

方药：柴胡疏肝散加减。

（二）考点汇总

本部分考点与第一站相同。请参考第一站考点的相关内容。

（三）实战演练

1. 叙述自汗盗汗阴虚火旺证的症状、治法、方药。（2017）

【参考答案】

症状：虚烦少眠，寐则汗出，或有自汗，手足心热，午后潮热，两颧色红，形体消瘦，女子月经不调，男子梦遗，舌红少苔，脉细数。

治法：滋阴降火。

方药：当归六黄汤加减。

2. 叙述内伤发热之气虚发热的症状、治法、方药。（2017）

【参考答案】

症状：发热，热势或低或高，常在劳累后发作或加剧，倦怠乏力，气短懒言，自汗，易于感冒，食少便溏，舌质淡，苔薄白，脉细弱。

治法：益气健脾，甘温除热。

方药：补中益气汤加减。

3. 叙述厥证气厥的症状、治法、方药。(2017)

【参考答案】

（1）实证

症状：突然昏倒，不省人事，或四肢厥冷，呼吸急促，口噤不开，舌淡红，苔薄白，脉沉弦。

治法：顺气解郁，开窍醒神。

方药：先用通关散吹鼻醒神，继用五磨饮子。

（2）虚证

症状：平素身体虚弱，发作前有明显的精神紧张，劳倦、饥饿太过，眩晕昏仆，面色苍白，汗出肢冷，气息低微，舌淡，苔薄，脉沉弱。

治法：益气回阳固脱。

方药：独参汤或四味回阳饮加减。

4. 叙述不寐心脾两虚证的症状、治法、方药。(2017)

【参考答案】

症状：不易入睡，多梦易醒，心悸健忘，神疲食少，伴头晕目眩，四肢倦怠，腹胀便溏，面色少华，舌淡苔薄，脉细无力。

治法：补益心脾，养血安神。

方药：归脾汤加减。

5. 叙述眩晕肝阳上亢证的症状、治法、方药。(2017)

【参考答案】

症状：眩晕耳鸣，头胀痛，急躁易怒，失眠多梦，脉弦。或兼面红、目赤、口苦、便秘尿赤，舌红苔黄，脉弦数；或兼腰膝酸软，健忘，遗精，舌红少苔，脉弦而数，甚或眩晕欲仆，泛泛欲呕，头痛如掣，肢麻震颤，语言不利，步履不正。

治法：平肝潜阳，清火息风。

方药：天麻钩藤饮或羚羊角汤加减。

6. 叙述头痛之风热头痛的症状、治法、方药。(2017)

【参考答案】

症状：头痛而胀，甚则头痛欲裂，发热恶风，面红目赤，口渴喜饮，大便不畅或便秘，小便黄，舌红苔黄，脉浮数。

治法：疏风清热。

方药：芎芷石膏汤加减。

7. 叙述小儿肺炎风热闭肺证的症状、治法、方药。(2017)

【参考答案】

症状：发热恶风，微有汗出，咳嗽气急，痰多，痰黏稠或黄，口渴咽红，舌红，苔薄白或黄，脉浮数。重证则见高热，咳嗽微喘，气急鼻扇，喉中痰鸣，面赤，便干尿黄，舌红，苔黄，脉滑数，指纹浮紫或紫滞。

治法：辛凉开闭，清肺止咳。

方药：银翘散合麻杏石甘汤加减。

8. 腹痛湿热壅滞证的症状、治法、方药。（2017）

【参考答案】

症状：腹痛拒按，烦渴引饮，大便秘结，或溏滞不爽，潮热汗出，小便短黄，舌质红，苔黄燥或黄腻，脉滑数。

治法：泄热通腑，行气导滞。

方药：大承气汤加减。

9. 痿证脾胃亏虚，精微不运证的症状、治法、方药。（2017）

【参考答案】

症状：肢体痿软无力，逐渐加重，食少，便溏，腹胀，面浮不华，气短，神疲乏力，苔薄白，脉细。

治法：补脾益气，健运升清。

方药：参苓白术散加减。

10. 叙述湿疹的中医外科治法。（2017）

【参考答案】

（1）急性湿疹：①初期仅有潮红、丘疹，或少数水疱而无渗液时，外治宜清热利湿，避免刺激，可用苦参、黄柏、地肤子、荆芥等煎汤温洗以清热止痒。或用10%黄柏溶液、炉甘石洗剂外搽。②若水疱糜烂、渗出明显时，外治宜收敛、消炎，促进表皮恢复，可选用黄柏、生地榆、马齿苋、野菊花等煎汤外洗；或10%黄柏溶液、三黄洗剂等外洗、湿敷；或用青黛散麻油调敷。③后期滋水减少时，可选用黄连软膏、青黛膏外搽。

（2）亚急性湿疹：外治以消炎、止痒、干燥、收敛为治疗原则，可用三黄洗剂、氧化锌油、10%生地榆氧化锌油、2%冰片外搽。

（3）慢性湿疹：可用青黛膏、5%硫黄软膏、2%冰片等外搽。

11. 叙述水肿的治疗原则，阳水和阴水的治法。（2017、2016）

【参考答案】

水肿的治疗，《素问·汤液醪醴论》提出"开鬼门""洁净府""去菀陈莝"三条基本原则，具体应用视阴阳虚实不同而异。阳水以祛邪为主，应予发汗、利水或攻逐，同时配合清热解毒、理气化湿等法；阴水当以扶正为主，健脾温肾，同时配以利水、养阴、活血、祛瘀等法。对于虚实夹杂者，则当兼顾，或先攻后补，或攻补兼施。

12. 叙述肺胀的治疗原则。（2016）

【参考答案】

治病应祛邪与扶正共施，依其标本缓急有所侧重。标实者依其病邪的性质，分别采用祛邪宣肺，降气化痰，温阳利水，甚或开窍、息风、止血等法。本虚者，当以补养心肺、益肾健脾为主，或气阴兼调，或阴阳两顾。正气欲脱时应扶正固脱，救阴回阳。

13. 叙述胁痛的治疗原则。（2016）

【参考答案】

治疗上当根据"痛则不通"的理论，以疏肝和络止痛为基本治则。实证宜理气、活血、清利湿热；虚证宜补中寓通，采用滋阴、养血、柔肝之法。

二、针灸常用腧穴主治

（一）考试介绍

口述题目要求的针灸腧穴主治病证。本类考题与本部分第一、三、四考题 4 选 1 抽题作答，每题 10 分，共 10 分。

【样题】回答支沟、水沟的主治病证。

【参考答案】支沟主治：①便秘。②耳鸣，耳聋，暴喑。③瘰疬。④胁肋疼痛。⑤热病。水沟主治：①昏迷、晕厥、中风、中暑、休克、呼吸衰竭等急危重症，为急救要穴之一。②癔症、癫狂痫、急慢惊风等神志病证。③鼻塞、鼻衄、面肿、口㖞、齿痛、牙关紧闭等面鼻口部病证。④闪挫腰痛。

（二）考点汇总

1.★★★头面颈部穴位主治

考点	腧穴	主治
考点 1	百会	①痴呆、中风、失语、瘛疭、失眠、健忘、癫狂痫、癔症等神志病证。②头风、头痛、眩晕、耳鸣等头面病证。③脱肛、阴挺、胃下垂、肾下垂等气失固摄而致的下陷性病证
考点 2	迎香	①鼻塞、鼽衄等鼻病。②口㖞、面痒等面部病证。③胆道蛔虫症
考点 3	地仓	①口㖞、流涎、面痛等局部病证。②眼睑瞤动
考点 4	下关	①牙关不利、面痛、齿痛、口眼㖞斜等面、口病证。②耳聋、耳鸣、聤耳等耳疾
考点 5	听宫	①耳鸣、耳聋、聤耳等耳疾。②齿痛
考点 6	水沟	①昏迷、晕厥、中风、中暑、休克、呼吸衰竭等急危重症，为急救要穴之一。②癔症、癫狂痫、急慢惊风等神志病证。③鼻塞、鼻衄、面肿、口㖞、齿痛、牙关紧闭等面鼻口部病证。④闪挫腰痛
考点 7	风池	①头痛、眩晕、失眠、中风、癫痫、耳鸣、耳聋等内风所致的病证。②感冒、热病、口眼㖞斜等外风所致的病证。③目赤肿痛、视物不明、鼻塞、鼽衄、咽痛等五官病证。④颈项强痛

2.★★★胸腹腰背部穴位主治

考点	腧穴	主治
考点 8	膻中	①咳嗽、气喘、胸闷、心痛、噎膈、呃逆等胸中气机不畅的病证。②产后乳少、乳痈、乳癖等胸乳病证
考点 9	期门	①胸胁胀痛、呕吐、吞酸、呃逆、腹胀、腹泻等肝胃病证。②奔豚气。③乳痈
考点 10	中脘	①胃痛、腹胀、纳呆、呕吐、吞酸、呃逆、小儿疳积等脾胃病证。②黄疸。③癫狂痫、脏躁、失眠等神志病

续表

考点	腧穴	主治
考点 11	神阙	①虚脱、中风脱证等元阳暴脱。②腹痛、腹胀、腹泻、痢疾、便秘、脱肛等肠腑病证。③水肿，小便不利。④保健灸常用穴
考点 12	中极	①遗尿、小便不利、癃闭等泌尿系病证。②遗精、阳痿、不育等男科病证。③月经不调、崩漏、阴挺、阴痒、不孕、产后恶露不止、带下等妇科病证
考点 13	关元	①中风脱证、虚劳冷惫、羸瘦无力等元气虚损证。②少腹疼痛，疝气。③腹泻、痢疾、脱肛、便血等肠腑病证。④五淋、尿血、尿闭、尿频等泌尿系病证。⑤遗精、阳痿、早泄、白浊等男科病证。⑥月经不调、痛经、闭经、崩漏、带下、阴挺、恶露不尽、胞衣不下等妇科病证。⑦保健灸常用穴
考点 14	气海	①虚脱、形体羸瘦、脏气衰惫、乏力等气虚病证。②水谷不化、绕脐疼痛、腹泻、痢疾、便秘等肠腑病证。③小便不利、遗尿等泌尿系病证。④遗精、阳痿、疝气等男科病证。⑤月经不调、痛经、闭经、崩漏、带下、阴挺、产后恶露不止、胞衣不下等妇科病证。⑥保健灸常用穴
考点 15	天枢	①腹痛、腹胀、便秘、腹泻、痢疾等胃肠病证。②月经不调、痛经等妇科疾患
考点 16	肩井	①颈项强痛，肩背疼痛，上肢不遂。②难产、乳痈、乳汁不下、乳癖等，及其他乳房疾患。③瘰疬
考点 17	大椎	①热病、疟疾、恶寒发热、咳嗽、气喘等外感病证。②骨蒸潮热。③癫狂痫、小儿惊风等神志病证。④项强，脊痛。⑤风疹，痤疮
考点 18	夹脊	上胸部的夹脊穴治疗心肺、上肢疾病；下胸部的夹脊穴治疗胃肠疾病；腰部的夹脊穴治疗腰腹及下肢疾病
考点 19	肺俞	①咳嗽、气喘、咯血等肺疾。②骨蒸潮热、盗汗等阴虚病证。③皮肤瘙痒、瘾疹等皮肤病
考点 20	膈俞	①呕吐、呃逆、气喘等上逆之证。②贫血、吐血、便血等血证。③瘾疹、皮肤瘙痒等皮肤病证。④潮热，盗汗
考点 21	胃俞	胃脘痛、呕吐、腹胀、肠鸣等
考点 22	肾俞	①头晕、耳鸣、耳聋等肾虚病证。②遗尿、遗精、阳痿、早泄、不育等泌尿生殖系疾患。③月经不调、带下、不孕等妇科病证。④腰痛。⑤慢性腹泻
考点 23	命门	①腰脊强痛，下肢痿痹。②月经不调、赤白带下、痛经、经闭、不孕等妇科病证。③遗精、阳痿、精冷不育、小便频数等肾阳不足病证。④小腹冷痛，腹泻

3. ★★★上肢部位穴位主治

考点	腧穴	主治
考点 24	十宣	①昏迷。②癫痫。③高热，咽喉肿痛。④手指麻木
考点 25	少商	①咽喉肿痛、鼻衄等肺系实热证。②高热，昏迷，癫狂。③指肿，麻木
考点 36	后溪	①头项强痛、腰背痛、手指及肘臂挛痛等痛证。②耳聋，目赤。③癫狂痫。④疟疾

考点	腧穴	主治
考点27	神门	①心痛、心烦、惊悸、怔忡、健忘、失眠、痴呆、癫狂痫等心与神志病证。②胸胁痛
考点28	大陵	①心痛，心悸，胸胁满痛。②胃痛、呕吐、口臭等胃腑病证。③喜笑悲恐、癫狂痫等神志病证。④臂、手挛痛
考点29	合谷	①头痛、目赤肿痛、鼻衄、齿痛、口眼㖞斜、耳聋等头面五官诸疾。②发热恶寒等外感病证。③热病无汗或多汗。④经闭、滞产等妇产科病证。⑤上肢疼痛、不遂。⑥牙拔除术、甲状腺手术等口面五官及颈部手术针麻常用穴
考点30	列缺	①咳嗽、气喘、咽喉肿痛等肺系病证。②头痛、齿痛、项强、口眼㖞斜等头面部疾患。③手腕痛
考点31	孔最	①咯血、鼻衄、咳嗽、气喘、咽喉肿痛等肺系病证。②肘臂挛痛。③痔血
考点32	内关	①心痛、胸闷、心动过速或过缓等心系病证。②胃痛、呕吐、呃逆等胃腑病证。③中风，偏瘫，眩晕，偏头痛。④失眠、郁证、癫狂痫等神志病证。⑤肘臂挛痛
考点33	外关	①热病。②头痛、目赤肿痛、耳鸣、耳聋等头面五官病证。③瘰疬，胁肋痛。④上肢痿痹不遂
考点34	支沟	①便秘。②耳鸣，耳聋，暴喑。③瘰疬。④胁肋疼痛。⑤热病
考点35	曲池	①手臂痹痛、上肢不遂等上肢病证。②热病。③眩晕，癫狂。④腹痛、吐泻等肠胃病证。⑤咽喉肿痛、齿痛、目赤肿痛等五官热性病证。⑥瘾疹、湿疹、瘰疬等皮肤、外科疾患
考点36	肩髃	①肩臂挛痛、上肢不遂等肩、上肢病证。②瘾疹

4. ★★★下肢部位穴位主治

考点	腧穴	主治
考点37	环跳	①腰腿痛、下肢痿痹、半身不遂等腰腿疾患。②风疹
考点38	血海	①月经不调、痛经、经闭等妇科病。②瘾疹、湿疹、丹毒等血热性皮肤病。③膝股内侧痛
考点39	委中	①腰背痛、下肢痿痹等腰及下肢病证。②腹痛、急性吐泻等急症。③遗尿，小便不利。④丹毒，皮肤瘙痒，疔疮
考点40	三阴交	①肠鸣腹胀、腹泻等脾胃虚弱诸证。②月经不调、带下、阴挺、不孕、滞产等妇产科病证。③遗精、阳痿、遗尿等生殖泌尿系统疾患。④心悸，失眠，眩晕。⑤下肢痿痹。⑥阴虚诸证。⑦湿疹、瘾疹等皮肤疾患
考点41	地机	①痛经、崩漏、月经不调等妇科病。②腹痛、腹泻等脾胃病证。③小便不利、水肿等脾不运化水湿病证。④下肢痿痹
考点42	阴陵泉	①腹胀、腹泻、水肿、黄疸等脾湿病证。②小便不利、遗尿、尿失禁等泌尿系统疾患。③膝痛、下肢痿痹等下肢病证。④阴部痛、痛经、带下、遗精等妇科、男科病证

考点	腧穴	主治
考点43	足三里	①胃痛、呕吐、噎膈、腹胀、腹泻、痢疾、便秘等胃肠病证。②下肢痿痹。③心悸、眩晕、癫狂等神志病。④乳痈、肠痈等外科疾患。⑤虚劳诸证,为强壮保健要穴
考点44	条口	①下肢痿痹,转筋。②肩臂痛。③脘腹疼痛
考点45	丰隆	①头痛、眩晕、癫狂。②咳嗽、痰多等痰饮病证。③下肢痿痹。④腹胀、便秘
考点46	阳陵泉	①黄疸、胁痛、口苦、呕吐、吞酸等肝胆犯胃病证。②膝肿痛,下肢痿痹,麻木。③小儿惊风
考点47	悬钟	①痴呆、中风、半身不遂等髓海不足疾患。②颈项强痛,胸胁满痛,下肢痿痹,脚气
考点48	承山	①腰腿拘急,疼痛。②痔疾,便秘
考点49	昆仑	①后头痛、项强痛、腰骶疼痛、足踝肿痛等痛证。②癫痫。③滞产
考点50	太溪	①头痛、目眩、失眠、健忘、遗精、阳痿等肾虚证。②咽喉肿痛、齿痛、耳鸣、耳聋等阴虚性五官病证。③咳嗽、气喘、咯血、胸痛等肺系疾患。④消渴,小便频数,便秘。⑤月经不调。⑥腰脊痛,下肢厥冷,内踝肿痛
考点51	照海	①癫痫、失眠等精神、神志病证。②咽喉干痛、目赤肿痛等五官热性病证。③月经不调、痛经、带下、阴挺等妇科病证。④小便频数,癃闭
考点52	行间	①中风、癫痫、头痛、目眩、目赤肿痛、青盲、口㖞等肝经风热病证。②月经不调、痛经、闭经、崩漏、带下等妇科经带病证。③阴中痛,疝气。④遗尿、癃闭、五淋等泌尿系病证。⑤胸胁满痛
考点53	太冲	①中风、癫狂痫、小儿惊风、头痛、眩晕、耳鸣、目赤肿痛、口㖞、咽痛等肝经风热病证。②月经不调、痛经、经闭、崩漏、带下等妇科病证。③黄疸、胁痛、腹胀、呕逆等肝胃病证。④癃闭,遗尿。⑤下肢痿痹,足跗肿痛
考点54	公孙	①胃痛、呕吐、腹痛、腹泻、痢疾等脾胃肠腑病证。②心烦、失眠、狂证等神志病证。③逆气里急、气上冲心(奔豚气)等冲脉病证
考点55	至阴	①胎位不正,滞产。②头痛,目痛,鼻塞,鼻衄

(三)实战演练

1. 回答委中、膻中的主治病证。(2017)

【参考答案】委中主治:①腰背痛、下肢痿痹等腰及下肢病证。②腹痛、急性吐泻等急症。③遗尿,小便不利。④丹毒,皮肤瘙痒,疔疮。膻中主治:①咳嗽、气喘、胸闷、心痛、噎膈、呃逆等胸中气机不畅的病证。②产后乳少、乳痈、乳癖等胸乳病证。

2. 回答天枢、列缺的主治病证。(2017)

【参考答案】天枢主治:①腹痛、腹胀、便秘、腹泻、痢疾等胃肠病证。②月经不调、痛经等妇科疾患。列缺主治:①咳嗽、气喘、咽喉肿痛等肺系病证。②头痛、齿痛、项强、口眼㖞斜等头面部疾患。③手腕痛。

3. 回答悬钟、血海的主治病证。（2017）

【参考答案】悬钟主治：①痴呆、中风、半身不遂等髓海不足疾患。②颈项强痛，胸胁满痛，下肢痿痹，脚气。血海主治：①月经不调、痛经、经闭等妇科病。②瘾疹、湿疹、丹毒等血热性皮肤病。③膝股内侧痛。

4. 回答膈俞、血海的主治病证。（2017）

【参考答案】膈俞主治：①呕吐、呃逆、气喘等上逆之证。②贫血、吐血、便血等血证。③瘾疹、皮肤瘙痒等皮肤病证。④潮热，盗汗。血海主治：①月经不调、痛经、经闭等妇科病。②瘾疹、湿疹、丹毒等血热性皮肤病。③膝股内侧痛。

5. 回答后溪、丰隆的主治病证。（2017）

【参考答案】后溪主治：①头项强痛、腰背痛、手指及肘臂挛痛等痛证。②耳聋，目赤。③癫狂痫。④疟疾。丰隆主治：①头痛、眩晕、癫狂。②咳嗽、痰多等痰饮病证。③下肢痿痹。④腹胀、便秘。

6. 回答中极、地机的主治病证。（2017）

【参考答案】中极主治：①遗尿、小便不利、癃闭等泌尿系病证。②遗精、阳痿、不育等男科病证。③月经不调、崩漏、阴挺、阴痒、不孕、产后恶露不止、带下等妇科病证。地机主治：①痛经、崩漏、月经不调等妇科病。②腹痛、腹泻等脾胃病证。③小便不利、水肿等脾不运化水湿病证。④下肢痿痹。

7. 回答大椎、条口的主治病证。（2017）

【参考答案】大椎主治：①热病、疟疾、恶寒发热、咳嗽、气喘等外感病证。②骨蒸潮热。③癫狂痫、小儿惊风等神志病证。④项强，脊痛。⑤风疹，痤疮。条口主治：①下肢痿痹，转筋。②肩臂痛。③脘腹疼痛。

8. 回答足三里、内关的主治病证。（2017）

【参考答案】足三里主治：①胃痛、呕吐、噎膈、腹胀、腹泻、痢疾、便秘等胃肠病证。②下肢痿痹。③心悸、眩晕、癫狂等神志病。④乳痈、肠痈等外科疾患。⑤虚劳诸证，为强壮保健要穴。内关主治：①心痛、胸闷、心动过速或过缓等心系病证。②胃痛、呕吐、呃逆等胃腑病证。③中风，偏瘫，眩晕，偏头痛。④失眠、郁证、癫狂痫等神志病证。⑤肘臂挛痛。

9. 回答中脘、公孙的主治病证。（2016）

【参考答案】中脘主治：①胃痛、腹胀、纳呆、呕吐、吞酸、呃逆、小儿疳积等脾胃病证。②黄疸。③癫狂痫、脏躁、失眠等神志病。公孙主治：①胃痛、呕吐、腹痛、腹泻、痢疾等脾胃肠腑病证。②心烦、失眠、狂证等神志病证。③逆气里急、气上冲心（奔豚气）等冲脉病证。

10. 回答关元、水沟的主治病证。（2016）

【参考答案】关元主治：①中风脱证、虚劳冷惫、羸瘦无力等元气虚损病证。②少腹疼痛，疝气。③腹泻、痢疾、脱肛、便血等肠腑病证。④五淋、尿血、尿闭、尿频等泌尿系病证。⑤遗精、阳痿、早泄、白浊等男科病证。⑥月经不调、痛经、闭经、崩漏、带下、阴挺、恶露不尽、胞衣不下等妇科病证。⑦保健灸常用穴。水沟主治：

①昏迷、晕厥、中风、中暑、休克、呼吸衰竭等急危重症，为急救要穴之一。②癫症、癫狂痫、急慢惊风等神志病证。③鼻塞、鼻衄、面肿、口㖞、齿痛、牙关紧闭等面鼻口部病证。④闪挫腰痛。

11. 回答气海、至阴的主治病证。(2016)

【参考答案】气海主治：①虚脱、形体羸瘦、脏气衰惫、乏力等气虚病证。②水谷不化、绕脐疼痛、腹泻、痢疾、便秘等肠腑病证。③小便不利、遗尿等泌尿系病证。④遗精、阳痿、疝气等男科病证。⑤月经不调、痛经、闭经、崩漏、带下、阴挺、产后恶露不止、胞衣不下等妇科病证。⑥保健灸常用穴。至阴主治：①胎位不正，滞产。②头痛，目痛，鼻塞，鼻衄。

12. 回答肩井、百会的主治病证。(2016)

【参考答案】肩井主治：①颈项强痛，肩背疼痛，上肢不遂。②难产、乳痈、乳汁不下、乳癖等，及其他乳房疾患。③瘰疬。百会主治：①痴呆、中风、失语、瘈疭、失眠、健忘、癫狂痫、癫症等神志病证。②头风、头痛、眩晕、耳鸣等头面病证。③脱肛、阴挺、胃下垂、肾下垂等气失固摄而致的下陷性病证。

13. 回答阳陵泉、迎香的主治病证。(2016)

【参考答案】阳陵泉主治：①黄疸、胁痛、口苦、呕吐、吞酸等肝胆犯胃病证。②膝肿痛，下肢痿痹，麻木。③小儿惊风。迎香主治：①鼻塞、鼻衄等鼻病。②口㖞、面痒等面部病证。③胆道蛔虫症。

14. 回答大陵、太溪的主治病证。(2015)

【参考答案】大陵主治：①心痛，心悸，胸胁满痛。②胃痛、呕吐、口臭等胃腑病证。③喜笑悲恐、癫狂痫等神志病证。④臂、手挛痛。太溪主治：①头痛、目眩、失眠、健忘、遗精、阳痿等肾虚证。②咽喉肿痛、齿痛、耳鸣、耳聋等阴虚性五官病证。③咳嗽、气喘、咯血、胸痛等肺系疾患。④消渴，小便频数，便秘。⑤月经不调。⑥腰脊痛，下肢厥冷，内踝肿痛。

15. 回答少商、下关的主治病证。(2015)

【参考答案】少商主治：①咽喉肿痛、鼻衄等肺系实热证。②高热，昏迷，癫狂。③指肿，麻木。下关主治：①牙关不利、面痛、齿痛、口眼㖞斜等面口病证。②耳聋、耳鸣、聤耳等耳疾。

16. 回答合谷、期门的主治病证。(2015)

【参考答案】合谷主治：①头痛、目赤肿痛、鼻衄、齿痛、口眼㖞斜、耳聋等头面五官诸疾。②发热恶寒等外感病证。③热病无汗或多汗。④经闭、滞产等妇产科病证。⑤上肢疼痛、不遂。⑥牙拔除术、甲状腺手术等口面五官及颈部手术针麻常用穴。期门主治：①胸胁胀痛、呕吐、吞酸、呃逆、腹胀、腹泻等肝胃病证。②奔豚气。③乳痈。

17. 回答曲池、条口的主治病证。(2015)

【参考答案】曲池主治：①手臂痹痛、上肢不遂等上肢病证。②热病。③眩晕，癫狂。④腹痛、吐泻等肠胃病证。⑤咽喉肿痛、齿痛、目赤肿痛等五官热性病证。⑥瘾疹、湿疹、瘰疬等皮肤科、外科疾患。条口主治：①下肢痿痹，转筋。②肩臂痛。③脘腹疼痛。

18. 回答承山、风池的主治病证。（2015）

【参考答案】承山主治：①腰腿拘急，疼痛。②痔疾，便秘。风池主治：①头痛、眩晕、失眠、中风、癫痫、耳鸣、耳聋等内风所致的病证。②感冒、热病、口眼㖞斜等外风所致的病证。③目赤肿痛、视物不明、鼻塞、衄血、咽痛等五官病证。④颈项强痛。

19. 回答外关、膈俞的主治病证。（2015）

【参考答案】外关主治：①热病。②头痛、目赤肿痛、耳鸣、耳聋等头面五官病证。③瘰疬，胁肋痛。④上肢痿痹不遂。膈俞主治：①呕吐、呃逆、气喘等上逆之证。②贫血、吐血、便血等血证。③瘾疹、皮肤瘙痒等皮肤病证。④潮热，盗汗。

20. 回答神门、太冲的主治病证。（2015）

【参考答案】神门主治：①心痛、心烦、惊悸、怔忡、健忘、失眠、痴呆、癫狂痫等心与神志病证。②胸胁痛。太冲主治：①中风、癫狂痫、小儿惊风、头痛、眩晕、耳鸣、目赤肿痛、口㖞、咽痛等肝经风热病证。②月经不调、痛经、经闭、崩漏、带下等妇科病证。③黄疸、胁痛、腹胀、呕逆等肝胃病证。④癃闭，遗尿。⑤下肢痿痹，足跗肿痛。

21. 回答三阴交、神阙的主治病证。（2015）

【参考答案】三阴交主治：①肠鸣腹胀、腹泻等脾胃虚弱诸证。②月经不调、带下、阴挺、不孕、滞产等妇产科病证。③遗精、阳痿、遗尿等生殖泌尿系统疾患。④心悸，失眠，眩晕。⑤下肢痿痹。⑥阴虚诸证。⑦湿疹、瘾疹等皮肤疾患。神阙主治：①虚脱、中风脱证等元阳暴脱。②腹痛、腹胀、腹泻、痢疾、便秘、脱肛等肠腑病证。③水肿，小便不利。④保健灸常用穴。

22. 回答夹脊、环跳的主治病证。（2015）

【参考答案】夹脊主治：上胸部的夹脊穴治疗心肺、上肢疾病；下胸部的夹脊穴治疗胃肠疾病；腰部的夹脊穴治疗腰腹及下肢疾病。环跳主治：①腰腿痛、下肢痿痹、半身不遂等腰腿疾患。②风疹。

23. 回答通里、阴陵泉的主治病证。（2015）

【参考答案】通里主治：①心悸、怔忡等心病。②舌强不语，暴喑。③腕臂痛。阴陵泉主治：①腹胀、腹泻、水肿、黄疸等脾湿证。②小便不利、遗尿、尿失禁等泌尿系统疾患。③膝痛、下肢痿痹等下肢病证。④阴部痛、痛经、带下、遗精等妇科、男科病证。

24. 回答行间、孔最的主治病证。（2015）

【参考答案】行间主治：①中风、癫痫、头痛、目眩、目赤肿痛、青盲、口㖞等肝经风热病证。②月经不调、痛经、闭经、崩漏、带下等妇科经带病证。③阴中痛，疝气。④遗尿、癃闭、五淋等泌尿系病证。⑤胸胁满痛。孔最主治：①咯血、鼻衄、咳嗽、气喘、咽喉肿痛等肺系病证。②肘臂挛痛。③痔血。

25. 回答下关、听宫的主治病证。（2014）

【参考答案】下关主治：①牙关不利、面痛、齿痛、口眼㖞斜等面口病证。②耳聋、耳鸣、聤耳等耳疾。听宫主治：①耳鸣、耳聋、聤耳等耳疾。②齿痛。

26. 回答肩髃、肾俞的主治病证。（2013）

【参考答案】肩髃主治：①肩臂挛痛、上肢不遂等肩、上肢病证。②瘾疹。肾俞主治：①头晕、耳鸣、耳聋等肾虚病证。②遗尿、遗精、阳痿、早泄、不育等泌尿生殖系疾患。③月经不调、带下、不孕等妇科病证。④腰痛。⑤慢性腹泻。

三、针灸异常情况处理

（一）考试介绍

口述题目要求的针灸异常情况的处理步骤和注意事项。本类考题与本部分第一、二、四考题4选1抽题作答，每题10分，共10分。

【样题】叙述滞针的处理方式。

【参考答案】

（1）精神紧张，局部肌肉过度收缩所致者：①适当延长留针时间。②在滞针穴位附近，运用循按或弹柄法。③在附近再刺一针。

（2）行针手法不当，单向捻转太过所致者：①向相反的方向将针捻回。②配合弹柄法、刮柄法或循按法，促使肌纤维放松。

（二）考点汇总

考点1★★ 晕针

①立即停针、起针。②平卧、宽衣、保暖。③症状轻者静卧休息，给予温开水或糖水，即可恢复。④在上述处理的基础上，可针刺水沟、素髎、内关、涌泉、足三里等穴，或温灸百会、气海、关元等。尤其是艾灸百会，对晕针有较好的疗效，可用艾条于百会穴上悬灸，至知觉恢复，症状消退。⑤经以上处理，仍不省人事，呼吸细微，脉细弱者，要及时配合现代急救处理措施，如人工呼吸等。轻者，经前三个步骤处理即可渐渐恢复；重者，应及时进行后两个步骤。

考点2★★ 滞针

（1）精神紧张，局部肌肉过度收缩所致者：①适当延长留针时间。②在滞针穴位附近，运用循按或弹柄法。③在附近再刺一针。

（2）行针手法不当，单向捻转太过所致者：①向相反的方向将针捻回。②配合弹柄法、刮柄法或循按法，促使肌纤维放松。

考点3★★★ 弯针

（1）出现弯针后，不得再行提插、捻转等手法。

（2）根据弯针的程度、原因采取不同的处理方法：①若针柄轻微弯曲者，应慢慢将针起出。②若弯曲角度过大，应轻微摇动针体，并顺着针柄倾斜的方向将针退出。③若针体发生多个弯曲，应根据针柄的倾斜方向分段慢慢向外退出，切勿猛力外拔，以防造成断针。④若因患者体位改变所致者，应嘱患者慢慢恢复到原来体位，局部肌肉放松后再将针缓慢起出。

考点4★★★ 断针

（1）嘱患者不要惊慌乱动，令其保持原有体位，以免针体向肌肉深层陷入。

（2）根据针体残端的位置采用不同的方法将针取出：①若针体残端尚有部分露在体外，可用手或镊子取出。②若残端与皮肤面相平或稍低，尚可见到残端时，可用手向下挤压针孔两旁皮肤，使残端露出体外，再用镊子取出。③若断针残端全部没入皮内，但距离皮下不远，而且断针下还有强硬的组织（如骨骼）时，可由针旁外面向下轻压皮肤，利用该组织将针顶出。④若断针下面为软组织，可将该部肌肉捏住，将断针残端向上托出。⑤断针完全陷没在皮肤之下，无法取出者，应在X线下定位，手术取出。⑥如果断针在重要脏器附近，或患者有不适感觉及功能障碍时，应立即采取外科手术方法处理。

考点5★ 血肿

①微量的皮下出血，局部小块青紫时，一般不必处理，可待其自行消退。②局部肿胀疼痛较剧，青紫面积大而且影响到功能活动时，可先做冷敷止血，再做热敷或在局部轻轻揉按，以促使瘀血消散吸收。

考点6★★ 皮肤灼伤及起泡

①局部出现小水泡，只要注意不擦破，可任其自然吸收。②如水泡较大，对局部皮肤严格消毒后，可用消毒的三棱针或粗毫针刺破水泡，放出水液，或用无菌的一次性注射器针抽出水液，再涂以烫伤油等，并以纱布包敷，每日更换药膏1次，直至结痂。注意不要擦破泡皮。③如用化脓灸者，在灸疮化脓期间，要注意适当休息，加强营养，保持局部清洁，并可用敷料保护灸疮，以防污染，待其自然愈合。④如处理不当，灸疮脓液呈黄绿色或有渗血现象，可用消炎药膏或玉红膏涂敷。

（三）实战演练

1. 叙述针灸引发血肿的处理方式。（2017）

【参考答案】①微量的皮下出血，局部小块青紫时，一般不必处理，可待其自行消退。②局部肿胀疼痛较剧，青紫面积大而且影响到功能活动时，可先做冷敷止血，再做热敷或在局部轻轻揉按，以促使瘀血消散吸收。

2. 叙述断针的处理方式。（2017、2016、2015）

【参考答案】

（1）嘱患者不要惊慌乱动，令其保持原有体位，以免针体向肌肉深层陷入。

（2）根据针体残端的位置采用不同的方法将针取出：①若针体残端尚有部分露在体外，可用手或镊子取出。②若残端与皮肤面相平或稍低，尚可见到残端时，可用手向下挤压针孔两旁皮肤，使残端露出体外，再用镊子取出。③若断针残端全部没入皮内，但距离皮下不远，而且断针下还有强硬的组织（如骨骼）时，可由针旁外面向下轻压皮肤，利用该组织将针顶出。④若断针下面为软组织，可将该部肌肉捏住，将断针残端向上托出。⑤断针完全陷没在皮肤之下，无法取出者，应在 X 线下定位，手术取出。⑥如果断针在重要脏器附近，或患者有不适感觉及功能障碍时，应立即采取外科手术方法处理。

3. 叙述弯针的处理方式。(2016)

【参考答案】

（1）出现弯针后，不得再行提插、捻转等手法。

（2）根据弯针的程度、原因采取不同的处理方法：①若针柄轻微弯曲者，应慢慢将针起出。②若弯曲角度过大，应轻微摇动针体，并顺着针柄倾斜的方向将针退出。③若针体发生多个弯曲，应根据针柄的倾斜方向分段慢慢向外退出，切勿猛力外拔，以防造成断针。④若因患者体位改变所致者，应嘱患者慢慢恢复到原来体位，局部肌肉放松后再将针缓慢起出。

4. 叙述针灸或拔罐引发水泡的处理方式。(2016、2015、2014、2013)

【参考答案】①局部出现小水泡，只要注意不擦破，可任其自然吸收。②如水泡较大，对局部皮肤严格消毒后，可用消毒的三棱针或粗毫针刺破水泡，放出水液，或用无菌的一次性注射器针抽出水液，再涂以烫伤油等，并以纱布包敷，每日更换药膏 1 次，直至结痂。注意不要擦破泡皮。

5. 叙述断针（平针）的处理方式。(2016、2014)

【参考答案】残端与皮肤面相平，尚可见到残端时，可用手向下挤压针孔两旁皮肤，使残端露出体外，再用镊子取出。

6. 叙述拔罐起泡的处理方式。(2016)

【参考答案】①局部出现小水泡，只要注意不擦破，可任其自然吸收。②如水泡较大，对局部皮肤严格消毒后，可用消毒的三棱针或粗毫针刺破水泡，放出水液，或用无菌的一次性注射器针抽出水液，再涂以烫伤油等，并以纱布包敷，每日更换药膏 1 次，直至结痂。注意不要擦破泡皮。

7. 叙述患者精神紧张引起滞针的处理方式。(2015)

【参考答案】①适当延长留针时间。②在滞针穴位附近，运用循按或弹柄法。③在附近再刺一针。

8. 叙述重度晕针的处理方式。(2015、2014)

【参考答案】①立即停针、起针。②平卧、宽衣、保暖。③针刺水沟、素髎、内关、涌泉、足三里等穴，或温灸百会、气海、关元等。④及时配合现代急救处理措施，如人工呼吸等。

四、常见急症的针灸治疗

（一）考试介绍

口述题目要求的常见急症的针灸治疗的治法、主穴、配穴等内容。本类考题与本部分第一、二、三考题 4 选 1 抽题作答，每题 10 分，共 10 分。

【样题】叙述针灸治疗偏头痛的治法、主穴。

【参考答案】治法：疏泄肝胆，通经止痛。取手足少阳、足厥阴经穴以及局部穴为主。主穴：率谷、阿是穴、风池、外关、足临泣、太冲。

（二）考点汇总

考点1★★ 偏头痛

治法：疏泄肝胆，通经止痛。取手足少阳、足厥阴经穴以及局部穴为主。

主穴：率谷、阿是穴、风池、外关、足临泣、太冲。

配穴：肝阳上亢配百会、行间；痰湿偏盛配中脘、丰隆；瘀血阻络配血海、膈俞。

考点2★★ 落枕

治法：疏经活络，调和气血。取局部阿是穴和手太阳、足少阳经穴为主。

主穴：外劳宫、天柱、阿是穴。

配穴：病在督脉、太阳经配后溪、昆仑；病在少阳经配外关、肩井；风寒袭络配风池、合谷；气滞血瘀配内关、合谷；肩痛配肩髎；背痛配天宗。

考点3★★ 中风

	治法	主穴	配穴
中经络	疏通经络，醒脑调神。取督脉、手厥阴及足太阴经穴为主	水沟、内关、三阴交、极泉、尺泽、委中	肝阳暴亢配太冲、太溪；风痰阻络配丰隆、风池；痰热腑实配曲池、内庭、丰隆；气虚血瘀配气海、血海、足三里；阴虚风动配太溪、风池。上肢不遂配肩髃、手三里、合谷；下肢不遂配环跳、足三里、风市、阳陵泉、解溪。病侧肢体屈曲拘挛者，肘部配曲泽、腕部配大陵、膝部配曲泉、踝部配太溪；足内翻配丘墟透照海；足外翻配太溪、中封；足下垂配解溪。口角㖞斜配地仓、颊车、合谷、太冲；语言謇涩配廉泉、通里、哑门；吞咽困难配廉泉、金津、玉液
中脏腑	闭证，平肝息风，醒脑开窍。取督脉、手厥阴和十二井穴为主。脱证，回阳固脱。以任脉经穴为主	水沟、百会、内关	闭证，十二井穴、太冲、合谷。脱证，关元、神阙、气海

考点4★ 哮喘

	治法	主穴	配穴
实证	祛邪肃肺，化痰平喘，取手太阴经穴及相应背俞穴为主	列缺、尺泽、肺俞、中府、定喘	风寒外袭配风门、合谷；痰热阻肺配丰隆、曲池；喘甚者配天突

	治法	主穴	配穴
虚证	补益肺肾，止哮平喘，取相应背俞穴及手太阴、足少阴经穴为主	肺俞、膏肓、肾俞、太渊、太溪、足三里、定喘	肺气虚配气海；肾气虚配关元

考点5★呕吐

治法：和胃理气，降逆止呕。取胃的募穴及足阳明、手厥阴经穴为主。

主穴：中脘、胃俞、足三里、内关。

配穴：寒邪客胃配上脘、公孙；热邪内蕴配商阳、内庭、金津、玉液；饮食停滞配梁门、天枢；肝气犯胃配肝俞、太冲；痰饮内停配丰隆、膻中；脾胃虚寒配脾俞、神阙。

考点6 泄泻

	治法	主穴	配穴
急性	除湿导滞，通调腑气。取足阳明、足太阴经穴为主	天枢、上巨虚、阴陵泉、水分	寒湿内盛配神阙；肠腑湿热配内庭、曲池；食滞肠胃配中脘；泻下脓血配曲池、三阴交、内庭
慢性	健脾温肾，固本止泻。取任脉、足阳明及足太阴经穴为主	神阙、天枢、足三里、公孙	脾气虚弱配脾俞、太白；肾阳虚衰配肾俞、关元；肝气乘脾配肝俞、太冲；久泻虚陷配百会

考点7★痛经

	治法	主穴	配穴
实证	行气活血，调经止痛。取任脉、足太阴经穴为主	中极、次髎、地机、三阴交、十七椎	气滞血瘀配太冲、血海；寒凝血瘀配关元、归来
虚证	调补气血，温养冲任。取任脉、足太阴及足阳明经穴为主	关元、足三里、三阴交	气血虚弱配气海、脾俞；肾气亏损配太溪、肾俞

考点8★★ 扭伤

治法：祛瘀消肿，舒筋通络。取扭伤局部腧穴为主。

主穴：阿是穴、局部腧穴。腰部取阿是穴、大肠俞、腰痛点、委中；项部取阿是穴、风池、绝骨、后溪；肩部取阿是穴、肩髃、肩髎、肩贞；肘部取阿是穴、曲池、小海、天井；腕部取阿是穴、阳溪、阳池、阳谷；髋部取阿是穴、环跳、秩边、居髎；膝部取阿是穴、膝眼、膝阳关、梁丘；踝部取阿是穴、申脉、解溪、丘墟。

配穴：①根据病位配合循经远端取穴。急性腰扭伤，督脉病证配水沟或后溪，足太阳经筋病证配昆仑或后溪，手阳明经筋病证配手三里或三间。②根据病位在其上下循经邻近取穴，如膝内侧扭伤，病在足太阴脾经，可在扭伤部位其上取血海，其下取阴陵泉。③根据手足同名经配穴法进行配穴。方法：踝关节与腕关节对应、膝关节与肘关节对应、髋关节与肩关节对应。例如，踝关节外侧昆仑穴、申脉穴处扭伤，病在足太阳经，可在对侧腕关节手太阳经养老穴、阳谷穴处寻找最明显的压痛点针刺；再如，膝关节内上方扭伤，病在足太阴经，可在对侧手太阴经尺泽穴处寻找最明显的压痛点针刺；以此类推。

考点 9★★ 牙痛

治法：祛风泻火，通络止痛。取手、足阳明经穴为主。

主穴：合谷、颊车、下关。

配穴：风火牙痛配外关、风池；胃火牙痛配内庭、二间；虚火牙痛配太溪、行间。

考点 10★ 晕厥

治法：苏厥醒神。以督脉穴为主。

主穴：水沟、内关、涌泉。

配穴：虚证配气海、关元，实证配合谷、太冲。

考点 11★ 虚脱

治法：回阳固脱，苏厥救逆。以督脉、任脉及手厥阴经穴为主。

主穴：素髎、关元、内关、百会、神阙。

配穴：亡阳配气海、足三里；亡阴配太溪、涌泉。昏迷配中冲、涌泉；肢冷脉微配关元、气海（或命门）。

考点 12★ 高热

治法：清泻热邪。以督脉和手阳明经穴、井穴为主。

主穴：大椎、曲池、合谷、十二井穴或十宣穴。

配穴：风热表证配鱼际、尺泽；肺热证配少商、尺泽；气分热盛配内庭、支沟；热入营血配血海、内关；神昏谵语配水沟、内关；抽搐配阳陵泉、太冲。

考点 13 抽搐

治法：息风止痉，清热开窍。取督脉、手足厥阴经穴为主。

主穴：水沟、内关、合谷、太冲、阳陵泉。

配穴：热极生风配曲池、大椎；痰热化风配风池、丰隆；血虚生风配血海、足三里；神昏不醒配十宣、涌泉。

考点 14★★ 内脏绞痛

病名	治法	主穴	配穴
心绞痛	通阳行气，活血止痛。以手厥阴、手少阴经穴为主	内关、郄门、阴郄、膻中	气滞血瘀配太冲、血海；寒邪凝滞配神阙、至阳；痰浊阻络配中脘、丰隆；阳气虚衰配心俞、至阳

续表

病名	治法	主穴	配穴
胆绞痛	疏肝利胆，行气止痛。以足少阳经穴、胆的俞募穴为主	胆囊穴、阳陵泉、胆俞、日月	肝胆气滞配太冲、丘墟；肝胆湿热配行间、阴陵泉；蛔虫妄动配迎香透四白
肾绞痛	清利湿热，通淋止痛。以足太阴经穴、肾与膀胱的背俞穴及膀胱之募为主	肾俞、膀胱俞、中极、三阴交、京门	下焦湿热配委阳、阴陵泉；肾气不足配水分、关元

（三）实战演练

1. 叙述牙痛的主穴及其胃火牙痛的配穴。（2017）

【参考答案】主穴：合谷、颊车、下关。风火牙痛配外关、风池。

2. 叙述落枕的治法、主穴及其气滞血瘀的配穴。（2017、2016、2015）

【参考答案】治法：疏经活络，调和气血。取局部阿是穴和手太阳、足少阳经穴为主。主穴：外劳宫、天柱、阿是穴。气滞血瘀配内关、合谷。

3. 叙述中风中脏腑主穴、脱证的配穴。（2017、2013）

【参考答案】主穴：水沟、百会、内关。脱证配关元、神阙、气海。

4. 叙述呕吐寒证的治法、穴位。（2017、2015）

【参考答案】治法：和胃理气，降逆止呕。取胃的募穴及足阳明、手厥阴经穴为主。主穴：中脘、胃俞、足三里、内关。寒邪客胃配上脘、公孙。

5. 叙述踝扭伤的治法、穴位。（2017、2016）

【参考答案】治法：祛瘀消肿，舒筋通络。取扭伤局部腧穴为主。主穴：阿是穴、申脉、解溪、丘墟。

6. 叙述胆结石导致的胆绞痛治法和主穴。（2017）

【参考答案】治法：疏肝利胆，行气止痛。以足少阳经穴、胆的俞募穴为主。主穴：胆囊穴、阳陵泉、胆俞、日月。

7. 叙述治疗晕厥的主穴、虚证配穴。（2017）

【参考答案】主穴：水沟、内关、涌泉。虚证配气海、关元。

8. 叙述急性寒湿泄泻的针灸治疗取穴。（2016、2014）

【参考答案】急性泄泻取足阳明、足太阴经穴为主。主穴：天枢、上巨虚、阴陵泉、水分。寒湿内盛配神阙。

9. 叙述抽搐的针灸治疗取穴。（2016）

【参考答案】主穴：水沟、内关、合谷、太冲、阳陵泉。配穴：热极生风配曲池、大椎；痰热化风配风池、丰隆；血虚生风配血海、足三里；神昏不醒配十宣、涌泉。

10. 叙述腕关节扭伤的治法、取穴。（2016）

【参考答案】治法：祛瘀消肿，舒筋通络。取扭伤局部腧穴为主。主穴：阿是穴、阳溪、阳池、阳谷。

11. 叙述治疗虚脱的主穴，晕厥的配穴。(2016、2015)

【参考答案】虚脱主穴：素髎、关元、内关、百会、神阙。晕厥配穴：虚证配气海、关元，实证配合谷、太冲。

12. 叙述治疗呕吐的主穴，寒邪客胃型配穴。(2016)

【参考答案】主穴：中脘、胃俞、足三里、内关。配穴：上脘、公孙。

13. 叙述胃火牙痛的治法、穴位。(2015)

【参考答案】治法：祛风泻火，通络止痛。取手、足阳明经穴为主。主穴：合谷、颊车、下关。配穴：外关、风池。

14. 叙述热哮的治法、穴位。(2015)

【参考答案】热哮的治法：祛邪肃肺，化痰平喘。取手太阴经穴及相应背俞穴为主。主穴：列缺、尺泽、肺俞、中府、定喘。配穴：痰热阻肺配丰隆、曲池。

15. 叙述痛经虚证的治法、穴位。(2015)

【参考答案】治法：调补气血，温养冲任。取任脉、足太阴及足阳明经穴为主。主穴：关元、足三里、三阴交。配穴：气血虚弱配气海、脾俞；肾气亏损配太溪、肾俞。

16. 叙述胆囊炎的针灸治疗取穴。(2015)

【参考答案】主穴：胆囊穴、阳陵泉、胆俞、日月。配穴：肝胆气滞配太冲、丘墟；肝胆湿热配行间、阴陵泉；蛔虫妄动配迎香透四白。

17. 叙述中风中经络的治法、主穴。(2015)

【参考答案】治法：疏通经络，醒脑调神。取督脉、手厥阴及足太阴经穴为主。主穴：水沟、内关、三阴交、极泉、尺泽、委中。

18. 叙述高热的主穴，热入营血的配穴。(2014、2013)

【参考答案】主穴：大椎、曲池、合谷、十二井穴或十宣穴。热入营血配血海、内关。

19. 叙述风寒袭络落枕的治法及取穴。(2014)

【参考答案】治法：疏经活络，调和气血。取局部阿是穴和手太阳、足少阳经穴为主。风寒袭络配风池、合谷。

第三部分　西医答辩

（一）考试介绍

考查西医相关疾病的病因、症状、体征、诊断、治疗（本书中诊断、检查与治疗内容见第一站）等方面的内容。每份试卷1题，每题5分，共5分。

【样题】叙述肺癌远处转移引起的症状。

【参考答案】①脑、中枢神经系统转移，常有颅内压增高的征象，如头痛、呕吐等，还可表现出眩晕、共济失调、复视、性格改变或一侧肢体无力甚至半身不遂等神经系统症状。②肝转移时，可表现为食欲减退，肝区疼痛、肝大、黄疸和腹水等。

③骨转移时，表现为局部疼痛及压痛。常见骨转移部位有肋骨、脊椎骨、骨盆及四肢长骨。此外，皮下可出现转移性结节，多位于躯干或头部。肺癌在浅表部主要是颈部淋巴结的转移，多见于锁骨上窝及胸锁乳突肌附着处的后下方，可以逐渐增大、增多、融合（患者可以毫无症状），淋巴结大小不一定反映病程的早晚。

（二）考点汇总

Ⅰ 内科疾病

考点1★★ 急性上呼吸道感染

【病因】

（1）西医：①病毒感染：流感病毒、副流感病毒、呼吸道合胞病毒等。②细菌感染：溶血性链球菌、流感嗜血杆菌、肺炎链球菌和葡萄球菌等。

（2）中医：①卫外功能减弱，外邪趁机而入。②病邪犯肺，卫表不和。③病邪少有传变，病情轻重有别。

【临床表现】

病名	临床表现
普通感冒	以鼻咽部卡他症状为主。早期有咽干、鼻塞、低热、咳嗽、流涕。全身症状短暂，可见全身酸痛、头痛、乏力、腹胀、腹痛等，鼻咽部及鼻腔黏膜充血、水肿，有分泌物
急性病毒性咽炎和喉炎	①咽炎：咽部发痒和灼热感，咽痛不明显，咳嗽少见。咽部充血、水肿，咽侧壁和后壁滤泡增生，悬雍垂红肿、下垂，下颌下淋巴结肿大伴触痛。②喉炎：声音嘶哑、讲话困难、咳嗽时疼痛，常有发热、咽痛或咳嗽。喉镜检查见喉部水肿、充血，局部淋巴结轻度肿大，有触痛，有时可闻及喉部喘息声
细菌性咽-扁桃体炎	起病急，咽痛明显，发热，畏寒，体温可＞39℃。咽部充血明显，扁桃体肿大、充血，表面有黄色点状渗出物，下颌下淋巴结肿大、压痛
疱疹性咽峡炎	咽痛明显、发热。咽部充血，软腭、悬雍垂、咽部和扁桃体上有灰白色小丘疹，以后形成疱疹和浅表溃疡，周围黏膜红晕
咽-结膜热	发热、咽痛、流泪、畏光。咽部及结膜充血，可有颈淋巴结肿大，或有角膜炎

【鉴别诊断】

①过敏性鼻炎。②流行性感冒。③急性传染病前驱期。

考点2★★★ 慢性阻塞性肺疾病（2016年版大纲新增考点）

【病因】

（1）西医：①吸烟。②职业粉尘和化学物质。③空气污染。④感染因素。⑤蛋白酶-抗蛋白酶失衡。

（2）中医：①脏腑功能失调。②六淫等邪气侵袭。

【临床表现】

（1）症状：①呼吸困难（最重要）。②慢性咳嗽（首发）。③咳痰。④喘息和胸闷。⑤全身症状，如体重下降、食欲减退等。

（2）体征：①视诊：桶状胸。部分患者呼吸变浅，频率增快，严重者见缩唇呼吸。②触诊：双侧语颤减弱。③叩诊：肺部过清音，心浊音界缩小，肺下界和肝浊音界下降。④听诊：两肺呼吸音减弱，呼气延长，部分患者可闻及湿和（或）干啰音。

（3）分级

分级	分级标准
0级：高危	有罹患COPD的高危因素，肺功能在正常范围，有慢性咳嗽、咳痰症状
Ⅰ级：轻度	$FEV_1/FVC < 70\%$，$FEV_1 \geq 80\%$预计值，有或无慢性咳嗽、咳痰症状
Ⅱ级：中度	$FEV_1/FVC < 70\%$，$50\% \leq FEV_1 < 80\%$预计值，有或无慢性咳嗽、咳痰症状
Ⅲ级：重度	$FEV_1/FVC < 70\%$，$30\% \leq FEV_1 < 50\%$预计值，有或无慢性咳嗽、咳痰症状
Ⅳ级：极重度	$FEV_1/FVC < 70\%$，$FEV_1 < 30\%$预计值

【并发症】

①慢性呼吸衰竭。②自发性气胸。③慢性肺源性心脏病。

考点3★★★ 慢性肺源性心脏病

【病因】

（1）西医：①支气管、肺疾病：慢性阻塞性肺疾病多见，其次为支气管哮喘、支气管扩张、重症肺结核、肺尘埃沉着症等。②胸廓运动障碍性疾病。③肺血管疾病。④其他。

（2）中医：痰浊壅肺、痰热郁肺、痰蒙神窍、阳虚水泛、肺肾气虚、气虚血瘀。

【临床表现】

分期	临床表现
肺、心功能代偿期（缓解期）	①症状：咳嗽、咳痰、气促，活动后可有心悸、呼吸困难、乏力和劳动耐力下降。少有胸痛或咯血。 ②体征：不同程度的发绀和肺气肿。偶有干、湿性啰音，心音遥远，三尖瓣区收缩期杂音或剑突下心脏搏动增强
肺、心功能失代偿期（急性发作期）	①呼吸衰竭：症见呼吸困难加重，夜间为甚，常有头痛、失眠、食欲下降，但白天嗜睡，甚至出现表情淡漠、神志恍惚、谵妄等肺性脑病的表现；体征见明显发绀、球结膜充血、水肿，严重时可有视网膜血管扩张、视乳头水肿等颅内压升高的表现。腱反射减弱或消失，出现病理反射。②右心衰竭：症见心悸、食欲不振、腹胀、恶心等。体征见周围性发绀，颈静脉怒张，心率增快，可出现心律失常，可闻及三尖瓣区舒张期杂音。肝大且有压痛，肝－颈静脉回流征阳性，下肢水肿，重者可有腹水。少数患者可出现肺水肿及全心衰竭的体征

【并发症】

①肺性脑病。②酸碱平衡失调及电解质紊乱。③心律失常。④休克。⑤消化道出血。

【鉴别诊断】

①冠心病。②风湿性心脏病。③原发性扩张型心肌病、缩窄性心包炎。

考点4★★★ 支气管哮喘

【病因】

(1) 西医：①遗传因素（宿主因素）。②激发因素（环境因素）：吸入花粉、尘螨、动物毛屑、硫酸、氨气等；细菌、病毒、支原体等感染；鱼、虾、奶、蛋类等食物；药物如阿司匹林、普萘洛尔等；其他如剧烈运动、妊娠等。

(2) 中医：①宿痰内伏。②诱因触发：外邪侵袭、饮食不当、情志内伤、过劳或病后体虚。

【临床表现】

(1) 症状：①发作性伴有哮鸣音的呼气性呼吸困难或发作性胸闷和咳嗽，严重者被迫采取坐位或呈端坐呼吸，甚至出现发绀、汗出、干咳等。②哮喘症状可在数分钟内发作。③有时顽固性咳嗽可为唯一症状。④在夜间及凌晨发作和加重常是哮喘的特征之一。⑤发作前有鼻痒、喷嚏、流涕、胸闷。

(2) 体征：发作时胸部呈过度充气状态，有"三凹征"，肺部有广泛的哮鸣音，呼气音延长。但在轻度哮喘或哮喘严重发作时，哮鸣音可不出现。心率增快、奇脉、胸腹反常运动和发绀常出现在严重哮喘患者中。

【鉴别诊断】

①心源性哮喘。②喘息型慢性支气管炎。③上气道阻塞。④变态反应性肺浸润。

考点5★★★ 肺炎

【病因】

(1) 西医：①细菌：肺炎链球菌、葡萄糖菌、肺炎克雷白杆菌、甲型溶血性链球菌等。②非典型病原体：军团菌、支原体和衣原体。③病毒。④真菌。⑤其他病原体如立克次体等。⑥理化因素。

(2) 中医：邪犯肺卫、痰热壅肺、热闭心神、阴竭阳脱、正虚邪恋。

【临床表现】

(1) 细菌性肺炎

病名	临床表现
肺炎链球菌肺炎	①症状：寒战、发热、胸痛、咳嗽、咳痰、呼吸困难。②体征：早期肺部无明显异常体征，仅有呼吸幅度减小、叩诊轻度浊音、听诊呼吸音减低和胸膜摩擦音；肺实变时叩诊呈浊音、听诊语颤增强和支气管呼吸音等典型体征，消散期可闻及湿啰音；病变累及胸膜时可有胸膜摩擦音
葡萄球菌肺炎	①症状：院外感染起病较急，寒战、高热、胸痛、咳嗽、咳脓痰、痰带血丝或呈粉红色乳状，常有进行性呼吸困难、发绀。②院内感染起病稍缓慢，亦有高热、脓痰，老年人症状多不典型

病名	临床表现
克雷白杆菌肺炎	①症状：起病突然，部分患者发病前有上呼吸道感染症状，临床表现类似重症肺炎球菌肺炎。痰液常呈砖红色胶冻状或灰绿色。②体征：急性病容，发热，多数病人体温波动于39℃上下，常有呼吸困难甚至发绀。可有典型的肺实变体征
军团菌肺炎	②症状：轻者仅有全身不适、肌痛、头痛、多汗、倦怠、无力等流感样症状，可自愈，也有流感症状未消失即出现高热，体温可达39℃以上，稽留热型，寒战、咳嗽，少量黏痰，或脓痰、血痰。②体征：急性病容，呼吸急促，重者发绀。体温上升与脉搏不成比例，心率相对缓慢。发病2～3天后，大部分病人肺内出现干湿啰音，有肺内实变体征，肝、脾及淋巴结可肿大

（2）**病毒性肺炎**

①症状：初起见上呼吸道感染，随即出现咳嗽，多为阵发性干咳，或有少量白色黏痰，伴胸痛、气喘、持续发热等。小儿或老年患者好发重症病毒性肺炎，表现为呼吸困难、发绀、嗜睡、精神萎靡等。②体征：一般不明显，或有病变部位浊音，呼吸音减弱，散在干湿性啰音。

（3）**肺炎支原体肺炎**

①症状：持久的阵发性刺激性呛咳，无痰或偶有少量黏痰或少量脓性痰，可有痰中带血丝。多伴咽炎、支气管炎等呼吸道感染，起病较缓，主要表现为上呼吸道感染症状。②体征：咽部充血，耳鼓膜充血，有时颈淋巴结肿大，肺部一般无明显异常体征，呼吸音可减弱，偶可闻及干或湿性啰音，有时全病程可无任何阳性体征。

（4）**肺炎衣原体肺炎**

①症状：起病隐袭，临床症状较轻或无症状，与肺炎支原体肺炎相似。②体征：阳性体征少或无，也可听到受累肺叶啰音，随病情加重，肺部啰音可变得明显。

（5）**真菌性肺炎**

①症状：支气管炎型：有类似慢性支气管炎症状，全身状况良好，一般无发热，阵发性刺激性咳嗽，咳多量似白色泡沫稀痰，口腔、咽部及支气管黏膜上被覆散在点状白膜。肺炎型：类似急性细菌性肺炎，临床表现较重，可有高热、畏寒、咳嗽、憋气、咯血、乏力、胸痛。典型者咳白色粥样痰，也可呈乳酪块状，痰液有酵母臭味或口腔及痰中有甜酒样芳香味为其特征性表现。②体征：支气管炎型除偶闻肺部啰音外，可无特殊体征。肺炎型可闻及湿啰音。

（6）**非感染性肺炎**

病名	临床表现
放射性肺炎	①症状：刺激性干咳、气急和胸痛，呈进行性加重。严重者可因广泛肺纤维化而出现进行性呼吸困难、发绀，甚至呼吸衰竭。②体征：放射部位皮肤萎缩和硬结，出现色素沉着。继发感染时肺部可听到干、湿啰音和胸膜摩擦音。重症者可见端坐呼吸、发绀、呼吸音减低，亦可闻爆裂音

续表

病名	临床表现
吸入性肺炎	①症状：初期有呛咳、气急，逐渐出现呼吸困难、发绀、咳淡红色浆液性泡沫状痰，并发细菌感染时咳大量脓性痰。②体征：急性期双肺可闻及较多湿啰音，伴哮鸣音，有时可见局限性肺实变体征

【鉴别诊断】

①各型肺炎。②肺结核。③急性肺脓肿。④肺癌。④其他。

考点6★肺结核

【病因】

（1）西医：①病原学：结核分枝杆菌引起。②传播途径：呼吸道传染。③人群的易感性：遗传、居住环境、营养状况等。

（2）中医：①外因感染，瘵虫袭肺。②内伤体虚，气血不足，阴精耗损。

【临床表现】

（1）症状：①全身症状：长期午后低热，可伴乏力、盗汗、食欲减退、体重减轻等。②呼吸系统症状：咳嗽、咳痰；咯血；胸痛、呼吸困难。

（2）体征：①早期无异常体征，病变范围大时叩诊呈浊音，听诊可闻及病理性支气管呼吸音和细湿啰音。②空洞性病变位置表浅而引流支气管通畅时有支气管呼吸音或伴湿啰音；巨大空洞可出现带金属调的空瓮音。③病变广泛纤维化或胸膜增厚粘连时有患侧胸廓下陷、肋间变窄、器官移位与叩诊呈浊音，对侧可出现代偿性肺气肿。

【鉴别诊断】

①肺癌。②肺炎。③肺脓肿。④支气管扩张症。⑤慢性支气管炎。⑥尘肺。⑦其他发热性疾病：伤寒、败血症、白血病等。

考点7★★★ 原发性支气管肺癌

【病因】

（1）西医：吸烟、空气污染、职业危害、电离辐射、遗传因素、营养状况，其他疾病，如肺结核、慢性支气管炎、间质性肺纤维化等疾病及免疫功能低下、内分泌功能失调等。

（2）中医：正气虚损、痰浊聚肺、情志失调、烟毒内蕴、邪毒侵肺。

【病理】

（1）按解剖学分类：①中央型肺癌：发生在段支气管至主支气管的癌肿称为中央型肺癌，约占3/4，以鳞状上皮细胞癌和小细胞未分化癌较多见。②周围型肺癌：发生在段支气管以下的癌肿称为周围型肺癌，约占1/4，以腺癌较多见。

（2）按组织学分类

分类	具体表现
小细胞肺癌	恶性程度最高，较早出现肺外转移，对放疗和化疗较敏感

分类		具体表现
非小细胞肺癌	鳞状上皮细胞癌	为最常见的类型，多见于老年男性，多有吸烟史，以中央型肺癌多见
	腺癌	女性多见，与吸烟关系不大，主要与肺组织炎性瘢痕关系密切
	大细胞未分化癌	高度恶性的上皮肿瘤，可发生在肺门附近或肺边缘的亚段支气管，常有大片出血、坏死和空洞形成；较小细胞癌转移晚，手术切除机会较大
	其他	鳞腺癌、支气管腺体癌等

【临床表现】

（1）原发肿瘤引起的症状：①咳嗽、咳痰。②咯血。③喘鸣。④胸闷、气急。⑤发热。

（2）肿瘤局部扩展引起的症状：①肿瘤侵犯胸膜、肋骨和胸壁时，可引起胸痛。②肿瘤压迫邻近器官，可引起呼吸困难、吞咽困难、声音嘶哑、上腔静脉阻塞综合征、Horner 综合征、臂丛神经压迫征。

（3）由肿瘤远处转移引起的症状：①脑、中枢神经系统转移，常有颅内压增高的征象，如头痛、呕吐等，还可见眩晕、共济失调、复视等神经系统症状。②肝转移时，可见食欲减退，肝区疼痛、肝大、黄疸和腹水等。③骨转移时，表现为局部疼痛及压痛。

（4）肺外表现：

副癌综合征：①杵状指（趾）和肥大性骨关节病。②高钙血症。③分泌促性腺激素引起男性乳房发育。④异位促肾上腺皮质激素样分泌引起库欣综合征。⑤分泌抗利尿激素引起稀释性低钠血症。⑥神经肌肉综合征，包括小脑皮质变性、脊髓小脑变性、周围神经病变、重症肌无力和肌病等。

类癌综合征：表现为哮鸣样支气管痉挛、阵发性心动过速、水样腹泻、皮肤潮红等。

【鉴别诊断】

①肺结核：结核球、肺门淋巴结结核、急性粟粒型肺结核。②肺炎。③肺脓肿。④炎性假瘤。

考点8★★★ 慢性呼吸衰竭（2016 年版大纲新增考点）

【病因】

（1）病因：①支气管－肺疾病：COPD、重症肺结核、肺间质纤维化、尘肺等。②胸廓和神经－肌肉病变：胸部手术、外伤、胸廓畸形、广泛胸膜增厚等。

（2）中医：痰浊阻肺、肺肾气虚、脾肾阳虚、痰蒙神窍、阳微欲脱。

【临床表现】

①呼吸困难。②发绀。③神经精神症状。④心血管功能障碍。⑤消化道和泌尿道

症状。⑥酸碱平衡与电解质紊乱。

【鉴别诊断】

应与肺不张、自发性气胸、哮喘持续状态、上呼吸气道阻塞、急性肺栓塞、脑血管意外和心源性肺水肿鉴别。

考点9★★ 心力衰竭

【病因】

（1）基本病因：①原发性心肌损害。②心脏负荷过重。

（2）诱因：①感染。②心律失常。③过度劳累与情绪激动。④妊娠与分娩。⑤血容量增加。

【临床分型】

①根据心力衰竭发生的缓急分为急性心力衰竭和慢性心力衰竭。②根据心力衰竭的主要部位分为左心衰竭、右心衰竭和全心衰竭。③根据心室舒缩功能障碍不同分为收缩性心力衰竭和舒张性心力衰竭。④根据心排血量分为低排血量性心力衰竭和高排血量性心力衰竭。

【心力衰竭分期及心功能分级】

分级	具体表现
Ⅰ级	患者患有心脏病，但日常活动量不受限制，一般活动不引起疲乏、心悸、呼吸困难或心绞痛
Ⅱ级	心脏病患者的体力活动受到轻度限制，休息时无自觉症状，但平时一般活动下可出现疲乏、心悸、呼吸困难或心绞痛
Ⅲ级	心脏病患者体力活动明显受限，小于平时一般活动即引起上述症状
Ⅳ级	心脏病患者不能从事任何体力活动。休息状态下也出现心衰的症状，体力活动后加重

1. 急性心力衰竭

【病因】

（1）西医：①急性左心室功能障碍：见于急性心肌梗死、急性心肌炎、肥厚型心肌病致瓣膜穿孔及腱索断裂等。②急性心脏负荷过重：前负荷过重、后负荷过重、心脏机械性障碍。③严重心律失常。④急性血流动力学障碍。

（2）中医：外邪侵袭、情志失调、饮食不节、劳欲所伤。

【临床表现】

（1）早期表现：出现原因不明的疲乏或运动耐力明显减低，以及心率增加15～20次/分。继续发展可出现劳力性呼吸困难、夜间阵发性呼吸困难、睡觉需用枕头抬高头部等。检查可见左心室增大、闻及舒张早期或中期奔马律、P_2亢进、两肺尤其肺底部有湿啰音，还可有干湿啰音和哮鸣音。

（2）急性肺水肿：①突发的严重呼吸困难、端坐呼吸、喘息不止、烦躁不安并有恐惧感，呼吸频率可达30～50次/分。频繁咳嗽并咳出大量粉红色泡沫样血痰。②急性肺水肿早期可见血压一过性升高。随病情持续，血管反应减弱，血压下降。急性肺水肿如不能及时纠正，严重者可出现心源性休克。③体征表现为心率增快，心尖区第一心音减弱，心尖部常可闻及舒张早期奔马律，肺动脉瓣区第二心音亢进，两肺满布湿性啰音和哮鸣音。

（3）心源性休克：①持续性低血压。②组织低灌注状态：皮肤湿冷、苍白和发绀；心动过速；尿量显著减少，甚至无尿；意识障碍，常有烦躁不安、激动焦虑、恐惧和濒死感。收缩压 <70mmHg，可出现抑制症状，如神志恍惚、表情淡漠，逐渐发展至意识模糊，甚至昏迷。③血流动力学障碍。④低氧血症和代谢性酸中毒。

（4）其他：晕厥、心脏骤停。

2. 慢性心力衰竭

【病因】

（1）西医：任何原因的初始心肌损伤（如心肌梗死、心肌病、血流动力学负荷过重、炎症等）。

（2）中医：①外邪侵袭，内舍于心。②心肺气虚，瘀血内阻。③心肾阳虚，饮邪内停。④痰饮阻肺，通调失职。⑤脏腑病变，五脏虚损。

【临床表现】

（1）左心衰竭：以肺淤血及心排血量降低致器官低灌注表现为主。

①症状：呼吸困难；咳嗽、咳痰、咯血；乏力、疲倦、头昏、心慌。②体征：肺部体征：心源性哮喘时两肺可闻及哮鸣音，胸腔积液时有相应体征。心脏体征：除原有心脏病体征外，一般均心脏扩大、心率加快，并有 P_2 亢进、心尖区舒张期奔马律和（或）收缩期杂音、交替脉等。

（2）右心衰竭：以体循环静脉淤血的表现为主。

①症状：腹胀、食欲不振、恶心、呕吐、肝区胀痛、少尿等。②体征：静脉淤血体征：颈静脉怒张和（或）肝 - 颈静脉回流征阳性；黄疸、肝大伴压痛；周围性发绀；下垂部位凹陷性水肿；胸水和或腹水。心脏体征：除原有心脏病体征外，还有右心室显著扩大，有三尖瓣收缩期杂音。

（3）全心衰竭：左、右心衰竭均存在，有肺淤血、心排血量降低和体循环淤血的相关症状和体征。

【鉴别诊断】

（1）左心衰鉴别诊断：①呼吸困难：与肺源性呼吸困难、支气管哮喘、急性肺源性心脏病（肺动脉栓塞）、急性呼吸窘迫综合征、主动脉夹层、心包压塞、心包缩窄等。②咳嗽、咯血：与肺结核、肺癌、支气管扩张等慢性咳嗽、咯血性疾病鉴别。

（2）右心衰鉴别诊断：①水肿：与心源性水肿、肾性水肿、肝病性水肿鉴别。②肝大、肝硬化：与肝脏本身病变引起的肝大、肝病性肝硬化、心包积液、缩窄性心包炎鉴别。

考点 10 ★心律失常

1. 快速心律失常

【病因】

(1) 西医：可见于无器质性心脏病者，以及各种器质性心脏病，如室性心动过速、房颤和房扑。

(2) 中医：心神不宁、气血不足、阴虚火旺、气阴两虚、痰火扰心、心脉瘀阻、心阳不振。

【临床表现】

(1) 期前收缩：可无症状，频发者可有心悸、胸闷、头晕、乏力等。听诊有心脏提前搏动。

(2) 阵发性室上性心动过速：呈阵发性，心率在 160 次/分以上，感心悸、胸闷、头晕、乏力、胸痛或紧压感。持续时间长者，可发生血流动力学障碍，表现为面色苍白、四肢厥冷、血压降低，偶可晕厥等。

(3) 室性心动过速：非持续性室速的患者通常无症状。持续性室速常伴明显血流动力学障碍与心肌缺血。症状包括低血压、少尿、晕厥、气促、心绞痛等。

(4) 心房纤颤：阵发性房颤或房颤心室率快者有心悸、胸闷、头晕、乏力等。听诊心音强弱不等、心律绝对不规则、脉搏短绌等。

2. 房室传导阻滞

【病因】

(1) 西医：心肌炎、急性下壁及前壁心肌梗死、原因不明的希 - 浦系统纤维化、冠心病、高血钾、应用洋地黄类药物以及缺氧等。

(2) 中医：心阳不足、心肾阳虚、气阴两虚、痰浊阻滞、心脉痹阻。

【临床表现】

(1) 一度房室传导阻滞，病人多无自觉症状。

(2) 二度Ⅰ型房室传导阻滞偶可出现心悸、乏力。二度Ⅱ型房室传导阻滞，如被阻滞的心房波所占比例较大时（如 3∶2 传导），特别是高度房室传导阻滞时，可出现头晕、乏力、胸闷、气短、晕厥及心功能下降等症状。

(3) 三度房室传导阻滞的症状较明显，希氏束分叉以上部位的三度房室传导阻滞病人可出现乏力、活动时头晕等症状，但多不发生晕厥；发生于希氏束分叉以下的低位三度房室传导阻滞，病人可出现晕厥，甚至猝死。

考点 11 ★冠状动脉粥样硬化性心脏病

【危险因素】

冠心病的病因是冠状动脉粥样硬化，与下列因素有关：①血脂异常。②高血压。③吸烟。④糖尿病或糖耐量异常。⑤性别。⑥年龄。⑦肥胖。⑧长期精神紧张。⑨遗传因素等。

【西医分型】

(1) 急性冠脉综合征：①不稳定型心绞痛。②非 S - T 段抬高性心梗。③S - T 段抬高性心梗。

（2）慢性冠脉病变：①稳定型心绞痛。②冠脉正常的心绞痛（如 X 综合征）。③无症状型心肌缺血。④缺血性心肌病型。

1. 心绞痛

【病因】

（1）西医：冠状动脉血流量不能满足心肌代谢的需要。

（2）中医：心血瘀阻、痰浊内阻、阴寒凝滞、气虚血瘀、气阴两虚、心肾阴虚、心肾阳虚。

【临床表现】

（1）症状：①部位：主要在胸骨体中段或上段之后，可波及心前区，常放射至左肩、左臂内侧达无名指和小指，或至颈、咽或下颌部。②性质：胸痛常为压迫、发闷或紧缩性，也可有烧灼感。③诱因：常由体力劳动或情绪激动所诱发，饱食、寒冷、吸烟、心动过速、休克等亦可诱发。④持续时间：疼痛出现后常逐步加重，然后在 3 ~ 5 分钟内渐消失，很少超过 15 分钟。⑤缓解方式：休息或舌下含用硝酸甘油能在几分钟内使之缓解。

（2）体征：发作时常见心率增快、血压升高、表情焦虑、皮肤冷或出汗，有时出现第四或第三心音奔马律。可有暂时性心尖部收缩期杂音。

【鉴别诊断】

①急性心肌梗死。②心脏神经症。③肋间神经痛和肋软骨炎。④不典型疼痛。

2. 心肌梗死

【病因】

（1）西医：冠状动脉粥样硬化。

（2）中医：气滞血瘀、寒凝心脉、痰瘀互结、气虚血瘀、气阴两虚、阳虚水泛、心阳欲脱。

【临床表现】

（1）先兆：发病前数日有乏力，胸部不适，活动时心悸、气急、烦躁、心绞痛等前驱症状。

（2）症状：①疼痛。②全身症状。③胃肠道症状。④心律失常。⑤低血压和休克。⑥心力衰竭。

（3）体征：血压降低。部分患者可出现心脏浊音界轻度至中度增大，心尖区第一心音减弱，可出现第四心音（心房性）奔马律，少数有第三心音（心室性）奔马律，可有与心律失常、休克或心力衰竭相关的其他体征。

（4）并发症：①乳头肌功能不全或断裂。②心室壁瘤。③心肌梗死后综合征。④栓塞。⑤心脏破裂。

【鉴别诊断】

①心绞痛。②急性肺动脉栓塞。③急腹症。④急性心包炎。

考点 12★★ 高血压病

【病因】

（1）西医：①遗传因素。②环境因素：高钠、低钾膳食，超重和肥胖，饮酒，精神紧张，吸烟，年龄等。

（2）中医：肝阳上亢、痰湿中阻、瘀血阻络、肝肾阴虚、肾阳虚衰。

【临床表现】

（1）一般症状、体征：头晕、头痛、颈项板紧、疲劳、心悸；主动脉瓣区第二心音亢进，主动脉瓣收缩期杂音。长期持续高血压可见心尖搏动向左下移位、心界向左下扩大等左心室肥大体征，还可闻及第四心音。

（2）并发症：血压持续升高，可有心、脑、肾等靶器官损害

①心：左心室肥厚、扩大，形成高血压性心脏病，最终可导致充血性心力衰竭。②脑：并发急性脑血管病，包括脑出血、短暂性脑缺血、脑血栓形成等。③肾：高血压病有肾动脉硬化等，引起肾脏病变。

（3）高血压危重症

①恶性高血压：发病急，血压显著升高，舒张压常 >130mmHg，头痛、视物模糊、视网膜出血、渗出和视神经乳头水肿。肾功能损害明显，出现蛋白尿、血尿、管型尿，迅速发生肾功能不全。②高血压危象：头痛、烦躁、眩晕、恶心、呕吐、心悸、气急及视力模糊等严重症状，以及伴有痉挛动脉（椎基底动脉、颈内动脉、视网膜动脉、冠状动脉等）累及相应的靶器官缺血症状。③高血压脑病：弥漫性严重头痛、呕吐、意识障碍、精神错乱，甚至昏迷、局部或全身抽搐。

【鉴别诊断】

（1）肾性高血压：①肾实质病变：急性肾小球肾炎、慢性肾小球肾炎。②肾动脉狭窄。

（2）内分泌疾病继发的高血压：①嗜铬细胞瘤。②原发性醛固酮增多症。③库欣综合征。

考点 13★ 胃炎

1. 急性胃炎

【病因】

（1）西医：①急性应激：严重创伤、大手术、严重感染等。②化学性损伤：非甾体类抗炎药。③细菌感染：幽门螺杆菌、沙门菌等。

（2）中医：寒邪客胃、脾胃湿热、食积气滞、肝气犯胃、胃络瘀阻、脾胃虚寒、胃阴不足。

【临床表现】

（1）症状：上腹饱胀、隐痛、食欲减退、恶心、呕吐、嗳气，重者可有呕血和黑便，细菌感染者常伴有腹泻。

（2）体征：上腹部压痛。

【鉴别诊断】

①急性胆囊炎。②急性胰腺炎。

2. 慢性胃炎

【病因】

（1）西医：①幽门螺杆菌感染（最主要）。②自身免疫。③其他：幽门括约肌功能不全、酗酒等。

（2）中医：肝胃不和、脾胃虚弱、脾胃湿热、胃阴不足、胃络瘀阻。

【临床表现】

（1）症状：幽门螺杆菌引起的慢性胃炎多数病人常无任何症状，部分病人表现为上腹胀满不适、隐痛、嗳气、反酸、食欲不佳等消化不良症状，自身免疫性胃炎患者可伴有贫血及维生素 B_{12} 缺乏。

（2）体征：多不明显，偶见上腹部轻度压痛。

【鉴别诊断】

①消化性溃疡。②慢性胆囊炎。③功能性消化不良。④胃神经症。

考点 14★★★ 消化性溃疡

【病因】

（1）西医：①幽门螺杆菌。②非甾体抗炎药。③胃酸和胃蛋白酶。④其他如吸烟、遗传等。

（2）中医：肝胃不和、脾胃虚寒、胃阴不足、肝胃郁热、胃络瘀阻。

【临床表现】

（1）症状：周期性、规律性上腹痛。性质多为灼痛，或钝痛、胀痛、剧痛及（或）饥饿样不适感。多位于上腹，可偏左或偏右。十二指肠溃疡患者空腹痛或（及）午夜痛，腹痛多于进食或服用抗酸药后缓解；胃溃疡患者也可发生规律性疼痛，但多为餐后痛，偶有夜间痛。

（2）体征：溃疡活动时上腹部可有局限性压痛，缓解期无明显体征。

（3）特殊类型的消化性溃疡：①复合性溃疡。②幽门管溃疡。③球后溃疡。④巨大溃疡。⑤老年人消化性溃疡。⑥无症状性溃疡。

【并发症】

①出血。②穿孔。③幽门梗阻。④癌变。

【鉴别诊断】

①胃癌。②胃泌素瘤。③功能性消化不良。④慢性胆囊炎和胆石症。

考点 15★★ 上消化道出血（2016 年版大纲新增考点）

【病因】

（1）西医：①上消化道疾病。②门脉高压。③上消化道邻近器官或组织的疾病。④全身性疾病。⑤应激相关胃黏膜损伤。

（2）中医：胃中积热、肝火犯胃、脾不统血、气随血脱。

【临床表现】

①呕血与黑便。②失血性周围循环衰竭。③贫血和血象变化。④发热。⑤氮质血症。

考点16★胃癌

【病因】

（1）西医：①幽门螺杆菌感染。②环境因素。③遗传因素。

（2）中医：痰气交阻、肝胃不和、脾胃虚寒、胃热伤阴、瘀毒内阻、痰湿阻胃。

【转移途径】

①直接蔓延。②淋巴结转移（最早，最常见）。③血行转移。④腹腔内种植。

【临床表现】

（1）症状：①早期胃癌多无症状或有非特异性消化不良症状。②进展期胃癌最早出现的症状是上腹痛，可伴早饱、纳差、腹胀、体重下降等。③发生并发症或转移时可出现咽下困难、幽门梗阻、上消化道出血、转移受累器官（肝、肺）症状等。

（2）体征：①早期胃癌可无任何体征，中晚期胃癌的体征以上腹压痛最为常见。②胃癌晚期或转移而产生肝脏肿大、质坚、表面不规则，黄疸，腹水，左锁骨上淋巴结肿大等。③胃癌的伴癌综合征包括血栓性静脉炎、黑棘病和皮肌炎等。

（3）并发症：①出血。②梗阻。③穿孔。

【鉴别诊断】

①胃溃疡。②慢性萎缩性胃炎。

考点17★溃疡性结肠炎

【病因】

（1）西医：①自身免疫。②遗传因素。③感染和精神因素。

（2）中医：湿热内蕴、脾胃虚弱、脾肾阳虚、肝郁脾虚、阴血亏虚、气滞血瘀。

【临床表现】

（1）症状

①消化系统表现：腹泻和黏液脓血便；腹痛。②全身症状：中、重型患者活动期常有低度至中度发热，高热多提示有并发症或急性暴发型，重症或病情持续活动可出现衰弱、消瘦、贫血、低蛋白血症、水与电解质平衡紊乱等表现。③肠外表现：外周关节炎、结节性红斑、坏疽性脓皮病、巩膜外层炎等；强直性脊柱炎、原发性硬化性胆管炎等。

（2）体征

①轻、中型：左下腹有轻压痛，部分病人可触及痉挛或肠壁增厚的乙状结肠或降结肠。②重型和暴发型：有明显鼓肠、腹肌紧张、腹部压痛及反跳痛。③急性期或急性发作期：常有低度或中度发热，重者可有高热及心动过速。④其他：可有关节、皮肤、眼、口及肝、胆等肠外表现。

（3）临床分型

①据病程经过分型：初发型、慢性复发型、慢性持续型、急性暴发型。②据病情

程度分型：轻型、中型、重型。③据病变范围分型：直肠炎、直肠乙状结肠炎、左半结肠炎、广泛性结肠炎或全结肠炎。④据病情分型：活动期、缓解期。

【鉴别诊断】

①慢性细菌性痢疾。②阿米巴肠炎。③大肠癌。④克罗恩病。⑤血吸虫病。⑥肠易激综合征。

考点18★★ 肝硬化

【病因】

（1）西医：①病毒性肝炎。②慢性酒精中毒。③非酒精性脂肪性肝病。④长期胆汁淤积。⑤肝脏血液循环障碍。⑥其他：遗传代谢性疾病、工业毒物或药物中毒引起的肝硬化等。

（2）中医：气滞湿阻、寒湿困脾、湿热蕴脾、肝脾血瘀、脾肾阳虚、肝肾阴虚。

【临床表现】

（1）肝功能代偿期：临床症状较轻，且缺乏特异性，体征多不明显，可有肝大及质地改变，部分有脾肿大、肝掌和蜘蛛痣。肝功能正常或有轻度异常。

（2）肝功能失代偿期

①肝功能减退的临床表现：全身症状（消瘦乏力，精神不振，严重者卧床不起，肝病面容）、消化道症状（常见食欲减退、厌食，勉强进食后上腹饱胀不适，恶心呕吐）、出血倾向及贫血、内分泌紊乱。②门静脉高压症的临床表现：脾肿大、侧支循环的建立和开放、腹水。③并发症：上消化道出血、肝性脑病、感染、原发性肝癌、肝肾综合征、电解质和酸碱平衡紊乱。

【鉴别诊断】

①肝、脾肿大的鉴别：应与血液病、代谢性疾病的肝脾肿大鉴别。②腹腔积液的鉴别：如结核性腹膜炎、慢性肾小球肾炎、缩窄性心包炎、腹内肿瘤、卵巢癌等。③肝硬化并发症的鉴别诊断：应与上消化道出血、肝性脑病、肝肾综合征等鉴别。

考点19★★ 肝癌（2016年版大纲新增考点）

【病因】

（1）西医：①病毒性肝炎。②肝硬化。③黄曲霉素。④饮用水污染。⑤遗传因素。⑥其他，如接触化学致癌物等。

（2）中医：气滞血瘀、湿热瘀毒、肝肾阴虚。

【病理】

（1）大体形态分型：①块状型，最多见。②结节型。③弥漫型，最少见。④小癌型。

（2）细胞分型：①肝细胞型。②胆管细胞型。③混合型。

（3）转移途径：①肝内转移。②肝外转移：血行转移、淋巴转移、种植转移。

【临床表现】

①肝区疼痛。②肝大。③黄疸。④肝硬化征象：脾大、腹水、门静脉侧支循环形成。⑤全身表现：进行性消瘦、发热、食欲不振、乏力等。⑥转移灶症状：胸腔转移

以右侧多见，可有胸水征；骨骼或脊柱转移，可有局部压痛或神经受压症状；颅内转移癌可有神经定位体征。⑦并发症：肝性脑病、上消化道出血、肝癌结节破裂出血、继发性感染。

【鉴别诊断】

①继发性肝癌。②肝硬化。③活动性肝病。④肝脓肿。⑤肝非癌性占位性病变。

考点20★急性胰腺炎

【病因】

（1）西医：①胆道系统疾病。②大量饮酒和暴饮暴食。③感染。④外伤与手术。⑤营养障碍。⑥遗传因素。⑦药物和毒物。⑧其他，如药物过敏、血色沉着症。

（2）中医：肝郁气滞、湿热瘀毒。

【临床表现】

（1）症状：①腹痛。②恶心、呕吐、腹胀。③发热。④低血压或休克。⑤水、电解质、酸碱平衡及代谢紊乱。

（2）体征：①轻症急性胰腺炎：腹部体征较轻，可有腹胀和肠鸣音减少，无肌紧张和反跳痛。②重症急性胰腺炎：上腹或全腹压痛明显，并有腹肌紧张、反跳痛，肠鸣音减弱或消失，可出现移动性浊音，并发脓肿时可扪及有明显压痛的腹部肿块，伴麻痹性肠梗阻且有明显腹胀，腹水多呈血性。

（3）并发症：①局部并发症：胰腺脓肿、胰腺假性囊肿。②全身并发症。

【鉴别诊断】

①胆石症和急性胰腺炎。②胃及十二指肠溃疡穿孔。③急性肾绞痛。④冠心病或心肌梗死。⑤急性肠梗阻。

考点21★慢性肾小球肾炎

【病因】

（1）西医：由急性肾炎发展而来，其他细菌及病毒（如乙型肝炎病毒等）感染均可引发。

（2）中医：①禀赋不足，肾元亏虚。②饮食劳倦，内伤脾胃。③情志不遂，气血不畅。④风邪外袭，肺失通调。⑤水湿浸渍，脾气受困。⑥湿热内盛，三焦壅滞。

【临床表现】

（1）症状：中青年男性多见，起病隐匿，发展缓慢。常见蛋白尿、血尿、高血压、水肿以及不同程度的肾功能减退。早期患者可有疲倦乏力、腰部酸痛、食欲缺乏等，多数患者有水肿，有的患者有不同程度的贫血。病情渐进性发展为慢性肾衰竭。

（2）体征：水肿、高血压、贫血。

（3）实验室检查：尿化验异常（蛋白尿、血尿及管型尿），晚期可出现肾功能减退、贫血、电解质紊乱等。

【鉴别诊断】

①原发性高血压肾损害。②慢性肾盂肾炎。③Alport综合征（遗传性肾炎）。④继发性肾病。

考点 22 ★肾病综合征

【病因】

（1）西医：①原发性 NS：微小病变型肾病、系膜增生性肾炎、膜性肾病、系膜毛细血管性肾炎及肾小球局灶节段性硬化。②继发性 NS：糖尿病性肾病、肾淀粉样变、系统性红斑狼疮性肾炎、肿瘤相关性肾病（实体瘤、白血病及淋巴瘤）、药物及感染等。

（2）中医：风邪外袭、疮毒浸淫、水湿浸渍、饮食不当、劳倦内伤、瘀血阻滞。

【临床表现】

（1）病史：原发性 NS 常无明显病史，部分病人有上呼吸道感染等病史；继发性 NS 常有明显的原发性病史。

（2）典型表现：①大量蛋白尿（>3.5g/d）。②低蛋白血症（血浆白蛋白<30g/L）。③明显水肿。④高脂血症。

（3）非典型表现：仅有大量蛋白尿，低蛋白血症，而无明显水肿，常伴高血压。

（4）并发症：感染、血栓及栓塞并发症、急性肾衰竭、脂肪代谢紊乱、蛋白质营养不良等。

【鉴别诊断】

①系统性红斑狼疮性肾炎。②过敏性紫癜性肾炎。③糖尿病肾病。④肾淀粉样变性。⑤乙型肝炎病毒相关性肾病。

考点 23 ★尿路感染

【病因】

（1）西医：①病菌：革兰阴性菌（大肠杆菌）、革兰阳性菌（葡萄球菌）。②易感因素：尿路梗阻、尿路损伤、尿路畸形、女性尿路解剖生理特点、机体抵抗力下降、遗传因素。

（2）中医：①膀胱湿热。②肝胆郁热。③脾肾亏虚，湿热屡犯。④肾阴不足，湿热留恋。

【感染途径】

①上行感染（主要）。②血行感染。③淋巴道感染。④直接感染。

【临床表现】

（1）膀胱炎：尿频、尿急、尿痛、排尿困难、下腹部疼痛等，部分患者迅速出现排尿困难。尿液多混浊，并有异味，部分患者可见血尿。

（2）肾盂肾炎

①急性肾盂肾炎：全身症状：高热、寒战、头痛，体温多在38℃以上，热型多呈弛张热，亦可呈间歇热或稽留热；泌尿系统症状：尿频、尿急、尿痛、排尿困难等；体格检查：肋腰点（腰大肌外缘与第12肋交叉点）有压痛，肾区叩击痛。②慢性肾盂肾炎：间断出现尿频、排尿不适、腰酸痛等，部分患者有不同程度的低热以及夜尿增多、低比重尿等表现。③并发症：肾乳头坏死、肾周围脓肿。

（3）尿道炎：尿频、尿急、尿痛，可见脓尿，个别有血尿。尿道口外红肿，有尿道分泌物。

【鉴别诊断】

①肾结核。②尿道综合征（尿频、排尿困难综合征）。

考点 24★慢性肾衰竭

【病因】

（1）西医：糖尿病肾病、高血压、肾小动脉硬化、原发性与继发性肾小球肾炎、肾小管间质病变（慢性肾盂肾炎、慢性尿酸性肾病、梗阻性肾病、药物性肾病等）、肾血管病变、遗传性肾病（如多囊肾、遗传性肾炎）等。

（2）中医：感受外邪、饮食不当、劳倦过度、药毒伤肾、劳伤久病。

【临床表现】

（1）水、电解质代谢紊乱：①代谢性酸中毒。②水钠代谢紊乱。③钾代谢紊乱。④钙磷代谢紊乱。

（2）蛋白质、糖类、脂肪和维生素的代谢紊乱。

（3）心血管系统表现：①高血压和左心室肥厚。②心力衰竭，是尿毒症患者最常见的死亡原因。③尿毒症性心肌病。④心包病变。⑤血管钙化和动脉粥样硬化。

（4）呼吸系统症状：体液过多或酸中毒时均可出现气短、气促，严重酸中毒可致呼吸深长。

（5）胃肠道症状：食欲不振、恶心、呕吐、口腔有尿味、消化道出血。

（6）血液系统表现：肾性贫血和出血倾向。

（7）神经肌肉系统症状：早期见疲乏、失眠、注意力不集中等，其后见性格改变、抑郁、记忆力减退等。

（8）内分泌功能紊乱。

（9）骨骼病变：肾性骨病。

【鉴别诊断】

慢性肾衰竭有时需与急性肾衰竭鉴别。

考点 25★★ 缺铁性贫血

【病因】

（1）西医：①损失过多。②需铁量增加而摄入量不足。③铁的吸收不良。

（2）中医：饮食不节、长期失血、久病体虚、虫积。

【临床表现】

（1）贫血本身的表现：皮肤和黏膜苍白，疲乏无力，头晕耳鸣，眼花，记忆力减退，严重者可出现眩晕或晕厥，活动后心悸、气短，甚至心绞痛、心力衰竭。尚有食欲减退、恶心呕吐、腹胀、腹泻等消化道症状。

（2）组织缺铁症状：①精神和行为改变：妇女疲乏、烦躁、头痛，患儿发育迟缓，烦躁、易激惹、注意力不集中等。②消化道黏膜病变：口腔炎、舌炎、唇炎、胃酸分泌缺乏及萎缩性胃炎，常见食欲减退、腹胀、嗳气、便秘等。部分患者有异食癖。③外胚叶组织病变：皮肤干燥，毛发干枯脱落，指甲缺乏光泽、脆薄易裂，甚至反甲等。

【鉴别诊断】

①地中海贫血。②慢性病性贫血。③铁粒幼细胞性贫血。

考点 26★★ 再生障碍性贫血

【病因】

（1）西医：先天性再障是常染色体遗传性疾病，最常见的是范科尼贫血，伴有先天性畸形。继发性再障的原因：①药物因素。②化学毒物。③电离辐射。④病毒感染。⑤免疫因素。⑥其他因素。

（2）中医：先天不足、七情妄动、外感六淫、饮食不节、邪毒外侵、大病久病。

【临床表现】

（1）症状：贫血、感染和出血。贫血多呈进行性；出血以皮肤黏膜多见，严重者有内脏出血；容易感染，引起发热。可伴头晕，乏力，心悸，气短，食欲减退，出虚汗，低热等。

（2）体征：贫血面容，睑结膜、甲床及黏膜苍白，皮肤可见出血点及紫癜。贫血重者，可有心率加快，心尖部可闻及收缩期吹风样杂音，一般无肝脾肿大。按病程经过分为急性与慢性两型。

【鉴别诊断】

与阵发性睡眠性血红蛋白尿、骨髓增生异常综合征及低增生性白血病等相鉴别。

考点 27★ 急性白血病（2016 年版大纲新增考点）

【病因】

（1）西医：生物因素、物理因素、化学因素、遗传因素、其他血液病。

（2）中医：热毒、正虚。

【临床表现】

（1）正常骨髓造血功能受抑制表现：①贫血。②发热。③出血。

（2）白血病细胞增殖浸润表现：①淋巴结和肝脾肿大。②骨骼和关节疼痛，常有胸骨下端局部压痛。③眼球突出、复视或失明。④牙龈增生、肿胀；可出现蓝灰色斑丘疹或皮肤粒细胞肉瘤，局部皮肤隆起、变硬，呈紫蓝色皮肤结节。⑤中枢神经系统白血病表现为头痛、头晕；重者有呕吐、颈项强直，甚至抽搐、昏迷。⑥睾丸出现无痛性肿大多见于急性淋巴细胞白血病化疗后的男性患儿或青年。

【鉴别诊断】

①骨髓增生异常综合征（MDS）。②某些感染引起的白细胞异常。③巨幼细胞贫血。④急性粒细胞缺乏症恢复期。

考点 28 慢性粒细胞白血病（2016 年版大纲新增考点）

【病因】

见"急性白血病"一节。

【临床表现】

（1）慢性期：乏力、低热、多汗或盗汗、体重减轻、脾脏肿大。部分患者胸骨中下段压痛。当白细胞显著增高时，可有眼底充血及出血。白细胞极度增高时，可发生白细胞淤滞症。

（2）加速期：发热、虚弱、进行性体重下降、骨骼疼痛，逐渐出现贫血和出血。脾持续或进行性肿大。

（3）急变期：多数为急粒变，少数为急淋变或急单变，偶有巨核细胞及红细胞等类型的急性变。

【鉴别诊断】

①其他原因引起的脾大。②骨髓纤维化。③类白血病反应。

考点 29 特发性血小板减少性紫癜

【病因】

（1）西医：①感染。②免疫因素。③肝脾的作用。④其他因素。

（2）中医：外感热毒之邪和内伤脏腑、气血阴阳失调。

【临床表现】

（1）急性期：部分患者可有畏寒、寒战、发热。全身皮肤出现瘀点、瘀斑，可见血疱及血肿。鼻出血、牙龈出血、口腔黏膜及舌出血常见，损伤及注射部位可渗血不止或形成大片瘀斑。当血小板低于 $20 \times 10^9/L$ 时，可有内脏出血。颅内出血可致意识障碍，是致死的主要原因。

（2）慢性期：皮肤、黏膜出血，外伤后出血不止，鼻出血、牙龈出血亦常见。

【鉴别诊断】

应排除继发性血小板减少症，如再生障碍性贫血、白血病、系统性红斑狼疮、药物性免疫性血小板减少等。本病与过敏性紫癜不难鉴别。

考点 30★ 甲状腺功能亢进症

（1）西医：弥漫性毒性甲状腺肿（Graves 病）、多结节性毒性甲状腺肿和甲状腺自主高功能腺瘤。

（2）中医：情志失调、体质因素。

【临床表现】

（1）高代谢综合征：怕热多汗，皮肤温暖湿润。平时常有低热，危象时可有高热、心动过速、心悸、食欲亢进、大便次数增多、体重下降、疲乏无力。

（2）甲状腺肿。

（3）眼征

分类	临床表现
非浸润性突眼	眼裂增宽，瞬目减少，凝视；上眼睑挛缩，向下看时上眼睑不能随眼球向下转动；看近物时眼球辐辏不良；向上看时前额皮肤不能皱起
浸润性突眼	眶内、眶周组织充血，眼睑水肿，畏光流泪，复视，视力减退，有异物感，眼球胀痛，眼球活动受限。眼球突出明显，突眼度多在 18mm 以上，两侧可不对称，有时仅一侧突眼。由于高度突眼，上下眼睑不能闭合，结膜及角膜经常暴露，引起充血、水肿、角膜溃疡，甚至角膜穿孔

（4）精神神经系统：神经过敏，兴奋，易激动，烦躁多虑，失眠紧张等。

（5）心血管系统：心悸，胸闷，气促，心律失常等。

（6）消化系统：食欲亢进，易饥多食，大便次数增多等。

（7）血液和造血系统：白细胞总数可偏低，淋巴细胞及单核细胞均相对增加。

（8）肌肉骨骼系统：肌肉软弱无力。

（9）内分泌和生殖系统：垂体分泌促肾上腺皮质激素增多，血浆皮质醇的浓度正常。两性生殖系统功能均减退。

（10）皮肤及肢端表现：胫前黏液性水肿，指端粗厚等。

【鉴别诊断】

①单纯性甲状腺肿。②神经官能症。③其他。

考点 31 ★★★ 糖尿病

【病因】

（1）西医：①1 型糖尿病：病毒感染、化学物质。②2 型糖尿病：遗传因素、环境因素，包括老龄化、不合理饮食及热量摄入、体力活动不足、肥胖以及现代社会不合理生活方式等。③其他原因所致的特殊类型糖尿病：β 细胞基因缺陷、遗传性胰岛素作用缺陷、胰腺外分泌疾病、化学物质或药物。④妊娠期糖尿病：妊娠期间诊断出的症状表现并不十分明显的糖尿病。

（2）中医：禀赋不足、饮食失节、情志失调、劳欲过度。

【临床表现】

（1）无症状期：无明显症状。

（2）症状期："三多一少"，即进食多、饮水多、尿多而体重减少。

（3）并发症：急性并发症：①糖尿病酮症酸中毒：表现为烦渴、尿多、乏力、恶心呕吐、精神萎靡或烦躁、神志恍惚、嗜睡、昏迷，严重酸中毒时出现深大呼吸，呼吸有烂苹果味。②高渗性非酮症糖尿病昏迷。③低血糖反应及昏迷、感染。慢性并发症：①大血管病变。②微血管病变。③神经病变。④糖尿病足。

【鉴别诊断】

①其他原因所致的尿糖阳性。②药物对糖耐量的影响。③继发性糖尿病。

考点 32 ★★ 类风湿关节炎

【病因】

（1）西医：①感染因素。②遗传因素。

（2）中医：①先天不足，肾精亏虚。②外感寒湿，痹阻经络。③风寒湿邪，郁而化热。④湿热伤阴，阴虚血热。⑤湿热内蕴，痰瘀阻滞。

【临床表现】

（1）晨僵。

（2）关节受累表现：多关节受累、关节畸形、其他。

（3）关节外表现：①一般表现：可有发热，类风湿结节，类风湿血管炎，以及淋巴结肿大。②心脏受累。③呼吸系统受累。④肾脏表现。⑤神经系统。⑥贫血。⑦消化系统。⑧眼。

（4）Felty 综合征。

（5）缓解性血清阴性、对称性滑膜炎。

（6）成人 Still 病。

（7）老年发病的 RA。

【鉴别诊断】

应与系统性红斑狼疮、风湿性关节炎、骨关节炎、强直性脊柱炎、痛风相鉴别。

考点 33 系统性红斑狼疮（2016 年版大纲新增考点）

【病因】

（1）西医：①遗传因素。②环境因素。③性激素。④免疫学异常。

（2）中医：先天禀赋不足、肝肾阴亏、情志内伤、劳倦过度、六淫侵袭等。

【临床表现】

（1）症状：①早期可有疲倦、乏力、体重减轻等，急性期可见发热、关节痛等。②累及心脏者可有心悸、气促、心前区不适等。③累及肾脏者可有眼睑浮肿或双下肢水肿。④累及中枢神经系统者可有各种精神障碍。⑤累及消化系统者可有食欲不振、腹痛、腹泻等。

（2）体征：①皮肤表现：常见水肿性红斑。②黏膜表现：口唇、软腭弥漫性潮红、点状出血等。③肾脏表现：急性肾炎、急进性肾炎等。④心包炎、心肌炎。⑤胸腔积液、狼疮肺炎。⑥狼疮脑。⑦贫血。⑧干燥综合征。⑨眼表现。⑩淋巴结肿大。

【鉴别诊断】

①类风湿关节炎。②心包炎与心肌炎。③肾小球肾炎与肾病综合征。④原发性血小板减少性紫癜。

考点 34 脑梗死

【病因】

（1）西医：①动脉管腔狭窄和血栓形成。②血管痉挛及其他原因。

（2）中医：①肝阳偏亢，风火上扰。②风痰瘀血，痹阻脉络。③痰热腑实，浊毒内生。④气虚血瘀，脉络不畅。

【临床表现】

（1）一般特点：少数人发病前有 TIA 发作的前驱症状。大多数病人意识清楚或仅有轻度意识障碍。严重病例可有意识障碍，甚至脑疝形成，进而死亡。

（2）临床类型

①根据症状和体征的演进过程划分：完全性卒中、进展性卒中、缓慢进展性卒中、可逆性缺血性神经功能缺失。

②根据梗死的特点划分：大面积脑梗死、分水岭脑梗死、出血性脑梗死、多发性脑梗死。

（3）不同动脉闭塞的症状和体征

闭塞部位		临床表现
颈内动脉		出现病灶侧单眼一过性黑蒙，或病灶侧 Horner 征
大脑中动脉	主干	三偏症状
	皮层支	上分支闭塞时可见病灶对侧偏瘫和感觉缺失等；下分支闭塞时可见感觉性失语、命名性失语和行为障碍等，而无偏瘫
	深穿支	对侧中枢性上下肢均等性偏瘫；对侧偏身感觉障碍；主侧半球病变可见皮质下失语
大脑前动脉	主干	发生于前交通动脉之后可有对侧中枢性面舌瘫及偏瘫，以面舌瘫及下肢瘫为重，可伴轻度感觉障碍等
	皮层支	对侧下肢远端为主的中枢性瘫，可伴感觉障碍；对侧肢体短暂性共济失调、强握反射及精神症状
	深穿支	对侧中枢性面舌瘫及上肢近端轻瘫
大脑后动脉		临床上较少见
椎－基底动脉		主干闭塞引起广泛的脑桥梗死，分支闭塞导致脑干或小脑不同水平的梗死
小脑梗死		眩晕、恶心、呕吐、眼球震颤、共济失调等

【鉴别诊断】

①脑出血。②脑栓塞。

考点 35 ★★★ 脑出血

【病因】

（1）西医：高血压。

（2）中医：①正气不足，脉络空虚。②烦劳过度，年老体衰。③五志过极，阳亢风动。④饮食不节，痰浊蒙窍。

【临床表现】

（1）基区（内囊区）出血：①壳核出血：突发病灶对侧偏瘫、偏身感觉障碍和同向偏盲，双眼球向病灶对侧同向凝视不能，主侧半球可有失语、失用。②丘脑出血：突发对侧偏瘫、偏身感觉障碍和同向偏盲等。③尾状核头出血：仅有脑膜刺激征而无明显瘫痪，可有对侧中枢性面舌瘫。

（2）脑叶出血：以颅内压增高症状及脑膜刺激征为主。

（3）脑桥出血：轻症或早期检查时可发现单侧脑桥损害的体征，重症脑桥出血多很快波及对侧，患者迅速出现昏迷、四肢瘫痪，双侧病理征阳性等。

（4）小脑出血：突发眩晕，频繁呕吐，枕部头痛，一侧肢体共济失调而无明显瘫痪，可有眼球震颤，一侧周围性面瘫，但无肢体瘫痪，少数呈急性进行性，类似小脑占位性病变。重症大量出血者呈迅速进行性颅内压增高，发病时或发病后 12～24h 内出现昏迷及脑干受压症状，多在 48h 内因急性枕骨大孔疝而死亡。

（5）脑室出血：小量出血见头痛、呕吐、脑膜刺激征，一般意识障碍；大量出血见突然昏迷，脑膜刺激征、四肢弛缓性瘫痪等。

【鉴别诊断】

①有明显意识障碍者，应与可引起昏迷的全身性疾病如肝性脑病、尿毒症、糖尿病昏迷、低血糖、药物中毒、一氧化碳中毒等相鉴别。②有神经系统局灶定位体征者，应与其他颅内占位性病变、闭合性脑外伤特别是硬膜下血肿、脑膜炎、脑炎相鉴别。③考虑为脑血管疾病后，应与脑梗死及蛛网膜下腔出血鉴别。

考点 36 癫痫

【病因】

（1）西医：①遗传因素。②脑部疾病：颅内感染、脑积水、脑血管病、颅内肿瘤等。

（2）中医：先天因素、后天所伤。

【临床表现】

（1）全面性发作：①强直－阵挛发作：以意识丧失和全身对称性抽搐为特征。②强直性发作：突发肢体或躯干强直收缩，其后不出现阵挛期。③肌阵挛发作：身体一部分或全身肌肉突然、短暂的单次或重复跳动。④失神发作：意识短暂丧失，失去知觉。⑤无张力性发作：因部分或全身肌肉张力的突然丧失而跌倒地上，但不发生肌肉的强直性收缩。

（2）癫痫持续状态：一次癫痫发作持续 30 分钟以上，或连续多次发作、发作期间意识或神经功能未恢复至正常水平。病人始终处于昏迷状态，随反复发作而间歇期越来越短，体温升高，昏迷加深。如不及时采取紧急措施终止发作，病人将因衰竭而死亡。

考点 37★★★ 帕金森病（2016 年版大纲新增考点）

【病因】

（1）西医：①年龄因素。②环境因素。③遗传因素。

（2）中医：年老体弱、五志过极、饮食不节、先天禀赋不足。

【临床表现】

①震颤。②肌强直。③运动迟缓。④姿势步态异常。

【鉴别诊断】

①继发性 PD。②抑郁症。③特发性震颤。④肝豆状核变性。

考点 38★★★ 病毒性肝炎

【病因病理】

（1）传播途径：①甲型肝炎：经口传播。②乙型肝炎：母婴围产期传播、医源性传播、密切接触传播。③丙型肝炎：经血传播。④丁型肝炎：同乙型肝炎。⑤戊型肝炎：经粪－口途径传播。

（2）中医病因：湿热疫毒隐伏。

【临床表现】

（1）急性肝炎

急性肝炎		临床表现
急性黄疸性肝炎	黄疸前期	全身乏力、食欲减退、恶心、呕吐、厌油、腹胀、肝区痛、尿色加深等，ALT升高
	黄疸期	自觉症状好转，发热消退，尿黄加深，巩膜和皮肤出现黄疸，1~3周内黄疸达高峰。肝功能检查ALT和胆红素升高，尿胆红素阳性
	恢复期	症状逐渐消失，黄疸消退，肝、脾回缩，肝功能逐渐恢复正常
急性无黄疸型肝炎		除无黄疸外，其他临床表现与黄疸型肝炎相似
急性丙型肝炎		多无明显症状或症状很轻，多数病例无发热，血清ALT呈轻中度升高
急性丁型肝炎		与急性乙型肝炎相似，大多为黄疸型，偶见双峰型ALT升高
急性戊型肝炎		与甲型肝炎相似，但黄疸前期较长，症状较重，自觉症状至黄疸出现后4~5天方可缓解

（2）慢性肝炎

慢性肝炎	临床表现
轻度	病情较轻，可反复出现乏力，头晕，食欲减退，厌油，尿黄，肝区不适，睡眠不佳，肝稍大有轻触痛，可有轻度脾大
中度	症状、体征、实验室检查居于轻度和重度之间
重度	有明显或持续的肝炎症状，如乏力、纳差、腹胀、尿黄、便溏等，伴肝病面容、肝掌、蜘蛛痣、脾大，ALT和（或）AST反复或持续升高，白蛋白降低或A/G比值异常，丙种球蛋白明显升高

（3）重型肝炎（肝衰竭）

重型肝炎	临床表现
急性	以急性黄疸型肝炎起病，但病情发展迅猛，2周内出现极度乏力，严重消化道症状，出现神经、精神症状，表现为嗜睡、性格改变、烦躁不安、昏迷等，体检可见扑翼样震颤及病理反射，肝性脑病在Ⅱ度以上，黄疸急剧加深，胆酶分离，肝浊音界进行性缩小，有出血倾向，PTA小于40%，血氨升高，出现中毒性鼓肠、肝臭、急性肾衰竭
亚急性	以急性黄疸型肝炎起病，15天至24周出现极度乏力、食欲缺乏、频繁呕吐、腹胀等中毒症状，黄疸进行性加深，胆红素每天上升>17.1μmol/L或大于正常值10倍，明显腹胀，肝性脑病Ⅱ度以上，有明显出血现象，凝血酶原时间显著延长，凝血酶原活动度小于40%
慢性	临床表现同亚急性重型肝炎

（4）淤胆型肝炎：起病类似急性黄疸型肝炎，但自觉症状较轻。黄疸较深，持续3周以上，甚至持续数月或更长。有皮肤瘙痒，大便颜色变浅，肝大。肝功能检查血清

胆红素明显升高，以直接胆红素为主，PTA > 60%，γ - GT、ALP 或 AKP、TBA、CHO 等升高。

（5）肝炎肝硬化

分期	临床表现
活动期	有慢性肝炎活动的表现，ALT 升高，乏力及消化道症状明显，黄疸，白蛋白下降，伴门脉高压征表现
静止期	无肝脏炎症活动的表现，症状轻或无特异性

【鉴别诊断】

（1）其他原因引起的黄疸：①溶血性黄疸。②肝外梗阻性黄疸。

（2）其他原因引起的肝炎：①其他病毒所致的肝炎。②感染中毒性肝炎。③药物性肝损害。④酒精性肝病。⑤自身免疫性肝炎。⑥脂肪肝及妊娠期急性脂肪肝。

考点 39 ★ 有机磷杀虫药中毒

【临床表现】

（1）主要症状和体征：①毒蕈碱样症状：又称为 M 样症状。先有苍白、皮肤湿冷、多汗、恶心、呕吐、腹痛，还有流泪、流涕、流涎、腹泻、尿频、大小便失禁、心跳减慢和瞳孔缩小、支气管痉挛、呼吸道分泌物增多、咳嗽、气急，严重者出现肺水肿。②烟碱样症状：又称为 N 样症状。表现为横纹肌肌束颤动至全身肌肉抽搐，肌无力至全身瘫痪，血压升高或陡降，心率缓慢或增快等，最后可因呼吸肌麻痹而死亡。③中枢神经系统症状：中枢神经系统受乙酰胆碱刺激后有头晕、头痛、疲乏、共济失调、烦躁不安、谵妄，严重者抽搐、昏迷，可因中枢性呼吸衰竭而死亡。

（2）迟发性多发性神经病。

（3）中间型综合征。

（4）局部损害。

【鉴别诊断】

与急性胃肠炎、细菌性食物中毒、中暑和脑炎、其他种类杀虫药中毒等鉴别。

Ⅱ 外科疾病

考点 40 ★ 乳腺增生病

【病因】

（1）西医：卵巢功能失调。

（2）中医：肝气不疏、冲任失调。

【病理分型】

可分为乳痛症型（生理性的单纯性乳腺上皮增生症）、普通型腺病小叶增生症型、纤维腺病型、纤维化型和囊肿型（即囊肿性乳腺上皮增生症）。

【临床表现】

（1）症状：①乳房肿块。②乳房胀痛。③乳头溢液。

（2）体征：乳房内可扪及多个形态不规则的肿块，多呈片块状、条索状或颗粒状结节，也可各种形态混合存在。

【鉴别诊断】

①乳房纤维瘤。②乳腺导管扩张症。③乳腺癌。

考点 41★ 急性阑尾炎

【病因】

（1）西医：①阑尾腔梗阻学说。②细菌感染学说。③神经反射学说。

（2）中医：饮食不节、寒温不适、情志不畅、暴急奔走或跌仆损伤。

【临床表现】

（1）症状：①转移性右下腹疼痛。②胃肠道症状。③全身症状。

（2）体征：①压痛。②反跳痛。③腹肌紧张。④右下腹包块。⑤其他：结肠充气试验、腰大肌试验、闭孔内肌试验均出现阳性。

【鉴别诊断】

①胃十二指肠溃疡穿孔。②急性胃肠炎。③急性肠系膜淋巴结炎。④右肺下叶大叶性肺炎或右侧胸膜炎。⑤急性胆囊炎、胆石症。⑥右侧输尿管结石。⑦异位妊娠破裂。⑧急性附件炎。⑨卵巢滤泡破裂。⑩黄体破裂。

考点 42★肠梗阻（2016 年版大纲新增考点）

【病因】

（1）西医：病因复杂。

（2）中医：饮食不节、寒邪凝滞、热邪郁闭、气血瘀阻、燥屎内结、蛔虫聚团。

【临床表现】

（1）症状：①腹痛。②呕吐。③腹胀。④停止排气排便。

（2）体征：①全身情况：晚期有脱水表现，严重者可见休克。②腹部体征：腹部膨胀；可出现轻压痛，或腹膜刺激征；叩诊一般呈鼓音，或移动性浊音；肠鸣音亢进，麻痹性肠梗阻时，肠鸣音减弱或消失。

（3）直肠指检：直肠肿瘤引起肠梗阻时，可触及直肠内肿物；肠套叠、绞窄性肠梗阻时，指套可染有血迹。

【鉴别诊断】

①机械性与动力性肠梗阻的鉴别。②单纯性与绞窄性肠梗阻的鉴别。③高位肠梗阻与低位肠梗阻的鉴别。④完全性肠梗阻与不完全性肠梗阻的鉴别。⑤肠梗阻病因的鉴别。

考点 43★★ 胆石症（2016 年版大纲新增考点）

【病因】

（1）西医：①胆固醇结石。②胆色素结石。

（2）中医：情志不遂、饮食失节、蛔虫上扰、久病耗阴、劳欲过度、郁久化热、胆汁久瘀。

【临床表现】

胆囊结石：分为静止性结石和有症状结石，前者主要在体格检查、手术或尸体解剖时偶然发现。后者只有少数人出现，常表现为急性或慢性胆囊炎的临床表现。主要表现为胆绞痛。一部分病人只有上腹部钝痛。体格检查可有上腹部压痛及 Murphy 征阳性。

【鉴别诊断】

①胃十二指肠溃疡。②传染性肝炎。③壶腹周围癌。

考点 44★★ 前列腺增生症

【临床表现】

（1）症状：①尿频。②排尿困难。③血尿。④尿潴留。⑤其他：膀胱出口梗阻可致膀胱结石、膀胱炎。排尿不畅，长期靠增加负压排尿可致痔疮、便血、脱肛、腹外疝。

（2）体征

①直肠指检：可触及增生的前列腺。临床分度如下。

分度	临床表现
Ⅰ度	大小为正常的 1.5～2 倍，约鸡蛋大，质地中等，中央沟变浅，重量为 20～25g
Ⅱ度	大小为正常的 2～3 倍，约鸭蛋大，质地中等，中央沟极浅，重量为 25～50g
Ⅲ度	大小为正常的 3～4 倍，约鹅蛋大，质地硬韧，中央沟消失，重量为 50～70g

②触诊：严重尿潴留时，耻骨上可触及肿大的包块。梗阻引起严重肾积水时，上腹部两侧可触及肿大的肾脏。

【鉴别诊断】

应与神经源性膀胱功能障碍、膀胱结石、尿路狭窄、膀胱颈痉挛、前列腺癌及膀胱癌相鉴别。

考点 45 下肢动脉硬化性闭塞症（2016 年版大纲新增考点）

【病因】

（1）西医：高血压、高脂血症、吸烟、糖尿病、肥胖等是其高危因素。

（2）中医：饮食膏粱厚味、年老体衰、劳倦思虑过度、经脉闭塞。

【临床表现】

（1）症状：早期肢体发凉、沉重无力。病情加重则出现肢体酸痛麻木、间歇性跛行、刺痛、烧灼感。继而出现静息痛。

（2）体征：①皮肤温度下降。②皮肤颜色变化：苍白、潮红、青紫、发绀等。③肢体失营养。④动脉搏动减弱或消失。

【鉴别诊断】

①血栓闭塞性脉管炎。②大动脉炎。

考点 46 湿疹（2016 年版大纲新增考点）

【病因】

（1）西医：①外在因素：生活环境、气候条件等。②内在因素：过敏体质、新陈代谢障碍、病灶感染等。

（2）中医：①禀赋不耐。②饮食失节，或过食辛辣刺激、荤腥动风之物。③外受风邪。

【临床表现】

（1）急性湿疹：急性发病，皮损多为密集的粟粒大小的丘疹、丘疱疹，基底潮红，病变常为片状或弥漫性，无明显边界。皮损呈多形性，常有红斑、潮红、丘疹、丘疱疹、水疱、脓疱、流滋、结痂等数种皮损共存。可发生在身体的任何部位，亦可泛发全身，但常发于头面、耳后、手足、阴囊、外阴、肛门等，多呈对称分布。

（2）亚急性湿疹：皮损较急性湿疹轻，以丘疹、结痂、鳞屑为主，仅有少量水疱及轻度糜烂。

（3）慢性湿疹：皮损表现为皮肤肥厚粗糙、浸润，色暗红或紫褐色，有不同程度的苔藓样变。表面常附有鳞屑伴抓痕、血痂、色素沉着等。皮损多局限于某一部位。发生于手足及关节部位者常易出现皲裂，自觉疼痛，影响活动。自觉瘙痒，呈阵发性。

【鉴别诊断】

①接触性皮炎。②药物性皮炎。③神经性皮炎。

Ⅲ 妇产科疾病

考点 47 功能失调性子宫出血

【病因】

（1）西医：精神紧张、情绪变化、营养不良、代谢紊乱及环境、气候骤变。

（2）中医：血热（虚热、实热）、肾虚、脾虚、血瘀。

【临床表现】

①月经过多。②子宫不规则出血过多。③子宫不规则出血。④月经过频。

【鉴别诊断】

①异常妊娠或妊娠并发症。②生殖道肿瘤。③生殖道感染。④性激素药物使用不当。⑤全身性疾病。

考点 48 ★闭经（2016 年版大纲新增考点）

【病因】

（1）西医：①原发性闭经：遗传或先天发育缺陷。②继发性闭经：下丘脑性闭经、垂体性闭经、卵巢性闭经、子宫性闭经。

（2）中医：气血虚弱、肾气亏虚、阴虚血燥、气滞血瘀、痰湿阻滞。

【临床表现】

女子已逾 16 岁，未有月经初潮；或已建立月经周期后，停经已达 6 个月以上。注意有无周期性下腹胀痛、头痛及视觉障碍，有无溢乳、厌食、恶心，有无体重变化、畏寒或潮热或阴道干涩等症状。

【鉴别诊断】

①妊娠停经。②围绝经期停经。

考点49 盆腔炎

【病因】

（1）西医：年龄、性活动、下生殖道感染、宫腔内手术操作后感染、性卫生不良、邻近器官炎症直接蔓延、盆腔炎性疾病再次急性发作为高危因素。

（2）中医：①急性盆腔炎：热毒炽盛、湿热瘀结。②盆腔炎性后遗症：气滞血瘀、寒湿凝滞、气虚血瘀。

【感染途径】

①沿生殖器黏膜上行蔓延。②经淋巴系统蔓延。③经血循环蔓延。④直接蔓延。

【临床表现】

（1）症状：常见下腹痛、发热、阴道分泌物增多。若病情严重可有寒战、高热、头痛、食欲缺乏。月经期发病可出现经量增多，经期延长。若有腹膜炎，则出现消化系统症状。若有脓肿形成，可有下腹部包块及局部压迫刺激症状。

（2）体征：轻者无明显异常发现，或妇科检查仅发现宫颈举痛或宫体压痛或附件区压痛。严重病例呈急性病容，体温升高，心率加快，下腹部有压痛、反跳痛及肌紧张，甚至出现腹胀，肠鸣音减弱或消失。阴道可见脓性臭味分泌物；宫颈充血、水肿。穹隆触痛明显；宫颈举痛；宫体稍大，有压痛，活动受限；子宫两侧压痛明显。

【鉴别诊断】

应与急性阑尾炎、输卵管妊娠流产或破裂、卵巢囊肿蒂扭转或破裂等急症相鉴别。

考点50 先兆流产（2016年版大纲新增考点）

【病因】

（1）西医：遗传因素、母体因素、免疫因素、环境因素。

（2）中医：胎元因素、母体因素。

【临床表现】

（1）先兆流产：停经后有早孕反应，出现阴道少量流血，或时下时止，或淋漓不断，色红，持续数日或数周，无腹痛或有轻微下腹胀痛、腰痛及下腹坠胀感。

（2）难免流产：阴道出血量多，或阵发性腹痛加重，腰痛如折，阴道流水（胎膜已破）。妇科检查发现子宫颈口已扩张，可见胚胎组织或胎囊堵塞于子宫颈口，子宫大小与停经月份相符或略小。

（3）不全流产：妇科检查发现子宫颈口已扩张，不断有血液自宫颈口流出，有时可见胎盘组织堵塞于宫颈口或部分妊娠物已排出，而部分仍留在宫腔内，一般子宫小于停经月份。

（4）完全流产：妇科检查发现子宫颈口已关闭，子宫接近正常大小。

【鉴别诊断】

①异位妊娠。②葡萄胎。③功能失调性子宫出血。④子宫肌瘤。

考点51★★ 异位妊娠（2016年版大纲新增考点）

【病因】

（1）西医：①输卵管炎症（主要）。②输卵管妊娠史或手术史。③输卵管发育不良或功能异常。④与辅助生殖技术的应用有关。⑤宫内节育器避孕失败。⑥输卵管周围肿瘤压迫影响受精卵运行。

（2）中医：气虚血瘀、气滞血瘀。

【临床表现】

（1）症状：①停经。②腹痛。③阴道出血。④晕厥休克。⑤腹部包块。

（2）体征：①一般情况：腹腔内出血多时呈贫血貌。失血性休克时，患者面色苍白，四肢湿冷，脉搏快而细弱，血压下降。体温一般正常或略低，腹腔内血液吸收时体温可略升高。②腹部检查：检查下腹有明显压痛、反跳痛，以患侧为著，但腹肌紧张较轻，内出血多时可出现移动性浊音。少数患者下腹部可触及包块。③盆腔检查：阴道内可有少量暗红色血液，后穹隆可饱满、触痛，宫颈可有举痛或摆痛，子宫相当于停经月份或略大而软，宫旁可触及有轻压痛的包块。内出血多时，子宫有漂浮感。

【鉴别诊断】

应与流产、急性输卵管炎、急性阑尾炎、卵巢囊肿蒂扭转、黄体破裂相鉴别。

考点 52★★ 产褥感染（2016 年版大纲新增考点）

【病因】

（1）西医：产妇体质虚弱、营养不良、孕期贫血、妊娠晚期性生活、胎膜早破、羊膜腔感染、慢性疾病、产科手术操作、产程延长、产前产后出血过多为其诱因。

（2）中医：感染邪毒、血瘀。

【临床表现】

主要症状为发热、下腹疼痛、异常恶露。

血栓静脉炎：病变常为单侧性，患者多于产后 1～2 周，出现下肢持续性疼痛，局部静脉压痛或触及硬索状，若静脉回流受阻，可引起下肢水肿，出现"股白肿"。彩色超声多普勒检查可协助诊断。

【鉴别诊断】

主要与上呼吸道感染、急性乳腺炎、泌尿系感染相鉴别。

考点 53★★ 子宫肌瘤（2016 年版大纲新增考点）

【病因】

（1）西医：相关因素有遗传因素、雌激素作用、孕激素作用。

（2）中医：气滞血瘀、寒湿凝滞、痰湿瘀阻、湿热夹瘀、阴虚血热。

【临床表现】

（1）症状：①月经异常：月经量多，经期延长，或不规则阴道出血。②下腹包块。③压迫症状：压迫膀胱出现尿频尿急；压迫肠道引起下腹坠胀、便秘；压迫宫颈部可出现排尿困难、尿潴留。④其他：黏膜下肌瘤可引起阴道排液增多或有血性分泌物；长期出血可引起继发贫血等。

（2）体征：肌瘤大于孕 3 月子宫大小时，可在下腹部扪及实质性不规则肿块。妇科检查可发现子宫增大，表面不规则单个或多个结节或包块状突起，或触及单个球形肿块与子宫相连，质地硬。

【鉴别诊断】

①妊娠。②卵巢囊肿。③子宫腺肌病。④子宫肥大症。⑤盆腔炎性包块。

Ⅳ 儿科疾病

考点 54 小儿肺炎

【临床表现】

（1）轻症肺炎：①症状：以发热、咳嗽、气促为主。②体征：肺部体征早期可不明显或仅有呼吸音粗糙，以后可闻及固定的中、细湿啰音。

（2）重症肺炎：①循环系统：常见心肌炎和心力衰竭。②神经系统：常见烦躁不安、嗜睡，或两者交替出现。继而出现昏迷，惊厥，前囟隆起，呼吸不规则，瞳孔对光反应迟钝或消失，及有脑膜刺激征。③消化系统：常见食欲不振，呕吐，腹泻，腹胀等。重症肺炎可见中毒性肠麻痹，肠鸣音消失，腹胀严重时致使膈肌上升，压迫胸部，使呼吸困难加重。

【鉴别诊断】

①急性支气管炎。②支气管异物。③肺结核。

考点 55 小儿腹泻

【临床表现】

（1）胃肠道症状：大便次数增多，每日数次至数十次，多为黄色水样或蛋花样大便，含有少量黏液，少数患儿也可有少量血便。食欲低下，常有呕吐，严重者可吐咖啡色液体。

（2）其他症状：①脱水。②代谢性酸中毒。③低钾血症。④低钙和低镁血症。

【鉴别诊断】

①生理性腹泻。②导致小肠消化吸收功能障碍的各种疾病。③细菌性痢疾。④坏死性肠炎。

考点 56★★★ 急性肾小球肾炎

【临床表现】

（1）典型表现：起病时可有低热、疲倦乏力、食欲不振、恶心呕吐、咳嗽等，肾炎症状主要表现为水肿、血尿和高血压。

（2）严重表现：①严重的循环充血。②高血压脑病。③急性肾功能衰竭。

【鉴别诊断】

①其他病原体感染后肾炎。②IgA 肾病。③继发性肾炎。④原发性肾病综合征。⑤慢性肾炎急性发作。

考点 57 过敏性紫癜（2016 年版大纲新增考点）

【临床表现】

①皮肤紫癜。②消化道症状：以脐周或下腹部绞痛伴呕吐为主。③关节症状：多发性大关节肿痛，以膝、踝受累多见，肘、腕次之。④肾脏症状：多数患儿出现血尿和蛋白尿，少数重症患儿伴浮肿及高血压，为紫癜性肾炎。少数呈肾病综合征表现。⑤其他：偶可发生颅内出血、惊厥、昏迷、失语等。

【鉴别诊断】

①特发性血小板减少性紫癜。②细菌感染。③急腹症。④其他。

考点 58 ★★ 水痘

【临床表现】

典型水痘：前驱期可无症状或仅有轻微症状，可见低热或中等程度发热、头痛、全身不适、乏力、食欲减退、咽痛、咳嗽等，持续 1~2 天即迅速进入出疹期。

皮疹特点：①红斑疹，数小时后变为深红色丘疹，再经数小时发展为疱疹。位置表浅，形似露珠水滴，椭圆形，3~5mm 大小，壁薄易破，周围有红晕。疱液初透明，数小时后变为混浊，若继发化脓性感染则成脓疱，常因瘙痒使患者烦躁不安。②皮疹呈向心分布，先出现于头面、躯干，继为四肢，四肢远端、手掌及足底均较少。部分患者鼻、咽、口腔、结膜和外阴等处黏膜可发疹，黏膜疹易破，形成溃疡而疼痛。③水痘皮疹先后分批陆续出现，每批历时 1~6 天，皮疹数目为数个至数百个不等。同一时期常可见斑、丘、疱疹和结痂同时存在。④疱疹持续 2~3 天后从中心开始干枯结痂，再经 1 周痂皮脱落，一般不留疤痕，若继发感染则脱痂时间延长，甚至可能留有疤痕。

【鉴别诊断】

①丘疹样荨麻疹。②手足口病。

考点 59 流行性腮腺炎

【临床表现】

（1）典型临床表现：腮腺肿大（首发）。先于一侧肿大，继之累及对侧。以耳垂为中心，向前、后、下发展，边缘不清，触之有弹性感及触痛，表面皮肤不红，张口、咀嚼困难，当进食酸性食物促使唾液腺分泌时疼痛加剧。腮腺导管口（位于上颌第二磨牙旁的颊黏膜处）在早期常有红肿。腮肿 1~3 天达高峰，1 周左右逐渐消退。有时颌下腺或舌下腺可以同时受累。不典型病例可无腮腺肿胀而以单纯睾丸炎或脑膜脑炎的症状出现，也有仅见颌下腺、舌下腺肿胀者。

（2）并发症：①脑膜脑炎。②生殖器并发症。③胰腺炎。④其他：心肌炎、乳腺炎、甲状腺炎、关节炎、肝炎等，部分患儿遗留耳聋。

【鉴别诊断】

①化脓性腮腺炎。②其他病毒性腮腺炎。③急性淋巴结炎。

V 骨科疾病

考点 60 ★ 桡骨下端骨折

【临床表现】

（1）症状：腕关节疼痛，局部肿胀，活动障碍。

（2）体征：①桡骨下端肿胀、压痛、畸形，可触及骨擦感。无移位或不完全骨折时，肿胀多不明显，仅觉得局部疼痛和压痛，可有纵轴压痛。②伸直型骨折，骨折远端向背侧移位时，可见"餐叉样"畸形；向桡侧移位时，呈"枪上刺刀状"畸形；缩短移位时，可触及上移的桡骨茎突。③屈曲型骨折，移位明显者可有"锅铲样"畸形。

【鉴别诊断】

①无移位或不完全骨折时，肿胀多不明显，患者仅感局部轻微疼痛，也可有纵向叩击痛，腕和指运动不便，需注意与腕部软组织损伤相鉴别。②伸直型桡骨下端骨折与巴通背侧缘骨折相鉴别，巴通背侧缘骨折为桡骨远端关节面之背侧缘骨折；屈曲型桡骨下端骨折与巴通掌侧缘骨折相鉴别，巴通掌侧缘骨折为桡骨远端关节面之掌侧缘骨折。X线检查可进行鉴别诊断。

考点 61 肩关节脱位（2016 年版大纲新增考点）

【病因】

（1）致伤暴力：直接暴力、间接暴力。

（2）并发症：①肩袖损伤。②骨折。③肱二头肌长腱滑脱。④血管、神经损伤。⑤其他：肩关节强直、复发性肩关节脱位。

【临床表现】

（1）症状：①患肩疼痛、肿胀，活动障碍，若合并骨折者肿胀更明显且可出现瘀斑。②患者常以健手扶持患肢前臂，头倾向患侧以减轻肩部疼痛。

（2）体征：①患肩呈"方肩"畸形。②患肩呈外展20°～30°位的弹性固定，活动受限。③触诊时可感觉肩峰下明显空虚，常可在喙突下、腋窝处或锁骨下触到脱位的肱骨头。④搭肩试验（Duga's 征）阳性。

【鉴别诊断】

肩关节脱位与肱骨外科颈骨折：两者患部均有疼痛、肿胀及功能障碍等表现，特别是合并骨折时，两者有诸多相同的表现。其鉴别要点是脱位所特有的弹性固定、"方肩"畸形及肩峰下关节盂空虚等体征。

考点 62★★ 颈椎病

【病因】

（1）西医：①颈椎间盘退行性变。②颈椎骨质增生。③颈部受伤。

（2）中医：①肝肾不足。②筋骨懈惰。③颈部的冷刺激。④外邪的侵袭。⑤毒邪的感染。

【临床表现】

分型	临床表现
颈型	①症状：颈部疼痛，可放射到枕部或肩部，颈肌僵硬，头颈活动受限。②体征：头颈往往限制在一定位置，一侧疼痛者头偏向另一侧，患者常用手托住下颌以缓解疼痛
神经根型	①症状：颈肩背疼痛，枕部和后枕部酸痛，并放射到前臂和手指。轻者为持续性酸痛、胀痛，重者可如刀割样、针刺样，有的皮肤过敏，抚摸即有触电感，有的麻木如隔布感。颈后伸，或咳嗽、喷嚏、用力大便时疼痛加剧。部分患者出现手无力、沉重感或持物不稳等。②体征：颈部活动受限，颈项肌肉较紧张，且可在斜方肌、冈上肌、冈下肌、菱形肌或胸大肌上有压痛点。受压神经根皮肤节段分布区感觉减退。腱反射异常，肌力减弱。臂丛神经牵拉试验阳性，颈椎间孔挤压试验阳性

分型	临床表现
脊髓型	①症状：慢性进行性四肢瘫痪。早期双侧或单侧下肢发紧、麻木、疼痛，走路不稳或有踩棉花感。手部肌肉无力，发抖，活动不灵活。重症者可出现四肢瘫痪、小便潴留或失禁、卧床不起，常有头颈部疼痛、半边脸发烧、面部出汗异常等。②体征：颈部活动受限不明显，上肢动作欠灵活。四肢肌张力增高，腱反射亢进；重症时常可引出病理反射，如 Hoffman 征、Babinski 征等阳性，甚至踝阵挛和髌阵挛
椎动脉型	①症状：常有头痛、头晕，颈后伸或侧弯时眩晕加重，甚至猝倒，猝倒后颈部位置改变而立即清醒。较少见的症状有声音嘶哑、吞咽困难、视物不清、听力下降、Horner 征，还可有心脏症状，若伴神经根压迫则症状更复杂。②体征：颈椎棘突部有压痛。颈椎间孔挤压试验阳性，仰头或转头试验阳性
交感神经型	可与神经根型合并发生。有交感神经兴奋（如头痛或偏头痛，头晕特别在转头时加重，有时伴恶心、呕吐，视物模糊或视力下降、心律不齐、发音障碍等）和抑制的症状（头昏眼花、眼睑下垂、心动过缓、血压下降及胃肠胀气等）
混合型	两种以上压迫同时存在

【鉴别诊断】

①脊髓肿瘤。②肩周炎。③颈椎骨关节炎。④冠状动脉供血不全。⑤胸廓出口综合征。

考点 63 ★ ★ 腰椎间盘突出症

【病因】

（1）西医：①腰椎间盘的退变。②慢性劳损。③外伤。④感受寒湿。

（2）中医：①肾虚。②感受风寒湿邪。③闪挫。④气滞。⑤痰饮。

【临床表现】

（1）症状：①多数患者先有腰痛或腰酸，少数患者始终只有腰痛或腿痛。②腰腿疼痛可因咳嗽、打喷嚏、用力排便等腹腔内压升高时加剧，步行、弯腰、伸膝起坐等牵拉神经根的动作也使疼痛加剧。③腰前屈活动受限，屈髋屈膝、卧床休息可使疼痛减轻；重者卧床不起，翻身极感困难。④病程较长者，其下肢放射痛部位感觉麻木、冷感、无力；中央型突出造成马尾神经压迫症状为会阴部麻木、刺痛、二便功能障碍，阳痿或双下肢不全瘫痪。

（2）体征：①腰椎生理前凸变浅或消失，甚至后凸。②急性期腰椎活动受限；慢性期和复发时，前屈和向患侧弯腰受限较多，强制弯曲时，将加重放射痛。③突出间隙的棘上韧带、棘间韧带及棘突旁常有压痛，并伴有放射性神经痛。④受累神经根所支配区域的皮肤可出现感觉异常，早期多为皮肤过敏，继而出现麻木或感觉减退。⑤直腿抬高试验阳性，直腿抬高加强试验阳性，屈颈试验阳性。

【鉴别诊断】

①腰椎结核。②马尾神经瘤。③椎弓峡部裂和脊柱滑脱。④强直性脊柱炎。⑤梨状肌综合征。

（三）实战演练

1. 叙述小儿腹泻的共同临床表现。（2017）

【参考答案】

（1）典型表现：起病时可有低热、疲倦乏力、食欲不振、恶心呕吐、咳嗽等，肾炎症状主要表现为水肿、血尿和高血压。

（2）严重表现：①严重的循环充血。②高血压脑病。③急性肾功能衰竭。

2. 叙述流行性腮腺炎的并发症。（2017）

【参考答案】①脑膜脑炎。②生殖器并发症。③胰腺炎。④其他：心肌炎、乳腺炎、甲状腺炎、关节炎、肝炎等，部分患儿遗留耳聋。

3. 叙述高血压危象的临床表现。（2017、2015、2014）

【参考答案】高血压危象表现为头痛、烦躁、眩晕、恶心、呕吐、心悸、气急及视力模糊等严重症状，以及伴有痉挛动脉（椎基底动脉、颈内动脉、视网膜动脉、冠状动脉等）累及相应的靶器官缺血症状。

4. 叙述胃癌的转移途径。（2017、2015）

【参考答案】①直接蔓延。②淋巴结转移（最早，最常见）。③血行转移。④腹腔内种植。

5. 叙述溃疡性结肠炎的临床表现。（2017、2013）

【参考答案】

（1）症状：①消化系统表现：腹泻和黏液脓血便；腹痛。②全身症状：中、重型患者活动期常有低度至中度发热，高热多提示有并发症或急性暴发型，重症或病情持续活动可出现衰弱、消瘦、贫血、低蛋白血症、水与电解质平衡紊乱等表现。③肠外表现：外周关节炎、结节性红斑、坏疽性脓皮病、巩膜外层炎等；强直性脊柱炎、原发性硬化性胆管炎等。

（2）体征：①轻、中型：左下腹有轻压痛，部分病人可触及痉挛或肠壁增厚的乙状结肠或降结肠。②重型和暴发型：有明显鼓肠、腹肌紧张、腹部压痛及反跳痛。③急性期或急性发作期：常有低度或中度发热，重者可有高热及心动过速。④其他：可有关节、皮肤、眼、口及肝、胆等肠外表现。

6. 期前收缩应用利多卡因的适应证。（2017）

【参考答案】急性心肌梗死发病早期出现频发室性期前收缩、室性期前收缩落在前一个心搏的 T 波上、多源性室性期前收缩、成对的室性期前收缩，均宜静脉使用利多卡因。

7. 冠状动脉粥样硬化性心脏病的西医分型。（2017）

【参考答案】

（1）急性冠脉综合征：①不稳定型心绞痛。②非 S－T 段抬高性心梗。③S－T 段抬高性心梗。

（2）慢性冠脉病变：①稳定型心绞痛。②冠脉正常的心绞痛（如 X 综合征）。

③无症状型心肌缺血。④缺血性心肌病型。

8. 叙述前列腺增生症的症状。（2017）

【参考答案】①尿频。②排尿困难。③血尿。④尿潴留。⑤其他：膀胱出口梗阻可致膀胱结石、膀胱炎。排尿不畅，长期靠增加负压排尿可致痔疮、便血、脱肛、腹外疝。

9. 叙述慢性阻塞性肺疾病的体征。（2017）

【参考答案】①视诊：桶状胸。部分患者呼吸变浅，频率增快，严重者见缩唇呼吸。②触诊：双侧语颤减弱。③叩诊：肺部过清音，心浊音界缩小，肺下界和肝浊音界下降。④听诊：两肺呼吸音减弱，呼气延长，部分患者可闻及湿和（或）干啰音。

10. 叙述慢性肺源性心脏病的并发症。（2017、2015）

【参考答案】①肺性脑病。②酸碱平衡失调及电解质紊乱。③心律失常。④休克。⑤消化道出血。

11. 叙述支气管哮喘的症状。（2017）

【参考答案】①发作性伴有哮鸣音的呼气性呼吸困难或发作性胸闷和咳嗽，严重者被迫采取坐位或呈端坐呼吸，甚至出现发绀、汗出、干咳等。②哮喘症状可在数分钟内发作。③有时顽固性咳嗽可为唯一症状。④在夜间及凌晨发作和加重常是哮喘的特征之一。⑤发作前有鼻痒、喷嚏、流涕、胸闷。

12. 叙述慢性肺源性心脏病急性加重期的治疗。（2017、2015）

【参考答案】①控制感染。②氧疗。③控制心力衰竭：利尿药（氢氯噻嗪+螺内酯）、正性肌力药（西地兰）、血管扩张药（钙拮抗剂、一氧化氮等）。④控制心律失常。⑤抗凝治疗。⑥治疗并发症：肺性脑病、消化道出血。

13. 叙述典型心绞痛的胸痛特点。（2017）

【参考答案】胸痛常为压迫、发闷或紧缩性，也可有烧灼感。疼痛出现后常逐步加重，然后在3~5分钟内渐消失，很少超过15分钟。

14. 叙述心肌梗死溶栓治疗的适应证。（2017）

【参考答案】心前区疼痛持续30分钟以上，硝酸甘油不能缓解；心电图相邻两个或以上导联S－T段抬高，肢联≥0.1mV，胸导联≥0.2mV；起病时间≤6小时；年龄≤75岁。

15. 叙述心绞痛的分型。（2017、2015）

【参考答案】①稳定型心绞痛（稳定型劳力性心绞痛）。②不稳定型心绞痛：初发劳力型心绞痛、恶化劳力型心绞痛、静息心绞痛、梗死后心绞痛、变异型心绞痛。

16. 叙述颈椎病的诊断要点。（2017）

【参考答案】①有慢性劳损或外伤史，或有颈椎先天性畸形、颈椎退行性病变，多发于40岁以上的中年人、长期低头工作者，往往呈慢性发病。②颈、肩背疼痛，头痛头晕，颈部板硬，上肢麻木。③颈部活动受限，病变颈椎棘突、患侧肩胛骨内上角常有压痛，可摸到条索状硬块，可有上肢肌力减弱和肌肉萎缩。④臂丛牵拉试验阳性，颈椎间孔挤压试验阳性。⑤X线正位摄片显示钩椎关节增生，张口位可有齿状突偏歪。

⑥侧位片显示颈椎曲度变直，椎间隙变窄，有骨质增生或钙化。⑦斜位片可见椎间孔变小等改变；CT 和 MRI 检查可进行定性、定位诊断。

17. 叙述高血压危象的西医治疗。(2017、2015)

【参考答案】①治疗原则：迅速降低血压；控制性降压；合理选择降压药。②降压药的应用：硝普钠、硝酸甘油、尼卡地平、地尔硫草、拉贝洛尔。

18. 叙述急性胃炎的病因。(2017)

【参考答案】

（1）西医：①急性应激：严重创伤、大手术、严重感染等。②化学性损伤：非甾体类抗炎药。③细菌感染：幽门螺杆菌、沙门菌等。

（2）中医：寒邪客胃、脾胃湿热、食积气滞、肝气犯胃、胃络瘀阻、脾胃虚寒、胃阴不足。

19. 叙述肝硬化的并发症。(2017)

【参考答案】上消化道出血、肝性脑病、感染、原发性肝癌、肝肾综合征、电解质和酸碱平衡紊乱。

20. 叙述急性胰腺炎的诊断依据。(2017、2014、2013)

【参考答案】有胆石症、大量饮酒和暴饮暴食等病史及典型的临床表现，如上腹痛或恶心呕吐，伴有上腹部压痛或腹膜刺激征；血清、尿液或腹腔穿刺液有淀粉酶含量增加；超声等显示有胰腺炎症或手术所见胰腺炎病变。

21. 叙述特发性血小板减少性紫癜的骨髓象表现。(2017)

【参考答案】急性型骨髓巨核细胞轻度增加或正常，慢性型骨髓巨核细胞显著增加；巨核细胞体积变小，胞浆内颗粒减少，幼稚巨核细胞增加；有血小板形成型巨核细胞减少。

22. 叙述类风湿关节炎的诊断要点。(2017)

【参考答案】下列符合 4 项即可诊断：①晨僵至少 1h（≥6 周）。②3 个或 3 个以上的关节受累（≥6 周）。③手关节（腕、MCP 或 PIP 关节）受累（≥6 周）。④对称性关节炎（≥6 周）。⑤有类风湿皮下结节。⑥X 线片改变。⑦血清类风湿因子阳性（滴度＞1：32）。

23. 叙述椎动脉型颈椎病的临床表现。(2017)

【参考答案】①症状：常有头痛、头晕，颈后伸或侧弯时眩晕加重，甚至猝倒，猝倒后颈部位置改变而立即清醒。较少见的症状有声音嘶哑、吞咽困难、视物不清、听力下降、Horner 征，还可有心脏症状，若伴神经根压迫则症状更复杂。②体征：颈椎棘突部有压痛。颈椎间孔挤压试验阳性，仰头或转头试验阳性。

24. 叙述急性左心衰的治疗原则。(2017、2014)

【参考答案】降低左房压和（或）左室充盈压；增加左室心搏量；减少循环血量；减少肺泡内液体渗入，保证气体交换。

25. 叙述脑出血的诊断要点。(2017)

【参考答案】50 岁以上，多有高血压史，起病急；早期有意识障碍及头痛、呕吐，并有脑膜刺激征及偏瘫、失语等；头颅 CT 示高密度影。

26. 叙述病毒性肝炎的传播途径。(2017)

【参考答案】①甲型肝炎：经口传播。②乙型肝炎：母婴围产期传播、医源性传播、密切接触传播。③丙型肝炎：经血传播。④丁型肝炎：同乙型肝炎。⑤戊型肝炎：经粪－口途径传播。

27. 叙述急性心肌梗死的并发症。(2017、2016)

【参考答案】①乳头肌功能不全或断裂。②心室壁瘤。③心肌梗死后综合征。④栓塞。⑤心脏破裂。

28. 叙述上消化道出血的原因。(2017)

【参考答案】

（1）西医：①上消化道疾病。②门脉高压。③上消化道邻近器官或组织的疾病。④全身性疾病。⑤应激相关胃黏膜损伤。

（2）中医：胃中积热、肝火犯胃、脾不统血、气随血脱。

29. 叙述心力衰竭的诱因。(2017)

【参考答案】①感染。②心律失常。③过度劳累与情绪激动。④妊娠与分娩。⑤血容量增加。

30. 叙述急性白血病细胞浸润的临床表现。(2017)

【参考答案】①淋巴结和肝脾肿大。②骨骼和关节疼痛，常有胸骨下端局部压痛。③眼球突出、复视或失明。④牙龈增生、肿胀；可出现蓝灰色斑丘疹或皮肤粒细胞肉瘤，局部皮肤隆起、变硬，呈紫蓝色皮肤结节。⑤中枢神经系统白血病表现为头痛、头晕；重者有呕吐、颈项强直，甚至抽搐、昏迷。⑥睾丸出现无痛性肿大多见于急性淋巴细胞白血病化疗后的男性患儿或青年。

31. 叙述肾病综合征的诊断要点。(2017、2015)

【参考答案】①大量蛋白尿（＞3.5g/d）。②低蛋白血症（血浆白蛋白≤30g/L）。③明显水肿。④高脂血症。

32. 叙述急性肺水肿的症状。(2017)

【参考答案】突发的严重呼吸困难、端坐呼吸、喘息不止、烦躁不安并有恐惧感，呼吸频率可达 30～50 次/分。频繁咳嗽并咳出大量粉红色泡沫样血痰。②急性肺水肿早期可见血压一过性升高。随病情持续，血管反应减弱，血压下降。急性肺水肿如不能及时纠正，严重者可出现心源性休克。③体征表现为心率增快，心尖区第一心音减弱，心尖部常可闻及舒张早期奔马律，肺动脉瓣区第二心音亢进，两肺满布湿性啰音和哮鸣音。

33. 叙述缺铁性贫血的诊断标准。(2017)

【参考答案】①小细胞低色素性贫血，男性 Hb＜120g/L，女性 Hb＜110g/L，孕妇 Hb＜100g/L，MCV＜80fL，MCH＜27pg，MCHC＜30%。②有明确的缺铁病因和临床表现。③血清铁浓度常＜8.9μmol/L，总铁结合力＞64.41μmol/L。④转铁蛋白饱和度＜15%。⑤血清铁蛋白＜12μg/L。⑥骨髓铁染色显示骨髓小粒可染铁消失，铁粒幼红细胞<15%。⑦红细胞内游离原卟啉>0.9μmol/L。⑧铁剂治疗有效。符合第①条和第②~⑧条中任何两条以上者，可确诊。

34. 再生障碍性贫血的诊断要点。(2017)

【参考答案】全血细胞减少，网织红细胞绝对值减少，淋巴细胞比例增高；一般无肝、脾肿大；骨髓检查显示至少一部位增生减低或重度减低，骨髓小粒成分中应见非造血细胞增多；能除外其他引起全血细胞减少的疾病；一般抗贫血治疗无效。

35. 叙述消化性溃疡的临床表现。(2017、2016)

【参考答案】

（1）症状：周期性、规律性上腹痛。性质多为灼痛，或钝痛、胀痛、剧痛及（或）饥饿样不适感。多位于上腹，可偏左或偏右。十二指肠溃疡患者空腹痛或（及）午夜痛，腹痛多于进食或服用抗酸药后缓解；胃溃疡患者也可发生规律性疼痛，但多为餐后痛，偶有夜间痛。

（2）体征：溃疡活动时上腹部可有局限性压痛，缓解期无明显体征。

（3）特殊类型的消化性溃疡：①复合性溃疡。②幽门管溃疡。③球后溃疡。④巨大溃疡。⑤老年人消化性溃疡。⑥无症状性溃疡。

36. 叙述高血压病的鉴别诊断。(2017)

【参考答案】

（1）肾性高血压：①肾实质病变：急性肾小球肾炎、慢性肾小球肾炎。②肾动脉狭窄。

（2）内分泌疾病继发的高血压：①嗜铬细胞瘤。②原发性醛固酮增多症。③库欣综合征。

37. 叙述子宫肌瘤的鉴别诊断。(2017)

【参考答案】①妊娠。②卵巢肿瘤。③子宫腺肌病。④子宫肥大症。⑤盆腔炎包块。

38. 叙述急性胃炎的西医治疗。(2016)

【参考答案】①治疗原则：祛除病因，保护胃黏膜和对症处理。②积极治疗原发病，可预防性使用H_2受体拮抗剂或质子泵抑制剂或胃黏膜保护剂。③以呕吐、恶心或腹痛为主者可用胃复安、东莨菪碱。

39. 叙述甲状腺功能亢进症的治疗措施。(2016)

【参考答案】①一般治疗：高热量、高蛋白质、高维生素和低碘饮食；精神放松；休息，避免重体力活动。②药物治疗：首选硫脲嘧啶类，常用甲巯咪唑（他巴唑）、丙基硫氧嘧啶、卡比马唑（甲亢平）、甲基硫氧嘧啶。辅助药物：普萘洛尔（心得安）、碘剂及甲状腺制剂。③手术治疗：甲状腺次全切除。④放射性[131]I治疗。⑤甲状腺介入栓塞治疗。

40. 叙述功能失调性子宫出血的治疗原则。(2016)

【参考答案】排卵型功血促进黄体功能的恢复，青春期及生育期无排卵型功血以止血、调整周期、促排卵为主；绝经过渡期患者以止血、调整周期、减少经量、防止子宫内膜病变为原则。

41. 叙述肩关节脱位的并发症。（2016）

【参考答案】①肩袖损伤。②骨折。③肱二头肌长腱滑脱。④血管、神经损伤。⑤其他：肩关节强直、复发性肩关节脱位。

42. 叙述慢性肾小球肾炎的治疗措施。（2016）

【参考答案】①限制食物中蛋白及磷的摄入量。②控制高血压。③应用血小板解聚药。④糖皮质激素和细胞毒药物。⑤避免对肾脏有害的因素。

43. 叙述右心衰的临床表现。（2016）

【参考答案】右心衰以体循环静脉淤血的表现为主。①症状：腹胀、食欲不振、恶心、呕吐、肝区胀痛、少尿等。②体征：静脉淤血体征：颈静脉怒张和（或）肝－颈静脉回流征阳性；黄疸、肝大伴压痛；周围性发绀；下垂部位凹陷性水肿；胸水和或腹水。心脏体征：除原有心脏病体征外，还有右心室显著扩大，有三尖瓣收缩期杂音。

44. 叙述急性阑尾炎的治疗措施。（2016）

【参考答案】①手术治疗：阑尾切除术。②急性化脓性或坏疽性阑尾炎，同时行腹腔引流。③阑尾周围脓肿如有扩散趋势，可行脓肿切开引流。④较大和脓液多的阑尾周围脓肿，除药物治疗外，可进行脓肿穿刺抽脓，或在合适位置放入引流管。

45. 叙述消化性溃疡的并发症。（2016、2015）

【参考答案】①出血。②穿孔。③幽门梗阻。④癌变。

46. 叙述腰椎间盘突出的诊断要点。（2016）

【参考答案】

（1）根据有腰痛加腿痛、压痛和放射痛等症状，结合病史、临床表现与体征、配合影像学检查，可做出诊断。

（2）检查：①X线检查：部分患者可显示腰椎间盘的生理前凸平浅或消失等。②CT扫描：可显示硬膜囊和（或）神经根受压变形、移位、消失的压迫征象等。③MRI检查：能清楚地显示椎间盘退变、突出状态和椎管内硬膜囊、神经根受压状态，对本病的诊断价值较大。

47. 叙述缺铁性贫血口服铁剂注意事项。（2016）

【参考答案】口服铁剂要先从小剂量开始，渐达足量。进餐时或饭后吞服，可减少恶心、呕吐、上腹部不适等胃肠道不良反应。口服铁剂有效者3～4天后网织红细胞开始升高，1周后血红蛋白开始上升，一般2个月可恢复正常。贫血纠正后仍要继续治疗3～6个月以补充体内应有的贮存铁。

48. 叙述桡骨远端向背侧骨折的诊断要点。（2016）

【参考答案】

（1）受伤史：跌倒时，腕关节呈背伸位、手掌部着地。

（2）临床表现：①症状：腕关节疼痛，局部肿胀，活动障碍。②体征：桡骨下端肿胀、压痛、畸形，可触及骨擦感。可见"餐叉样"畸形。③X线片：骨折处向掌侧成角，骨折端重叠，骨折处背侧骨质嵌入或粉碎骨折，掌倾角和尺偏角减小或呈负角。

49. 叙述先兆流产的诊断要点。(2016)

【参考答案】

（1）诊断要点：有无停经史，有无阴道流血及腹痛。

（2）检查：①B超检查：对疑为先兆流产者，根据妊娠囊的形态，有无胎心搏动，确定胚胎或胎儿是否存活，以确定治法。若妊娠囊形态异常或位置下移，预后不良。不全流产及稽留流产均可借助B超检查协助确诊。②妊娠试验：多采用尿早孕诊断试纸法，对诊断妊娠有价值。为进一步了解流产的预后，多选用各种敏感方法连续测定血HCG的水平，正常妊娠6～8周时，其值每日应以66%的速度增长，若48h增长速度小于66%，提示妊娠预后不良。③孕激素的测定：测定血孕酮水平，能协助诊断先兆流产的预后。

50. 叙述消化性溃疡的检查项目。(2015)

【参考答案】①胃镜检查。②X线钡餐。③幽门螺杆菌检测。④胃液分析和血清胃泌素测定。

51. 叙述肺结核常用检查。(2015)

【参考答案】①结核分枝杆菌检查。②影像学检查。③结核菌素试验。④纤维支气管检查。⑤γ-干扰素释放试验。

52. 叙述糖尿病使用胰岛素的适应证。(2015)

【参考答案】1型糖尿病替代治疗；糖尿病酮症酸中毒、高渗性非酮症糖尿病昏迷和乳酸性酸中毒伴高血糖；2型糖尿病口服降糖药治疗无效；妊娠期糖尿病；糖尿病合并严重并发症；全胰腺切除引起的继发性糖尿病；因伴发病需外科治疗的围手术期。

53. 叙述肝硬化的病因。(2015)

【参考答案】

（1）西医：①病毒性肝炎。②慢性酒精中毒。③非酒精性脂肪性肝病。④长期胆汁淤积。⑤肝脏血液循环障碍。⑥其他：遗传代谢性疾病、工业毒物或药物中毒引起的肝硬化等。

（2）中医：气滞湿阻、寒湿困脾、湿热蕴脾、肝脾血瘀、脾肾阳虚、肝肾阴虚。

54. 叙述糖尿病的急性并发症。(2015)

【参考答案】①糖尿病酮症酸中毒。②高渗性非酮症糖尿病昏迷。③低血糖反应及昏迷。④感染。

55. 叙述再生障碍性贫血的临床表现。(2015)

【参考答案】①症状：贫血、感染和出血。贫血多呈进行性；出血以皮肤黏膜多见，严重者有内脏出血；容易感染，引起发热。可伴头晕，乏力，心悸，气短，食欲减退，出虚汗，低热等。②体征：贫血面容，睑结膜、甲床及黏膜苍白，皮肤可见出血点及紫癜。贫血重者，可有心率加快，心尖部可闻及收缩期吹风样杂音，一般无肝脾肿大。按病程经过分为急性与慢性两型。

56. 叙述洋地黄中毒的临床表现。(2015)

【参考答案】洋地黄中毒最重要的反应是各类心律失常及加重心力衰竭，胃肠道反应如恶心、呕吐等，以及中枢神经的症状如视力模糊、黄视、倦怠等。

57. 叙述甲状腺功能亢进症非渗透性眼突的表现。(2015)

【参考答案】眼裂增宽，瞬目减少，凝视；上眼睑挛缩，向下看时上眼睑不能随眼球向下转动；看近物时眼球辐辏不良；向上看时前额皮肤不能皱起。

58. 叙述盆腔炎的病因。(2015)

【参考答案】

（1）西医：年龄、性活动、下生殖道感染、宫腔内手术操作后感染、性卫生不良、邻近器官炎症直接蔓延、盆腔炎性疾病再次急性发作为高危因素。

（2）中医：①急性盆腔炎：热毒炽盛、湿热瘀结。②盆腔炎性后遗症：气滞血瘀、寒湿凝滞、气虚血瘀。

59. 叙述支气管哮喘的诊断要点。(2015)

【参考答案】反复发作喘息、气急、胸闷或咳嗽。发作时在双肺可闻及散在或弥漫性以呼气相为主的哮鸣音，呼气相延长。上述症状和体征可经治疗缓解或自行缓解。除外其他疾病所引起的喘息、气急、胸闷和咳嗽。症状不典型者具备以下1项：支气管激发试验阳性；支气管舒张试验阳性；呼气流量峰值（PEF）变异率≥20%。

60. 叙述腰椎间盘突出的非手术疗法。(2015)

【参考答案】①基础治疗：卧床休息。②手法治疗：循经按揉法、穴位点压法、脊柱斜扳法、拔伸按腰法、屈膝屈髋法、俯卧扳腿法、直腿抬高法、坐位旋转法。③牵引治疗。④针灸治疗。⑤封闭疗法。⑥药物治疗。⑦功能锻炼。

61. 叙述慢性肺源性心脏病代偿期的临床表现。(2015、2014)

【参考答案】①症状：咳嗽、咳痰、气促，活动后可有心悸、呼吸困难、乏力和劳动耐力下降。少有胸痛或咯血。②体征：不同程度的发绀和肺气肿。偶有干、湿性啰音，心音遥远，三尖瓣区收缩期杂音或剑突下心脏搏动增强。

62. 叙述糖尿病酮症酸中毒的治疗措施。(2015)

【参考答案】①补液：静脉输注生理盐水，补液速度宜先快后慢，最初2小时内输入1000～2000mL，以后酌情调整补液量及速度。②应用胰岛素：每小时输注胰岛素0.1U/kg，使血中胰岛素浓度恒定在100～200μU/mL。③当二氧化碳结合力降至4.5～6.7mmol/L，应予纠酸。④补钾。⑤处理诱因和并发症。

63. 叙述特发性血小板减少性紫癜的诊断要点。(2015、2014)

【参考答案】广泛出血累及皮肤、黏膜及内脏；多次检查血小板计数减少；脾不大或轻度大；骨髓巨核细胞增多或正常，有成熟障碍；具备下列五项中任一项：①泼尼松治疗有效。②脾切除治疗有效。③PAIg阳性。④PAC_3阳性。⑤血小板生存时间缩短。

64. 叙述类风湿性关节炎的诊断要点。(2015)

【参考答案】下列符合4项即可诊断：①晨僵至少1h（≥6周）。②3个或3个以上的关节受累（≥6周）。③手关节（腕、MCP或PIP关节）受累（≥6周）。④对称性关节炎（≥6周）。⑤有类风湿皮下结节。⑥X线片改变。⑦血清类风湿因子阳性

（滴度＞1∶32）。

65. 叙述有机磷杀虫药中毒的 M 样表现。（2015、2013）

【参考答案】先有苍白、皮肤湿冷、多汗、恶心、呕吐、腹痛，还有流泪、流涕、流涎、腹泻、尿频、大小便失禁、心跳减慢和瞳孔缩小、支气管痉挛、呼吸道分泌物增多、咳嗽、气急，严重者出现肺水肿。

66. 叙述双胍类药物的适应证。（2015）

【参考答案】适用于 2 型糖尿病患者经饮食及运动治疗未能控制者，尤其是肥胖或超重患者为首选药。

67. 叙述小脑出血的临床表现。（2015）

【参考答案】突发眩晕，频繁呕吐，枕部头痛，一侧肢体共济失调而无明显瘫痪，可有眼球震颤，一侧周围性面瘫，但无肢体瘫痪，少数呈急性进行性，类似小脑占位性病变。重症大量出血者呈迅速进行性颅内压增高，发病时或发病后 12～24h 内出现昏迷及脑干受压症状，多在 48h 内因急性枕骨大孔疝而死亡。

68. 叙述有机磷农药中毒的处理方法。（2015）

【参考答案】

（1）急性中毒：①迅速清除毒物。②抗毒药的使用：抗毒蕈碱药（阿托品）、胆碱酯酶复活剂（氯解磷定、碘解磷定、双复磷）。③对症治疗：维持正常呼吸；肺水肿时用阿托品，必要时可用地塞米松、呋塞米、西地兰等；脑水肿时注射甘露醇及地塞米松。

（2）慢性中毒：脱离接触有机磷杀虫药，予小剂量阿托品。

69. 叙述肺炎合并感染性休克治疗措施。（2015）

【参考答案】①控制感染。②补充血容量。③纠正酸中毒。④血管活性药及糖皮质激素的应用。⑤纠正水、电解质紊乱及酸碱失衡。

70. 叙述糖尿病酮症酸中毒的诊断要点。（2015）

【参考答案】糖尿病酮症酸中毒表现为烦渴、尿多、乏力、恶心呕吐、精神萎靡或烦躁、神志恍惚、嗜睡、昏迷，严重酸中毒时出现深大呼吸，呼吸有烂苹果味。

71. 叙述急性黄疸型肝炎的分期、临床表现。（2015）

【参考答案】①黄疸前期：全身乏力、食欲减退、恶心、呕吐、厌油、腹胀、肝区痛、尿色加深等，ALT 升高。②黄疸期：自觉症状好转，发热消退，尿黄加深，巩膜和皮肤出现黄疸，1～3 周内黄疸达高峰。肝功能检查 ALT 和胆红素升高，尿胆红素阳性。③恢复期：症状逐渐消失，黄疸消退，肝、脾回缩，肝功能逐渐恢复正常。

72. 叙述尿路感染的易感因素。（2015）

【参考答案】尿路梗阻、尿路损伤、尿路畸形、女性尿路解剖生理特点、机体抵抗力下降、遗传因素。

73. 叙述糖尿病的慢性并发症。（2015、2013）

【参考答案】①大血管病变。②微血管病变。③神经病变。④糖尿病足。

74. 叙述上消化道出血量的评估。（2015）

【参考答案】出血量＞5mL 可见粪便潜血试验阳性，50～100mL 可见黑便，胃内蓄积血量在 250～300mL 可引起呕血。一次出血量＜400mL 时，一般无全身症状；超过 400～500mL，可见乏力、心慌等全身症状；超过 1000mL，可见周围循环衰竭表现。

75. 叙述急性心肌梗死的临床表现。（2015）

【参考答案】

（1）先兆：发病前数日有乏力，胸部不适，活动时心悸、气急、烦躁、心绞痛等前驱症状。

（2）症状：①疼痛。②全身症状。③胃肠道症状。④心律失常。⑤低血压和休克。⑥心力衰竭。

（3）体征：血压降低。部分患者可出现心脏浊音界轻度至中度增大，心尖区第一心音减弱，可出现第四心音（心房性）奔马律，少数有第三心音（心室性）奔马律，可有与心律失常、休克或心力衰竭相关的其他体征。

（4）并发症：①乳头肌功能不全或断裂。②心室壁瘤。③心肌梗死后综合征。④栓塞。⑤心脏破裂。

76. 叙述腰椎间盘突出症的临床表现。（2015）

【参考答案】

（1）症状：①多数患者先有腰痛或腰酸，少数患者始终只有腰痛或腿痛。②腰腿疼痛可因咳嗽、打喷嚏、用力排便等腹腔内压升高时加剧，步行、弯腰、伸膝起坐等牵拉神经根的动作也使疼痛加剧。③腰前屈活动受限，屈髋屈膝、卧床休息可使疼痛减轻；重者卧床不起，翻身极感困难。④病程较长者，其下肢放射痛部位感觉麻木、冷感、无力；中央型突出造成马尾神经压迫症状为会阴部麻木、刺痛、二便功能障碍，阳痿或双下肢不全瘫痪。

（2）体征：①腰椎生理前凸变浅或消失，甚至后凸。②急性期腰椎活动受限；慢性期和复发时，前屈和向患侧弯腰受限较多，强制弯曲时，将加重放射痛。③突出间隙的棘上韧带、棘间韧带及棘突旁常有压痛，并伴有放射性神经痛。④受累神经根所支配区域的皮肤可出现感觉异常，早期多为皮肤过敏，继而出现麻木或感觉减退。⑤直腿抬高试验阳性，直腿抬高加强试验阳性，屈颈试验阳性。

77. 叙述慢性肺源性心脏病的病因。（2015）

【参考答案】

（1）西医：①支气管、肺疾病：慢性阻塞性肺疾病多见，其次为支气管哮喘、支气管扩张、重症肺结核、肺尘埃沉着症等。②胸廓运动障碍性疾病。③肺血管疾病。④其他。

（2）中医：痰浊壅肺、痰热郁肺、痰蒙神窍、阳虚水泛、肺肾气虚、气虚血瘀。

78. 叙述糖尿病的实验室检查项目。（2015）

【参考答案】①尿糖测定。②血糖测定。③葡萄糖耐量试验（OGTT）。④糖化血红蛋白和糖化血浆白蛋白测定。⑤血浆胰岛素和 C 肽测定。⑥胰岛自身抗体测定。

79. 叙述期前收缩应用抗心律失常药物的适应证。(2015)

【参考答案】①房性期前收缩症状十分明显者。②可诱发诸如室上速、房颤的房性期前收缩者。③无器质性心脏病，但室性期前收缩频发引起明显心悸症状影响工作及生活者。④急性心肌梗死发病早期出现频发室性期前收缩、室性期前收缩落在前一个心搏的 T 波上、多源性室性期前收缩、成对的室性期前收缩。⑤心力衰竭、心肌梗死后或心肌病变患者并发室性期前收缩。

80. 叙述肾病综合征的临床表现。(2014)

【参考答案】

（1）病史：原发性 NS 常无明显病史，部分病人有上呼吸道感染等病史；继发性 NS 常有明显的原发性病史。

（2）典型表现：①大量蛋白尿（>3.5g/d）。②低蛋白血症（血浆白蛋白 <30g/L）。③明显水肿。④高脂血症。

（3）非典型表现：仅有大量蛋白尿，低蛋白血症，而无明显水肿，常伴高血压。

（4）并发症：感染、血栓及栓塞并发症、急性肾衰竭、脂肪代谢紊乱、蛋白质营养不良等。

81. 叙述肺结核的临床表现。(2014)

【参考答案】

（1）症状：①全身症状：长期午后低热，可伴乏力、盗汗、食欲减退、体重减轻等。②呼吸系统症状：咳嗽、咳痰；咯血；胸痛、呼吸困难。

（2）体征：①早期无异常体征，病变范围大时叩诊呈浊音，听诊可闻及病理性支气管呼吸音和细湿啰音。②空洞性病变位置表浅而引流支气管通畅时有支气管呼吸音或伴湿啰音；巨大空洞可出现带金属调的空瓮音。③病变广泛纤维化或胸膜增厚粘连时有患侧胸廓下陷、肋间变窄、器官移位与叩浊，对侧可出现代偿性肺气肿。

82. 叙述溃疡性结肠炎的临床分型。(2014)

【参考答案】①据病程经过分型：初发型、慢性复发型、慢性持续型、急性暴发型。②据病情程度分型：轻型、中型、重型。据病变范围分型：直肠炎、直肠乙状结肠炎、左半结肠炎、广泛性结肠炎或全结肠炎。④据病情分型：活动期、缓解期。

83. 叙述消化性溃疡上腹部疼痛的特点。(2014)

【参考答案】呈周期性、规律性上腹痛。性质多为灼痛，或钝痛、胀痛、剧痛及（或）饥饿样不适感。多位于上腹，可偏左或偏右。十二指肠溃疡患者空腹痛或（及）午夜痛，腹痛多于进食或服用抗酸药后缓解；胃溃疡患者也可发生规律性疼痛，但多为餐后痛，偶有夜间痛。溃疡活动时上腹部可有局限性压痛，缓解期无明显体征。

84. 叙述肝硬化腹水的西医治疗。(2014)

【参考答案】①限制钠、水的摄入。②利尿剂：螺内酯联合呋塞米。③提高血浆胶体渗透压。④放腹水同时补充白蛋白。⑤腹水浓缩回输。⑥外科治疗：腹腔－颈静脉引流、经颈静脉肝内门体分流术、脾切除等。

85. 叙述前列腺增生症的诊断依据。(2014)

【参考答案】男性 50 岁后出现进行性尿频、排尿困难，应考虑前列腺增生的可能。有的患者可出现急性尿潴留、充溢性尿失禁、血尿。部分老年患者虽无明显排尿困难，但有膀胱炎、膀胱结石、肾功能不全时，也应注意有无前列腺增生。结合其他体征、直肠指检、实验室检查可明确诊断。

86. 叙述类风湿关节炎的关节表现。(2014)

【参考答案】

（1）晨僵。

（2）关节受累的表现：①多关节受累：呈对称性多关节炎（常 >5 个关节）。易受累的关节有手、足、腕、踝及颞颌关节等，其他还可有肘、肩、颈椎、髋、膝关节等。②关节畸形。③其他：可有正中神经、胫后神经受压引起的腕管、跗管综合征，膝关节腔积液挤入关节后侧形成腘窝囊肿（Baker 囊肿），颈椎受累（第 2、3 颈椎多见），可有颈部疼痛、无力等。

87. 叙述急性肾小球肾炎的临床表现 (2014)

【参考答案】

（1）典型表现：起病时可有低热、疲倦乏力、食欲不振、恶心呕吐、咳嗽等，肾炎症状主要表现为水肿、血尿和高血压。

（2）严重表现：①严重的循环充血。②高血压脑病。③急性肾功能衰竭。

88. 叙述高血压的诊断要点。(2014)

【参考答案】进行非同日三次测量血压，在未使用降压药物的情况下，收缩压 >140mmHg 和（或）舒张压 >90mmHg，即可诊断为高血压。若收缩压 >140mmHg 和舒张压 <90mmHg 为单纯性收缩期高血压。按血压水平分类如下：

分类	收缩压（mmHg）		舒张压（mmHg）
正常血压	<120	和	<80
正常高值	120～139	和（或）	80～89
高血压	≥140	和（或）	≥90
1 级高血压（轻度）	140～159	和（或）	90～99
2 级高血压（中度）	160～179	和（或）	100～109
3 级高血压（重度）	≥180	和（或）	≥110
单纯收缩期高血压	≥140	和	<90

89. 叙述脑出血急性期的治疗原则。(2014)

【参考答案】一般应在当地组织抢救，不宜长途运送或搬动，以免加重出血。应将头位抬高 30°，注意保持呼吸道通畅，随时吸取口腔内分泌物或呕吐物；适当给氧，保持动脉血氧饱和度维持在 90% 以上。密切观察生命体征变化，观察神志、呼吸，直到病情稳定为止。有意识障碍及消化道出血者应禁食 24～48 小时。尿潴留时应导尿。定时轻轻变换体位，防止压疮。发病 3 日后，如神志不清，不能进食者，应鼻饲以保证营养，保持肢体功能位。于头部和颈部大血管处放置冰帽、冰袋或冰毯以降低脑部温度和新陈代谢，有利于减轻脑水肿和降低颅内压等。

90. 叙述肺炎球菌肺炎的典型体征。(2014、2013)

【参考答案】早期肺部无明显异常体征，仅有呼吸幅度减小、叩诊轻度浊音、听诊呼吸音减低和胸膜摩擦音；肺实变时叩诊呈浊音、听诊语颤增强和支气管呼吸音等典型体征，消散期可闻及湿啰音；病变累及胸膜时可有胸膜摩擦音。

91. 叙述慢性阻塞性肺疾病的分级。(2014)

【参考答案】

分级	分级标准
0 级：高危	有罹患 COPD 的高危因素，肺功能在正常范围，有慢性咳嗽、咳痰症状
Ⅰ级：轻度	$FEV_1/FVC < 70\%$，$FEV_1 \geq 80\%$ 预计值，有或无慢性咳嗽、咳痰症状
Ⅱ级：中度	$FEV_1/FVC < 70\%$，$50\% \leq FEV_1 < 80\%$ 预计值，有或无慢性咳嗽、咳痰症状
Ⅲ级：重度	$FEV_1/FVC < 70\%$，$30\% \leq FEV_1 < 50\%$ 预计值，有或无慢性咳嗽、咳痰症状
Ⅳ级：极重度	$FEV_1/FVC < 70\%$，$FEV_1 < 30\%$ 预计值

92. 叙述肾病综合征的并发症。(2013)

【参考答案】感染、血栓及栓塞并发症、急性肾衰竭、脂肪代谢紊乱、蛋白质营养不良等。

93. 叙述癫痫的诊断要点。(2013)

【参考答案】

(1) 根据患者的发作病史、发作过程和表现，辅以脑电图痫性放电即可诊断。

(2) 检查：①脑电图：40% ～50% 患者在发作间歇期的首次 EEG 检查可见棘波、尖波或棘－慢、尖、慢波等痫性放电波形。神经影像学检查：可确定脑结构性异常或损害。

94. 叙述急性有机磷农药中毒的诊断要点。(2013)

【参考答案】

(1) 根据有机磷杀虫药接触史结合呼出大蒜刺激性气味、瞳孔针尖样缩小、大汗淋漓、腺体分泌增多、肌纤维颤动和意识障碍等中毒表现，结合实验室检查即可做出诊断。

(2) 检查：①全血胆碱酯酶活力测定：诊断的特异性指标。急性有机磷杀虫药中毒时，胆碱酯酶活力降至 50% ～70% 为轻度中毒，30% ～50% 为中度中毒，30% 以下为重度中毒。②呕吐物或胃内容物的有机磷浓度测定：具有诊断意义。

95. 叙述慢性肺源性心脏病急性加重期的治疗。(2013)

【参考答案】①控制感染。②氧疗。③控制心力衰竭：利尿药（氢氯噻嗪＋螺内酯）、正性肌力药（西地兰）、血管扩张药（钙拮抗剂、一氧化氮等）。④控制心律失常。⑤抗凝治疗。⑥治疗并发症。

96. 叙述肺结核化学治疗原则。(2013)

【参考答案】早期、联合、适量、规律、全程使用敏感药物，其中以联合和规律用药最为重要。

97. 叙述小儿腹泻的西医治疗。(2013)

【参考答案】

（1）饮食疗法：母乳喂养的患儿可继续母乳喂养；混合喂养或人工喂养的患儿，用稀释牛奶或奶制品喂养，逐渐恢复正常饮食；儿童则采用半流质易消化饮食，然后恢复正常饮食；严重呕吐者暂禁食，但不禁水，逐渐恢复再由少到多，由稀到稠逐渐恢复正常饮食。

（2）液体疗法：①口服补液。②静脉补液：定性、定量、定速、纠正酸中毒、钾的补充。

（3）药物治疗：①控制感染：病毒性及非侵袭性细菌所致，选微生态制剂和肠黏膜保护剂；重症患儿、新生儿、小婴儿和免疫功能低下的患儿选抗生素；黏液、脓血便患者选第三代头孢菌素类、氨基糖胺类抗生素。②微生态疗法：常用双歧杆菌、嗜酸乳杆菌等菌制剂。③肠黏膜保护剂：如蒙脱石粉。④补锌治疗。

（4）迁延性和慢性腹泻病的治疗：①液体疗法。②营养疗法。③药物疗法：慎用抗生素，补充微量元素与维生素。

第四部分　临床判读

一、心电图

本部分所考查的内容为看图判断，以下考点中的异常心电图请扫描微信二维码按图号查看。

扫一扫,看图片

（一）考试介绍

考查西医诊断学中心电图内容。本类考题与本部分第二、三考题 3 选 1 抽题作答，每份试卷 1 题，每题 5 分，共 5 分。

【样题】室性期前收缩的心电图表现。

【参考答案】①提早出现的 QRS–T 波群，其前无提早出现的异位 P′波。②QRS 波群形态宽大畸形，时间 >0.12s。③T 波方向与 QRS 波群主波方向相反。④有完全性代偿间歇（即室性期前收缩前、后的两个窦性 P 波的时距等于窦性 P–P 间距的两倍）。

（二）考点汇总

考点1　心房肥大（见心电图1、心电图2）

（1）右心房肥大：突出表现是心房除极波振幅增高。主要改变：①P波高尖（称肺型P波），电压≥0.25mV，以Ⅱ、Ⅲ、aVF导联最突出。②V_1导联上，P波前部高尖，IPI>0.03mm·s。

（2）左心房肥大：突出表现是心房除极时间延长。主要改变：①P波增宽≥0.12s，为前低后高的双峰型，两峰间距≥0.04s，以Ⅰ、Ⅱ、aVL导联明显，又称"二尖瓣型P波"。②V_1导联上，Ptf≤−0.04mm·s。

考点2　心室肥大（见心电图3、心电图4、心电图5）

（1）左心室肥大：①QRS波群电压增高。胸导联：R_{V5}或R_{V6}>2.5mV、R_{V5}+S_{V1}>4.0mV（男性）或>3.5mV（女性）；肢体导联：R_1>1.5mV、R_{aVL}>1.2mV、R_{aVF}>2.0mV、R_1+$S_Ⅲ$>2.5mV。②额面QRS心电轴左偏，多数不超过−30°。③QRS波群时间延长，达0.10~0.11s，左室室壁激动时间>0.05s。④在以R波为主的导联中，S−T段下移>0.05mV，T波低平、双向或倒置。上述条件中，左心室电压增高是诊断左心室肥大的基本条件，其他三项为辅助条件。

（2）右心室肥大：①QRS波群电压改变：R_{V1}>1.0mV，R_{V1}+S_{V5}>1.2mV，R_{aVR}>0.5mV。②QRS波群形态改变：V_1的R/S>1，V_5的R/S<1，aVR的R/Q>1或R/S>1。③心电轴右偏，尤其是超过+110°。④V_1导联的VAT>0.03s，但QRS波群时间并不延长。⑤V_1或V_3R等右胸导联S−T段下移>0.05mV，T波低平、双向或倒置。上述条件中，QRS波群电压增高、QRS波群形态改变和心电轴右偏是诊断右心室肥大的可靠条件，其他各项为参考条件。

考点3★★★　典型心肌梗死（见心电图6、心电图7）

（1）缺血型T波改变：表现为两支对称的、尖而深的、倒置T波，即"冠状T波"。

（2）损伤型S−T段改变：表现为面向损伤心肌的导联S−T段呈弓背向上抬高，甚至形成单向曲线（心肌梗死急性期的特征）。

（3）坏死型Q波改变：表现为面对梗死心肌的导联上Q波异常加深增宽，即宽度≥0.04s，深度≥同导联R波的1/4，R波振幅降低，甚至R波消失而呈QS型。

考点4★★★　心肌缺血（见心电图8、心电图9）

（1）心绞痛：①典型心绞痛：发作时可出现暂时性急性心肌缺血的表现：面对缺血区的导联上出现S−T段水平型或下垂型压低≥0.1mV，T波倒置、低平或双向。②变异型心绞痛：S−T段抬高，常伴T波高耸，对应导联则表现为S−T段压低。

（2）慢性冠状动脉供血不足：①S−T段压低除aVR导联外，其他导联的S−T段压低。②T波改变主要表现为低平、双向或倒置。心内膜部分心肌缺血可出现高大T波；心外膜部分心肌缺血时出现对称性倒置T波，即"冠状T波"。

考点5★★★　期前收缩（见心电图10、心电图11、心电图12）

（1）室性期前收缩：①提早出现的QRS−T波群，其前无提早出现的异位P′波。

②QRS 波群形态宽大畸形，时间≥0.12s。③T 波方向与 QRS 波群主波方向相反。④有完全性代偿间歇（即室性期前收缩前、后的两个窦性 P 波的时距等于窦性 P－P 间距的两倍）。

（2）房性期前收缩：①提早出现的房性 P′波，形态与窦性 P 波不同。②P′－R 间期≥0.12s。③房性 P′波后有正常形态的 QRS 波群。④房性期前收缩后的代偿间歇不完全（房性期前收缩前后的两个窦性 P 波的时距短于窦性 P－P 间距的两倍）。

（3）交界性期前收缩：①提早出现的 QRS 波群，形态基本正常。②逆行的 P′波可出现在提早出现的 QRS 波群之前、之后、之中（见不到逆行的 P′波）。若逆行 P′波在 QRS 波群之前，P′－R 间期＜0.12s；若逆行 P′波在 QRS 波群之后，R－P′间期＜0.20s。③常有完全性代偿间歇。

考点 6★★ 阵发性室上性心动过速（见心电图 13）

①突然发生，突然终止，频率多为 150～250 次/分，节律快而规则。②QRS 波群形态基本正常，时间＜0.10s。③ST－T 可无变化，但发作时 S－T 段可有下移和 T 波倒置表现。④如能确定房性 P′波存在，且 P′－R 间期≥0.12s，为房性心动过速；如为逆行 P′波，P′－R 间期＜0.12s 或 R－P′间期＜0.20s，则为交界性心动过速；如不能明确区分，则统称为室上性心动过速。

考点 7★★ 心房颤动（见心电图 14）

①P 波消失，被一系列大小不等、间距不均、形态各异的心房颤动波（f 波）所取代，其频率为 350～600 次/分。②R－R 间距绝对不匀齐，即心室率完全不规则。③QRS 波群形态一般与正常窦性者相同。

考点 8★★ 室性心动过速（见心电图 15）

①为室性期前收缩的连续状态（连续 3 次或 3 次以上），频率多为 150～200 次/分，R－R 大致相等，室律可略有不齐。②QRS 波群宽大畸形，时间≥0.12s，T 波方向与 QRS 主波方向相反。③如能发现窦性 P 波，可见窦性 P 波的频率比 QRS 波群的频率明显缓慢，P 波与 QRS 波群之间无固定关系。④可有心室夺获或室性融合波。

考点 9 心室颤动（见心电图 16）

这是最严重的心律失常，是心脏停跳前的征象，此时表现为 QRS－T 波完全消失，被大小不等、极不匀齐的低小波所取代，频率为 200～500 次/分。

考点 10★★ 房室传导阻滞（见心电图 17、心电图 18、心电图 19、心电图 20）

（1）一度房室传导阻滞：①窦性 P 波之后均伴随有 QRS 波群。②P－R 间期延长，常≥0.21s（老年人＞0.22s）。

（2）二度房室传导阻滞

二度Ⅰ型：①P 波规律出现。②P－R 间期呈进行性延长（而 R－R 间距则进行性缩短），直至出现一次心室漏搏，其后 P－R 间期又恢复为最短，再逐渐延长，直至又出现心室漏搏。这种周而复始的现象，称为房室传导的文氏现象。房室传导比例可为 3∶2、4∶3、5∶4 等。

二度Ⅱ型：①P－R 间期恒定（正常或延长），部分 P 波后无 QRS 波群。②QRS 波群成比例地脱漏，形态一般正常或增宽畸形。房室传导比例常为2:1、3:2、4:3等。

凡连续出现2次或2次以上的QRS波群脱漏者，为高度房室传导阻滞，房室传导比例常呈3:1、4:1等。

（3）三度房室传导阻滞：①P波与QRS波群无固定关系，P-P间距、R-R间距各有其固定的节律。②心房率＞心室率（P波频率高于QRS波群频率）。QRS波群形态正常或宽大畸形。

（三）实战演练

1. 左心房肥大的心电图表现。（2017）

【参考答案】突出表现是心房除极时间延长。主要改变：①P波增宽≥0.12s，为前低后高的双峰型，两峰间距≥0.04s，以Ⅰ、Ⅱ、aVL导联明显，又称"二尖瓣型P波"。②V₁导联上，Ptf≤0.04mm·s。

2. 心肌梗死的心电图表现。（2017、2016、2015）

【参考答案】

（1）缺血型T波改变：表现为两支对称的、尖而深的、倒置T波，即"冠状T波"。

（2）损伤型S-T段改变：表现为面向损伤心肌的导联S-T段呈弓背向上抬高，甚至形成单向曲线（心肌梗死急性期的特征）。

（3）坏死型Q波改变：表现为面对梗死心肌的导联上Q波异常加深增宽，即宽度≥0.04s，深度≥同导联R波的1/4，R波振幅降低，甚至R波消失而呈QS型。

3. 心室颤动的心电图表现。（2017）

【参考答案】QRS-T波完全消失，被大小不等、极不匀齐的低小波所取代，频率为200～500次/分。

4. 房性期前收缩的心电图表现。（2017、2016）

【参考答案】①提早出现的房性P′波，形态与窦性P波不同。②P′-R间期≥0.12s。③房性P′波后有正常形态的QRS波群。④房性期前收缩后的代偿间歇不完全（房性期前收缩前后的两个窦性P波的时距短于窦性P-P间距的两倍）。

5. 二度Ⅰ型房室传导阻滞的心电图表现。（2017）

【参考答案】P波规律出现。②P-R间期呈进行性延长（而R-R间距则进行性缩短），直至出现一次心室漏搏，其后P-R间期又恢复为最短，再逐渐延长，直至又出现心室漏搏。这种周而复始的现象，称为房室传导的文氏现象。房室传导比例可为3:2、4:3、5:4等。

6. 阵发性室上性心动过速心电图表现。（2017、2015）

【参考答案】①突然发生，突然终止，频率多为150～250次/分，节律快而规则。②QRS波群形态基本正常，时间＜0.10s。③ST-T可无变化，但发作时S-T段可有下移和T波倒置表现。④如能确定房性P′波存在，且P′-R间期≥0.12s，为房性心动过速；如为逆行P′波，P′-R间期＜0.12s或R-P′间期＜0.20s，则为交界性心动过速；

如不能明确区分，则统称为室上性心动过速。

7. 变异型心绞痛的心电图表现。（2016）

【参考答案】S－T 段抬高，常伴 T 波高耸，对应导联则表现为 S－T 段压低。

8. 二度房室传导阻滞的心电图表现。（2016、2015）

【参考答案】

（1）二度Ⅰ型：①P 波规律出现。②P－R 间期呈进行性延长（而 R－R 间距则进行性缩短），直至出现一次心室漏搏，其后 P－R 间期又恢复为最短，再逐渐延长，直至又出现心室漏搏。这种周而复始的现象，称为房室传导的文氏现象。房室传导比例可为 3∶2、4∶3、5∶4 等。

（2）二度Ⅱ型：①P－R 间期恒定（正常或延长），部分 P 波后无 QRS 波群。②QRS 波群成比例地脱漏，形态一般正常或增宽畸形。房室传导比例常为 2∶1、3∶2、4∶3 等。凡连续出现 2 次或 2 次以上的 QRS 波群脱漏者，为高度房室传导阻滞，房室传导比例常呈 3∶1、4∶1 等。

9. 室性心动过速心电图表现。（2015）

【参考答案】①为室性期前收缩的连续状态（连续 3 次或 3 次以上），频率多为 150～200 次/分，R－R 大致相等，室律可略有不齐。②QRS 波群宽大畸形，时间≥0.12s，T 波方向与 QRS 主波方向相反。③如能发现窦性 P 波，可见窦性 P 波的频率比 QRS 波群的频率明显缓慢，P 波与 QRS 波群之间无固定关系。④可有心室夺获或室性融合波。

10. 心电图示 P 波后规律出现 QRS 波群，P－R 间期 0.36s，余无异常，做出心电图诊断。（2015、2014）

【参考答案】一度房室传导阻滞。

11. 典型心绞痛的心电图表现。（2015、2014）

【参考答案】发作时可出现暂时性急性心肌缺血的表现：面对缺血区的导联上出现 S－T 段水平型或下垂型压低≥0.1mV，T 波倒置、低平或双向。

12. 心房颤动的心电图表现。（2015、2014、2013）

【参考答案】①P 波消失，被一系列大小不等、间距不均、形态各异的心房颤动波（f 波）所取代，其频率为 350～600 次/分。②R－R 间距绝对不匀齐，即心室率完全不规则。③QRS 波群形态一般与正常窦性者相同。

13. 三度房室传导阻滞的心电图表现。（2014）

【参考答案】①P 波与 QRS 波群无固定关系，P－P 间距、R－R 间距各有其固定的节律。②心房率＞心室率（P 波频率高于 QRS 波群频率）。QRS 波群形态正常或宽大畸形。

二、X 线片

本部分所考查的内容为看图判断，以下考点中的 X 线图片内容请扫描微信二维码按图号查看。

扫一扫,看图片

（一）考试介绍

考查西医诊断学中影像学内容。本类考题与本部分第一、三考题 3 选 1 抽题作答，每份试卷 1 题，每题 5 分，共 5 分。

【样题】气胸的 X 线表现。

【参考答案】肺组织被气体压缩，于壁层胸膜与脏层胸膜之间形成无肺纹理的气胸区，少量气胸时，气胸区呈线状或带状无肺纹理区；大量气胸时，气胸区可占据肺野中外带；张力性气胸，可将肺完全压缩在肺门区，呈均匀的软组织影，可使纵隔向健侧移位，膈肌向下移位。

（二）考点汇总

考点 1★ 肺气肿

①两肺野透亮度增加。②肺纹理分布稀疏、纤细。③横膈位置低平（膈穹隆平坦，位置下降），活动度减弱。④胸廓呈桶状胸，前后径增宽，肋骨横行，肋间隙增宽。⑤心影狭长，呈垂位心。⑥侧位胸片见胸骨后间隙增宽。

考点 2★★★ 气胸（见 X 线片 1）

肺组织被气体压缩，于壁层胸膜与脏层胸膜之间形成无肺纹理的气胸区，少量气胸时，气胸区呈线状或带状无肺纹理区；大量气胸时，气胸区可占据肺野中外带；张力性气胸，可将肺完全压缩在肺门区，呈均匀的软组织影，可使纵隔向健侧移位，膈肌向下移位。

考点 3★★★ 胸腔积液（见 X 线片 2、X 线片 3）

（1）游离性胸腔积液：游离性胸腔积液最先积存在后肋膈角。

①少量积液时，于站位胸片正位时，仅见肋膈角变钝。②中等量积液时，胸片可见渗液曲线，液体上缘呈外高内低边缘模糊的弧线样影，此为胸腔积液的典型 X 线表现。③大量积液时，患侧肺野呈均匀致密阴影，纵隔向健侧移位，肋间隙增宽，膈肌下移。

（2）局限性胸腔积液：①包裹性积液：胸膜炎时，脏、壁层胸膜粘连使积液局限于胸膜腔的某部位，称为包裹性胸腔积液。好发于侧后胸壁。②叶间积液：胸腔积液局限在水平裂或斜裂的叶间裂时，称叶间积液。侧位胸片上可见液体位于叶间裂位置，呈梭形，密度均匀，边缘清晰。

考点 4 急性胃肠穿孔（见 X 线片 4）（2016 年版大纲新增考点）

主要征象为膈下游离气体，表现为双侧膈下线条状或新月状透光影，也称气腹。50mL 以上的气体 X 线才能发现。

考点 5 肠梗阻（见 X 线片 5）（2016 年版大纲新增考点）

主要征象为梗阻上段肠管扩张、积气、积液。肠内有气液平面，长短不一，高低不等，如阶梯状。

考点 6 长骨骨折（见 X 线片 6、X 线片 7）

①X 线表现为锐利而透明的骨折线，细微或不全骨折有时看不到明确的骨折线，而表现为骨皮质皱折、成角、凹折、裂痕，骨小梁中断、扭曲或嵌插。在中心 X 线通过骨折断面时，则骨折线显示清楚，否则显示不清，甚至不易发现。严重骨折骨骼常弯曲、变形。嵌入性或压缩性骨折骨小梁紊乱，甚至密度增高，而看不到骨折线。②根据骨折程度可分为完全性骨折和不完全性骨折。完全性骨折时骨折线贯穿骨骼全径，经常有骨折端移位。骨折线有横形、纵形、星形、斜形、螺旋形或粉碎形等，多见于四肢长骨。不完全性骨折时骨折线不贯穿全径。长骨端近关节处骨折多分为 T 形、Y 形骨折及嵌顿性骨折等。儿童青枝骨折常见于四肢长骨，似春天嫩柳枝折断时外皮相连而得名。

（三）实战演练

1. 急性胃肠穿孔的 X 线表现。（2017）

【参考答案】主要征象为膈下游离气体，表现为双侧膈下线条状或新月状透光影，也称气腹。50mL 以上的气体 X 线才能发现。

2. 肠梗阻的 X 线表现。（2017）

【参考答案】主要征象为梗阻上段肠管扩张、积气、积液。肠内有气液平面，长短不一，高低不等，如阶梯状。

3. 长骨骨折的 X 线表现。（2017、2016）

【参考答案】①X 线表现为锐利而透明的骨折线，细微或不全骨折有时看不到明确的骨折线，而表现为骨皮质皱折、成角、凹折、裂痕，骨小梁中断、扭曲或嵌插。在中心 X 线通过骨折断面时，则骨折线显示清楚，否则显示不清，甚至不易发现。严重骨折骨骼常弯曲、变形。嵌入性或压缩性骨折骨小梁紊乱，甚至密度增高，而看不到骨折线。②根据骨折程度可分为完全性骨折和不完全性骨折。完全性骨折时骨折线贯穿骨骼全径，经常有骨折端移位。骨折线有横形、纵形、星形、斜形、螺旋形或粉碎形等，多见于四肢长骨。不完全性骨折时骨折线不贯穿全径。长骨端近关节处骨折多分为 T 形、Y 形骨折及嵌顿性骨折等。儿童青枝骨折常见于四肢长骨，似春天嫩柳枝折断时外皮相连而得名。

4. 胸腔积液的 X 线表现。（2017、2014）

【参考答案】

（1）游离性胸腔积液：游离性胸腔积液最先积存在后肋膈角。①少量积液时，于站位胸片正位时，仅见肋膈角变钝。②中等量积液时，胸片可见渗液曲线，液体上缘呈外高内低边缘模糊的弧线样影，此为胸腔积液的典型 X 线表现。③大量积液时，患侧肺野呈均匀致密阴影，纵隔向健侧移位，肋间隙增宽，膈肌下移。

（2）局限性胸腔积液：①包裹性积液：胸膜炎时，脏、壁层胸膜粘连使积液局限于胸膜腔的某部位，称为包裹性积液。好发于侧后胸壁。②叶间积液：胸腔积液局限在水平裂或斜裂的叶间裂时，称叶间积液。侧位胸片上可见液体位于叶间裂位置，呈梭形，密度均匀，边缘清晰。

5. 右胸刺伤，X线片示右肺萎缩呈肿块状，右膈消失，气液平面。属于何病表现。(2015)

【参考答案】右侧胸部开放性液气胸。

6. 肺气肿的X线表现。(2014)

【参考答案】①两肺野透亮度增加。②肺纹理分布稀疏、纤细。③横膈位置低平（膈穹隆平坦，位置下降），活动度减弱。④胸廓呈桶状胸，前后径增宽，肋骨横行，肋间隙增宽。⑤心影狭长，呈垂位心。⑥侧位胸片见胸骨后间隙增宽。

三、 实验室检查

（一）考试介绍

考查西医诊断学中实验室检查内容。本类考题与本部分第一、二考题3选1抽题作答，每份试卷1题，每题5分，共5分。

【样题】血沉增快的临床意义。

【参考答案】

（1）生理性增快：见于妇女月经期、妊娠、儿童、老年人。

（2）病理性增快：①各种炎症，如细菌性急性炎症、风湿热和结核病活动期。②损伤及坏死，如急性心肌梗死、严重创伤等。③恶性肿瘤。④各种原因导致的高球蛋白血症，如多发性骨髓瘤、系统性红斑狼疮等。⑤贫血。

（二）考点汇总

考点1★★ 血红蛋白测定和红细胞计数

【参考值】

	血红蛋白测定	红细胞计数
男	120～160g/L	(4.0～5.5) ×10^{12}/L
女	110～150g/L	(3.5～5.0) ×10^{12}/L
新生儿	100～190g/L	(6.0～7.0) ×10^{12}/L

【临床意义】

（1）血红蛋白减少：见于贫血。贫血分为四级，轻度：男性低于120g/L，女性低于110g/L但高于90g/L；中度：60～90g/L；重度：30～60g/L；极重度：低于30g/L。贫血可分为三类：①红细胞生成减少，见于造血原料不足（如缺铁性贫血、巨幼细胞贫血），造血功能障碍（如再生障碍性贫血、白血病等），慢性系统性疾病（慢性感染、恶性肿瘤、慢性肾病等）。②红细胞破坏过多，见于各种溶血性贫血。③失血，如各种失血性贫血。

（2）红细胞和血红蛋白增多

相对性红细胞增多：见于大量出汗、连续呕吐、反复腹泻、大面积烧伤等。

绝对性红细胞增多：①继发性：生理性增多见于新生儿、高山居民、登山运动员和重体力劳动者。病理性增多见于阻塞性肺气肿、肺源性心脏病、发绀型先天性心脏病。②原发性：见于真性红细胞增多症。

考点2★白细胞计数

【参考值】

成人：$(4 \sim 10) \times 10^9/L$；儿童：$(5 \sim 12) \times 10^9/L$；新生儿：$(5 \sim 12) \times 10^9/L$。

【临床意义】

白细胞高于 $10 \times 10^9/L$ 称白细胞增多，低于 $4 \times 10^9/L$ 称白细胞减少。

（1）反应性粒细胞增多：见于①感染。②严重组织损伤。③急性大出血、溶血。④其他：如中毒、类风湿关节炎等。

（2）异常增生性粒细胞增多：见于急、慢性粒细胞性白血病，骨髓增殖性疾病（骨髓纤维化、真性红细胞增多症）等。

考点3★★★ 淋巴细胞计数

【参考值】

0.20~0.40。

【临床意义】

淋巴细胞增多见于①感染性疾病：主要为病毒感染，如麻疹、风疹、水痘、流行性腮腺炎、传染性单核细胞增多症等，也可见于某些杆菌感染，如结核病、百日咳、布氏杆菌病。②某些血液病。③急性传染病的恢复期。

考点4 血小板计数（2016年版大纲新增考点）

【参考值】

$(100 \sim 300) \times 10^9/L$。

【临床意义】

（1）血小板数低于 $100 \times 10^9/L$ 为血小板减少，见于再生障碍性贫血、急性白血病、原发性血小板减少性紫癜、脾功能亢进等。

（2）血小板数高于 $400 \times 10^9/L$ 为血小板增多。血小板反应性增多见于脾脏摘除术后、急性大失血及溶血之后。血小板原发性增多见于真性红细胞增多症、原发性血小板增多症、慢性粒细胞性白血病等。

考点5 网织红细胞计数（2016年版大纲新增考点）

【参考值】

成人：0.005~0.015，绝对值 $(24 \sim 48) \times 10^9/L$；新生儿：0.003~0.006。

【临床意义】

溶血性贫血、急性失血性贫血时网织红细胞显著增多；网织红细胞减少见于再生障碍性贫血、骨髓病性贫血（如白血病）。

考点6★★★ 红细胞沉降率（ESR）

【参考值】

成年男性：0~15mm/h；成年女性：0~20mm/h。

【临床意义】

（1）生理性增快：见于妇女月经期、妊娠、儿童、老年人。

（2）病理性增快：见于①各种炎症，如细菌性急性炎症、风湿热和结核病活动期。②损伤及坏死，如急性心肌梗死、严重创伤、骨折等。③恶性肿瘤。④各种原因导致的高球蛋白血症，如多发性骨髓瘤、感染性心内膜炎、系统性红斑狼疮、肾炎、肝硬化等。⑤贫血。

考点7 尿液的酸碱反应

【参考值】

pH 4.5~8.0。

【临床意义】

尿液酸度增高见于多食肉类、蛋白质，代谢性酸中毒，痛风等；碱性尿见于多食蔬菜、服用碳酸氢钠类药物、代谢性碱中毒、呕吐等。

考点8★尿液比密

【参考值】

1.015~1.025。

【临床意义】

尿比密减低见于尿崩症、慢性肾小球肾炎、急性肾衰竭和肾小管间质疾病等；肾实质严重损害出现等张尿，尿比密常固定，在1.010左右。

考点9★★★ 尿酮体

【参考值】

定性试验为阴性。

【临床意义】

糖尿病酮症酸中毒时尿酮体呈强阳性反应，妊娠呕吐、重症不能进食等也可呈阳性。

考点10★尿红细胞

【参考值】

玻片法0~3/HP，定量检查0~5/μL。

【临床意义】

离心后的尿沉渣，若红细胞＞3个/高倍视野，尿外观无血色者，称为镜下血尿；尿内含血量较多，外观呈红色，称肉眼血尿。多形性红细胞大于计数的80%称为肾小球源性血尿，见于各类肾小球疾病，如急慢性肾小球肾炎、紫癜性肾炎、狼疮性肾炎等；多形性红细胞＜50%，为非肾小球性血尿，见于泌尿系统肿瘤、肾结石、肾盂肾炎、急性膀胱炎等。

考点 11★ 红细胞管型的临床意义

见于肾小球疾病，如急进性肾小球肾炎、急性肾小球肾炎、慢性肾小球肾炎、狼疮性肾炎等。

考点 12★★★ 黏液脓样或黏液脓血便的临床意义

常见于痢疾、溃疡性结肠炎、直肠癌等。在阿米巴痢疾时，以血为主，呈暗红色果酱样；细菌性痢疾则以黏液及脓为主。

考点 13★★★ 粪便检查出现白细胞、红细胞的临床意义

（1）白细胞：大量白细胞出现，见于急性细菌性痢疾、溃疡性结肠炎。过敏性结肠炎、肠道寄生虫时，可见较多的嗜酸性粒细胞。

（2）红细胞：肠道下段炎症或出血时可见，如痢疾、溃疡性结肠炎、结肠癌、痔疮出血、直肠息肉等。

考点 14★★★ 隐血试验阳性的临床意义

阳性常见于消化性溃疡的活动期、胃癌、钩虫病以及消化道炎症、出血性疾病等。消化性溃疡隐血试验呈间断阳性，消化道癌症呈持续性阳性，故本试验对消化道出血的诊断及消化道肿瘤的普查、初筛和监测均有重要意义。服用铁剂，食用动物血或肝类、瘦肉以及大量绿叶蔬菜时，可出现假阳性。口腔出血或消化道出血被咽下后，可呈阳性反应。

考点 15 血清总蛋白（STP）和白蛋白/球蛋白（A/G）比值测定

血清总蛋白：60～80g/L；白蛋白：40～55g/L；球蛋白：20～30g/L；A/G 比值：1.5：1～2.5：1。

【临床意义】

（1）血清总蛋白和白蛋白增高：见于各种原因引起的血液浓缩、肾上腺皮质功能减退。

（2）血清总蛋白和白蛋白降低：①肝脏疾病，如亚急性重型肝炎、重度慢性肝炎、肝硬化、肝癌等。②营养不良。③蛋白丢失过多，如肾病综合征、慢性肾炎、严重烧伤等。④消耗增加，如恶性肿瘤、重症结核病、甲状腺功能亢进症等。

（3）血清总蛋白和球蛋白增高：①慢性肝脏疾病，如慢性活动性肝炎、自身免疫性肝炎、肝硬化等。②M 蛋白血症，如多发性骨髓瘤、淋巴瘤、原发性巨球蛋白血症等。③自身免疫性疾病，如系统性红斑狼疮、类风湿关节炎等。④慢性炎症，如结核病、疟疾等。

（4）A/G 比值倒置（A/G＜1）：见于肝功能严重损害及 M 蛋白血症，如肝硬化、肝癌、多发性骨髓瘤、原发性巨球蛋白血症等。

考点 16★★ 血清氨基转移酶测定

【参考值】

ALT 10～40U/L，AST 10～40U/L，ALT/AST≤1。

【临床意义】

（1）肝脏疾病：①病毒性肝炎时，ALT 与 AST 均显著升高，以 ALT 升高更加明显，是诊断病毒性肝炎的重要检测项目。急性重症肝炎 AST 明显升高，但在病情恶化时，黄疸进行性加深，酶活性反而降低，即出现"胆酶分离"现象，提示肝细胞严重坏死，预后不良。②慢性病毒性肝炎转氨酶轻度上升或正常。③肝硬化转氨酶活性正常或降低。④肝内、外胆汁淤积。⑤酒精性肝病、药物性肝炎、脂肪肝、肝癌等，转氨酶轻度升高或正常。酒精性肝病 AST 显著增高，ALT 轻度增高。

（2）**心肌梗死**：急性心肌梗死后 6~8 小时 AST 增高，4~5 天后恢复正常。

（3）**其他疾病**：骨骼肌疾病、肺梗死、肾梗死等转氨酶轻度升高。

考点 17★γ-谷氨酰转移酶（γ-GT）

【参考值】

γ-GT<50U/L。

【临床意义】

γ-GT 增高：见于①肝癌。②胆道阻塞。③肝脏疾病：急性肝炎 γ-GT 呈中等度升高；慢性肝炎、肝硬化的非活动期，γ-GT 正常，若 γ-GT 持续升高，提示病变活动或病情恶化；急慢性酒精性肝炎、药物性肝炎，γ-GT 可明显升高。

考点 18★★ 胆红素代谢检查

	血清胆红素定量（μmol/L）			尿液		粪便	
	总胆红素	非结合胆红素	结合胆红素	尿胆原	尿胆红素	颜色	粪胆原
健康人	3.4~17.1	1.7~10.2	0~6.8	1:20（-）	（-）	黄褐色	正常
溶血性黄疸	↑↑	↑↑	轻度↑或正常	强（+）	（-）	加深	增加
阻塞性黄疸	↑↑	轻度↑或正常	↑↑	（-）	（+）	变浅或灰白色	↓或消失
肝细胞性黄疸	↑↑	↑	↑	（+）或（-）	（+）	变浅或正常	↓或正常

考点 19★乙肝病毒表面抗体的临床意义

（1）HBsAg 及抗-HBs 测定：HBsAg 具有抗原性，不具有传染性。HBsAg 是感染 HBV 的标志，见于 HBV 携带者或乙肝患者。抗-HBs 一般在发病后 3~6 个月才出现，是一种保护性抗体。抗-HBs 阳性，见于注射过乙型肝炎疫苗或曾感染过 HBV，目前 HBV 已被清除者，对 HBV 已有了免疫力。

（2）抗-HBc 测定：抗-HBc 不是中和抗体，而是反映肝细胞受到 HBV 侵害的可靠指标，主要有 IgM 和 IgG 两型。抗-HBcIgM 是机体感染 HBV 后出现最早的特异性抗体，滴度较高。抗-HBcIgM 阳性，是诊断急性乙肝和判断病毒复制的重要指标，并提示有强传染性。抗-HBcIgG 阳性高滴度，表明患有乙型肝炎且 HBV 正在复制；抗-HBcIgG 阳性低滴度，则是 HBV 既往感染的指标，可在体内长期存在，有流行病学意义。

（3）HBeAg 及抗 - HBe 测定：HBeAg 阳性表示有 HBV 复制，传染性强。抗 - HBe 多见于 HBeAg 转阴的病人，它意味着 HBV 大部分已被清除或抑制，是传染性降低的一种表现。抗 - HBe 并非保护性抗体，它不能抑制 HBV 的增殖。

考点20★ "大三阳""小三阳"的临床意义

HBsAg、HBeAg 及抗 - HBc 阳性俗称"大三阳"，提示 HBV 正在大量复制，有较强的传染性。HBsAg、抗 - HBe 及抗 - HBc 阳性俗称"小三阳"，提示 HBV 复制减少，传染性已降低。

考点21 内生肌酐清除率（Ccr）测定（2016 年版大纲新增考点）

【参考值】

成人：80 ~ 120mL/min。

【临床意义】

根据 Ccr 将肾功能分四期：50 ~ 80mL/min 为肾功能代偿期，20 ~ 50mL/min 为肾功能失代偿期，10 ~ 20mL/min 为肾功能衰竭期，Ccr < 10mL/min 为尿毒症期。

考点22 血肌酐（Cr）测定

【参考值】

全血肌酐 88 ~ 177μmol/L。血清或血浆肌酐：男性 53 ~ 106μmol/L；女性 44 ~ 97μmol/L。

【临床意义】

测定血中 Cr 浓度可反映肾小球的滤过功能，敏感性优于血尿素氮，是评价肾功能损害程度的重要指标。肾功能代偿期 Cr 133 ~ 177μmol/L，肾功能失代偿期 Cr 186 ~ 442μmol/L，肾功能衰竭期 Cr 445 ~ 701μmol/L，尿毒症期 Cr > 707μmol/L。

考点23 血清尿素氮（BUN）测定

【参考值】

成人：3.2 ~ 7.1mmol/L。

【临床意义】

（1）肾前性因素：肾血流量不足：见于脱水、心功能不全、休克、水肿、腹水等。

（2）肾脏疾病：如慢性肾炎、肾动脉硬化症、严重肾盂肾炎、肾结核和肾肿瘤的晚期。对尿毒症的诊断及预后估计有重要意义。

（3）肾后性因素：尿路梗阻，如尿路结石、前列腺肥大、泌尿生殖系统肿瘤等。

（4）体内蛋白质分解过剩：见于急性传染病、脓毒血症、上消化道出血、大面积烧伤、大手术后和甲状腺功能亢进症等。

考点24★★★ 血清尿酸（UA）测定

【参考值】

男性：268 ~ 488μmol/L；女性：178 ~ 387μmol/L。

【临床意义】

血清尿酸增高：见于①UA 排泄障碍，如急慢性肾炎、肾结石、尿道梗阻等。②UA 生成增加，见于痛风、慢性白血病、多发性骨髓瘤等。③进食高嘌呤饮食过多。

④药物影响如吡嗪酰胺等。

考点 25★血糖测定

【参考值】

空腹血糖：血清 3.9 ~ 6.1mmol/L。

【临床意义】

（1）病理性高血糖：见于①各型糖尿病。②其他内分泌疾病，如甲状腺功能亢进症、嗜铬细胞瘤、肾上腺皮质功能亢进等。③应激性高血糖，如颅内高压、颅脑外伤、中枢神经系统感染、心肌梗死等。④药物影响，如噻嗪类利尿剂、口服避孕药、泼尼松等。⑤肝脏和胰腺疾病，如严重肝病、重症胰腺炎、胰腺癌等。⑥其他，如高热、呕吐、腹泻等。

（2）病理性血糖降低：见于①胰岛 B 细胞增生或肿瘤、胰岛素注射过量等。②缺乏抗胰岛素的激素，如生长激素、甲状腺激素、肾上腺皮质激素等。③肝糖原贮存缺乏，如急性重症肝炎、急性肝炎、肝硬化、肝癌等。④其他，如药物影响（如磺胺药、水杨酸等）、急性乙醇中毒、特发性低血糖等。

考点 26★★ 口服葡萄糖耐量试验（OGTT）

【参考值】

空腹血糖（FBG）≤6.1mmol/L，口服葡萄糖 30 ~ 60mm 达高峰，峰值≤11mmol/L；2 小时血糖 <7.8mmol/L，3 小时回复到正常水平。全部尿糖定性试验均为阴性。

【临床意义】

糖耐量受损：FBG <6.1mmol/L，OGTT2 小时血糖介于 7.8 ~ 11.1mmol/L 之间。见于甲状腺功能亢进症、皮质醇增多症、肢端肥大症、肥胖症等。

考点 27★★ 糖化血红蛋白检测

【参考值】

HbA_{1c} 4% ~ 6%，HbA_1 5% ~ 8%。

【临床意义】

（1）评价糖尿病控制程度：HbA_{1c} 增高提示近 2 ~ 3 月糖尿病控制不良，HbA_{1c} 越高，血糖水平越高，病情越重，可作为糖尿病长期控制的检测指标。

（2）筛检糖尿病：HbA_{1c} ≥6.5% 作为糖尿病诊断标准之一。

（3）鉴别高血压：糖尿病高血糖的 HbA_{1c} 增高，而应激性糖尿病的 HbA_{1c} 正常。

（4）预测血管并发症：HbA_{1c} >10%，提示血管并发症重。

考点 28★★★ 血清总胆固醇（TC）测定

【参考值】

合适水平 TC < 5.20mmol/L，边缘水平 5.23 ~ 5.69mmol/L，升高 TC > 5.72mmol/L。

【临床意义】

TC 增高：是冠心病的危险因素之一，高 TC 者动脉硬化、冠心病的发生率较高。TC 升高还见于甲状腺功能减退症、糖尿病、肾病综合征、胆总管阻塞、长期高脂饮食等。

考点 29 ★ ★ 血清甘油三酯（TG）测定

【参考值】

0.56~1.70mmol/L。

【临床意义】

（1）TG 增高：见于冠心病、原发性高脂血症、动脉硬化症、肥胖症、阻塞性黄疸、糖尿病、肾病综合征等。

（2）TG 降低：见于甲状腺功能亢进症、肾上腺皮质功能减退或肝功能严重低下等。

考点 30 ★ ★ 血清脂蛋白测定

【参考值】

低密度脂蛋白胆固醇（LDL-C）：≤3.12mmol/L 为合适范围，3.15~3.61mmol/L 为边缘性升高，>3.64mmol/L 为升高。

高密度脂蛋白胆固醇（HDL-C）：1.03~2.07mmol/L，>1.04mmol/L 为合适范围，<0.91mmol/L 为降低。

【临床意义】

低密度脂蛋白胆固醇：LDL-C 与冠心病发病呈正相关，LDL-C 升高是动脉粥样硬化的潜在危险因素。

高密度脂蛋白胆固醇：HDL-C 具有抗动脉粥样硬化作用，与 TG 呈负相关，也与冠心病发病呈负相关。HDL-C 明显降低，多见于心脑血管病、糖尿病、肝炎、肝硬化等。

考点 31 ★ 血钾测定

【参考值】

3.5~5.5mmol/L。

【临床意义】

（1）血清钾增高：见于①肾脏排钾减少，如急慢性肾功能不全及肾上腺皮质功能减退等。②摄入或注射大量钾盐，超过肾脏排钾能力。③严重溶血或组织损伤。④组织缺氧或代谢性酸中毒时大量细胞内的钾转移至细胞外。

（2）血清钾降低：见于①钾盐摄入不足，如长期低钾饮食、禁食或厌食等。②钾丢失过多，如严重呕吐、腹泻或胃肠减压，应用排钾利尿剂及肾上腺皮质激素。

考点 32 ★ 血清钠测定

【参考值】

135~145mmol/L。

【临床意义】

血清钠降低见于①胃肠道失钠，如幽门梗阻，呕吐，腹泻，胃肠道、胆道、胰腺手术后造瘘、引流等。②尿钠排出增多，见于严重肾盂肾炎、肾小管严重损害、肾上腺皮质功能不全、糖尿病及应用利尿剂治疗等。③皮肤失钠，如大量出汗、大面积烧伤及创伤等。④抗利尿激素过多，如肾病综合征、肝硬化腹水及右心衰竭等。

考点33★★ 血清氯化物测定

【参考值】

96～106mmol/L。

【临床意义】

低钠血症常伴低氯血症。但当大量损失胃液时，以失氯为主而失钠很少；若大量丢失肠液时，则失钠甚多而失氯较少。低氯血症还见于大量出汗、长期应用利尿剂等引起氯离子丢失过多。

考点34★★★ 淀粉酶（AMS）测定

【参考值】

血清800～1800U/L，尿液100～1200U/L。

【临床意义】

活性增高：见于①胰腺炎：急性胰腺炎血、尿淀粉酶明显升高，慢性胰腺炎急性发作、胰腺囊肿等AMS也升高。②胰腺癌。③急腹症，如消化性溃疡穿孔、机械性肠梗阻、胆管梗阻、急性胆囊炎等。

考点35★★ 血清肌酸激酶（CK）测定

【参考值】

男性38～174U/L，女性26～140U/L。

【临床意义】

（1）心脏疾患：①急性心肌梗死：发病后数小时即开始增高，是AMI早期诊断的敏感指标之一。②心肌炎。

（2）骨骼肌病变与损伤：如多发性肌炎、进行性肌营养不良、重症肌无力等。

（3）其他：心脏或非心脏手术及心导管术、电复律等时，均可引起CK活性升高。

考点36 血清肌酸激酶同工酶测定

【参考值】

CKMM活性94%～96%，CKMB活性＜5%，CKBB极少或为0。

【临床意义】

（1）CKMB增高：见于①急性心肌梗死：是早期诊断急性心肌梗死的重要指标，特异性及敏感性较高。②其他心肌损伤：如心肌炎、心脏手术等。

（2）CKMM增高：见于急性心肌梗死，其他肌肉疾病，如重症肌无力、肌萎缩、多发性肌炎，以及手术、创伤等。

（3）CKBB增高：见于：①神经系统疾病，如脑梗死、脑损伤、脑出血等。②肿瘤，如肺、肠、胆囊、前列腺等部位肿瘤。

考点37★乳酸脱氢酶测定

【参考值】

LDH活性104～245U/L。

【临床意义】

（1）肝胆疾病：肝癌尤其是转移性肝癌时 LDH 显著升高；急性肝炎、慢性肝炎等多数肝胆疾病也常有 LDH 的升高。

（2）急性心肌梗死。

（3）其他：恶性肿瘤、白血病、骨骼肌损伤、肌营养不良、胰腺炎、肺梗死等均有 LDH 的升高。

考点 38 肌钙蛋白 I（cTnI）测定（2016 年版大纲新增考点）

【参考值】

cTnI < 0.2μg/L。诊断临界值为 > 1.5μg/L。

【临床意义】

（1）急性心肌梗死：在发病后 3 ~ 6h，cTnI 开始升高，其特异性较 cTnT 高。

（2）不稳定型心绞痛：cTnI 也可升高，提示有小范围梗死的可能。

考点 39　B 型心钠素（心力衰竭标志物）测定（2016 年版大纲新增考点）

【参考值】

诊断心衰的 NT – pro – BNP 界值建议：年龄 < 50 岁为 450pg/mL，50 ~ 70 岁为 900pg/mL，> 70 岁为 1800pg/mL，< 300pg/mL 可基本排除心衰。

【临床意义】

（1）用于心衰的诊断、分级和预后判断：NT – pro – BNP > 2000pg/mL 基本可确定心衰，NT – pro – BNP < 400pg/mL 基本可除外心衰（2008 年欧洲心衰指南）。

（2）AMI 诊断。

（3）呼吸困难的鉴别。

（4）心脏疾病治疗检测。

（5）其他心脏疾病诊断。

考点 40★★★ 抗链球菌溶血素"O"（ASO）测定

【参考值】

定性：阴性。定量：ASO < 500U。

【临床意义】

ASO 升高常见于 A 群溶血性链球菌感染及感染后免疫反应所致的疾病，如感染性心内膜炎及扁桃体炎、风湿热、链球菌感染后急性肾小球肾炎等。

考点 41★★★ 类风湿因子（RF）检查

【参考值】

定性：阴性。定量：血清稀释度 < 1∶10。

【临床意义】

（1）未经治疗的类风湿关节炎病人，RF 阳性率为 80%，且滴度常超过 1∶160。

（2）系统性红斑狼疮、硬皮病、皮肌炎等风湿性疾病，以及感染性疾病如传染性单核细胞增多症、感染性心内膜炎、结核病等，RF 也可阳性，但其滴度均较低。有 1% ~ 4% 的正常人可呈弱阳性反应，尤以 75 岁以上的老年人多见。

第三站　临床答辩

考点 42★★★ 血清甲胎蛋白（AFP）测定

【参考值】

AFP＜20μg/L。

【临床意义】

（1）原发性肝癌：AFP 是目前诊断原发性肝细胞癌最特异的标志物，50% 患者 AFP＞300μg/L，但也有部分病人 AFP 不增高或增高不明显。

（2）病毒性肝炎、肝硬化：AFP 可升高（常＜200μg/L）。

（3）妊娠：3～4 个月后，AFP 上升，7～8 个月达高峰（＜400μg/L），分娩后约 3 周即恢复正常。孕妇血清中 AFP 异常升高，有可能为胎儿神经管畸形。

（4）其他：生殖腺胚胎性肿瘤、胃癌、胰腺癌等血中 AFP 也可增加。

考点 43 漏出液与渗出液的鉴别要点

项目	漏出液	渗出液
原因	非炎症性	炎症、肿瘤或理化刺激
外观	淡黄、浆液性	黄色、脓性、血性、乳糜性
透明度	透明或微混	多浑浊
比重	＜1.015	＞1.018
凝固	不自凝	能自凝
黏蛋白定性	阴性	阳性
蛋白质定量	＜25g/L	＞30g/L
葡萄糖定量	与血糖相近	常低于血糖水平
细胞计数	常＜100×10^6/L	常＞500×10^6/L
细胞分类	以淋巴细胞为主	以中性粒细胞或淋巴细胞为主
细菌检查	阴性	可找到致病菌
LDH	＜200IU	＞200IU

考点 44 血气分析（2016 年版大纲新增考点）

（1）代谢性酸中毒：常见病因有糖尿病酮症酸中毒、长期高热、严重感染、休克、肾功能衰竭、严重腹泻、肠瘘等。

（2）代谢性碱中毒：常见于严重呕吐、幽门梗阻，严重低钾、低氯血症，库欣综合征或长期大量使用糖皮质激素等。

（3）呼吸性酸中毒：常见于 COPD、肺心病、肺纤维化、严重支气管哮喘、各种病因的呼吸衰竭等。

（4）呼吸性碱中毒：可见于过度换气，如精神过度紧张、使用呼吸兴奋剂或呼吸机、颅脑病变等。

（5）呼吸性酸中毒合并代谢性碱中毒：常见于肺心病并发酸碱失衡时，也见于使用碱性药物过量，或使用利尿剂、糖皮质激素不当引起的低血钾、低血氯等。

（7）呼吸性酸中毒合并代谢性酸中毒：也是肺心病并发酸碱失衡时的常见表现，还可见于各种病因的严重缺氧、休克，以及COPD、肺纤维化合并严重感染时。

（8）呼吸性碱中毒合并代谢性酸中毒：可见于肺心病并发酸碱平衡紊乱时，或癔症较长时间发作，过度换气同时合并感染发热等。

（9）呼吸性碱中毒合并代谢性碱中毒：是一种严重的碱中毒。临床虽然相对少见，但预后极差。可见于肝硬化合并肝肺综合征时。

（三）实战演练

1. 空腹血糖8.9mmol/L的临床意义。（2017）

【参考答案】空腹血糖的参考值为血清3.9～6.1mmol/L。空腹血糖8.9mmol/L为病理性高血糖。见于①各型糖尿病。②其他内分泌疾病，如甲状腺功能亢进症、嗜铬细胞瘤、肾上腺皮质功能亢进等。③应激性高血糖，如颅内高压、颅脑外伤、中枢神经系统感染、心肌梗死等。④药物影响，如噻嗪类利尿剂、口服避孕药、泼尼松等。⑤肝脏和胰腺疾病，如严重肝病、重症胰腺炎、胰腺癌等。⑥其他，如高热、呕吐、腹泻等。

2. 甲胎蛋白升高的临床意义。（2017、2016、2015、2013）

【参考答案】甲胎蛋白升高见于原发性肝癌。AFP是目前诊断原发性肝细胞癌最特异的标志物，50%患者AFP＞300μg/L，但也有部分病人AFP不增高或增高不明显。

3. 抗链球菌溶血素"O"阳性的临床意义。（2017）

【参考答案】ASO阳性常见于A群溶血性链球菌感染及感染后免疫反应所致的疾病，如感染性心内膜炎及扁桃体炎、风湿热、链球菌感染后急性肾小球肾炎等。

4. 男性血清尿素氮10.9mmol/L的临床意义。（2017、2016）

【参考答案】血清尿素氮的参考值为3.2～7.1mmol/L。血清尿素氮10.9mmol/L提示升高。见于①肾前性因素：肾血流量不足：见于脱水、心功能不全、休克、水肿、腹水等。②肾脏疾病：如慢性肾炎、肾动脉硬化症、严重肾盂肾炎、肾结核和肾肿瘤的晚期。对尿毒症的诊断及预后估计有重要意义。③肾后性因素：尿路梗阻，如尿路结石、前列腺肥大、泌尿生殖系统肿瘤等。④体内蛋白质分解过剩：见于急性传染病、脓毒血症、上消化道出血、大面积烧伤、大手术后和甲状腺功能亢进症等。

5. 红细胞管型的临床意义。（2017、2014）

【参考答案】红细胞管型见于肾小球疾病，如急进性肾小球肾炎、急性肾小球肾炎、慢性肾小球肾炎、狼疮性肾炎等。

6. 红细胞计数$2.8×10^{12}$/L的临床意义。（2017、2016、2014、2013）

【参考答案】红细胞计数的参考值：男：$(4.5～5.5)×10^{12}$/L；女：$(3.5～4.5)×10^{12}$/L；新生儿：$(6.0～7.0)×10^{12}$/L。因此红细胞计数$2.8×10^{12}$/L为贫血。贫血可分为三类：①红细胞生成减少，见于造血原料不足（如缺铁性贫血、巨幼细胞贫血），造血功能障碍（如再生障碍性贫血、白血病等），慢性系统性疾病（慢性感染、恶性肿瘤、慢性肾病）。②红细胞破坏过多，见于各种溶血性贫血。③失血，如各种失血性贫血。

7. HBsAg、HBeAg 及抗－HBc 阳性的临床意义。(2017)

【参考答案】HBsAg、HBeAg 及抗－HBc 阳性俗称"大三阳"，提示 HBV 正在大量复制，有较强的传染性。

8. 血常规检查，白细胞 $13 \times 10^9/L$，中性粒细胞84%，考虑什么疾病。(2017、2015)

【参考答案】反应性粒细胞增多：见于①感染。②严重组织损伤。③急性大出血、溶血。④其他：如中毒、类风湿关节炎等。

9. 血沉 65mm/h 的临床意义。(2017)

【参考答案】血沉的参考值：成年男性：0～15mm/h，成年女性：0～20mm/h。因此血沉 65mm/h 提示血沉增快。①生理性增快：见于妇女月经期、妊娠、儿童、老年人。②病理性增快：见于各种炎症，如细菌性急性炎症、风湿热和结核病活动期；损伤及坏死，如急性心肌梗死、严重创伤、骨折等；恶性肿瘤；各种原因导致的高球蛋白血症，如多发性骨髓瘤、感染性心内膜炎、系统性红斑狼疮、肾炎、肝硬化等；贫血。

10. 渗出液和漏出液的性质。(2017、2016、2013)

【参考答案】

项目	漏出液	渗出液
原因	非炎症性	炎症、肿瘤或理化刺激
外观	淡黄、浆液性	黄色、脓性、血性、乳糜性
透明度	透明或微混	多浑浊
比重	<1.015	>1.018
凝固	不自凝	能自凝
黏蛋白定性	阴性	阳性
蛋白质定量	<25g/L	>30g/L
葡萄糖定量	与血糖相近	常低于血糖水平
细胞计数	常 $<100 \times 10^6/L$	常 $>500 \times 10^6/L$
细胞分类	以淋巴细胞为主	以中性粒细胞或淋巴细胞为主
细菌检查	阴性	可找到致病菌
LDH	<200IU	>200IU

11. 血尿的临床意义。(2017)

【参考答案】离心后的尿沉渣，若红细胞 >3 个/高倍视野，尿外观无血色者，称为镜下血尿；尿内含血量较多，外观呈红色，称肉眼血尿。多形性红细胞大于计数的80%称为肾小球源性血尿，见于各类肾小球疾病，如急慢性肾小球肾炎、紫癜性肾炎、狼疮性肾炎等；多形性红细胞 <50%，为非肾小球性血尿，见于泌尿系统肿瘤、肾结

石、肾盂肾炎、急性膀胱炎等。

12. 血清氨基转移酶升高的临床意义。（2017、2016、2015、2013）

【参考答案】

（1）肝脏疾病：①病毒性肝炎时，ALT 与 AST 均显著升高，以 ALT 升高更加明显，是诊断病毒性肝炎的重要检测项目。急性重症肝炎 AST 明显升高，但在病情恶化时，黄疸进行性加深，酶活性反而降低，即出现"胆酶分离"现象，提示肝细胞严重坏死，预后不良。②慢性病毒性肝炎转氨酶轻度上升或正常。③肝硬化转氨酶活性正常或降低。④肝内、外胆汁淤积。⑤酒精性肝病、药物性肝炎、脂肪肝、肝癌等，转氨酶轻度升高或正常。酒精性肝病 AST 显著增高，ALT 轻度增高。

（2）心肌梗死：急性心肌梗死后 6~8 小时 AST 增高，4~5 天后恢复正常。

（3）其他疾病：骨骼肌疾病、肺梗死、肾梗死等转氨酶轻度升高。

13. 中性粒细胞增多除急、慢性白血病外的临床意义。（2017）

【参考答案】

（1）反应性粒细胞增多：见于①感染。②严重组织损伤。③急性大出血、溶血。④其他：如中毒、类风湿关节炎等。

（2）异常增生性粒细胞增多：见于骨髓增殖性疾病（骨髓纤维化、真性红细胞增多症）等。

14. 血清肌酸激酶的临床意义。（2017、2015、2014）

【参考答案】

（1）心脏疾患：①急性心肌梗死：发病后数小时即开始增高，是 AMI 早期诊断的敏感指标之一。②心肌炎。

（2）骨骼肌病变与损伤：如多发性肌炎、进行性肌营养不良、重症肌无力等。

（3）其他：心脏或非心脏手术及心导管术、电复律等时，均可引起 CK 活性升高。

15. 成年男性血钾 6.5mmol/L 的临床意义。（2017、2016）

【参考答案】血钾参考值为 3.5~5.5mmol/L。血钾 6.5mmol/L 提示血钾增高。见于①肾脏排钾减少，如急慢性肾功能不全及肾上腺皮质功能减退等。②摄入或注射大量钾盐，超过肾脏排钾能力。③严重溶血或组织损伤。④组织缺氧或代谢性酸中毒时大量细胞内的钾转移至细胞外。

16. 腹痛黏液脓血便，便中大量白细胞、红细胞提示的临床意义。（2017、2015）

【参考答案】①白细胞：大量白细胞出现，见于急性细菌性痢疾、溃疡性结肠炎。过敏性结肠炎、肠道寄生虫时，可见较多的嗜酸性粒细胞。②红细胞：肠道下段炎症或出血时可见，如痢疾、溃疡性结肠炎、结肠癌、痔疮出血、直肠息肉等。

17. 尿酮体（++）的临床意义。（2016、2015、2013）

【参考答案】糖尿病酮症酸中毒时尿酮体呈强阳性反应，妊娠呕吐、重症不能进食等也可呈阳性。

18. 化验单显示类风湿因子 1:1200 的临床意义。（2016）

【参考答案】类风湿因子定量：血清稀释度 <1:10。类风湿因子 1:1200 提示类风

湿因子呈阳性，患者属于未经治疗的类风湿关节炎病人。

19. 肌酐540μmol/L的临床分期。（2016）

【参考答案】测定血中Cr浓度可反映肾小球的滤过功能，敏感性优于血尿素氮，是评价肾功能损害程度的重要指标。肾功能代偿期Cr 133～177μmol/L，肾功能失代偿期Cr 186～442μmol/L，肾功能衰竭期Cr 445～701μmol/L，尿毒症期Cr > 707μmol/L。因此，肌酐540μmol/L属于肾功能衰竭期。

20. 胆固醇升高的临床意义。（2016、2015）

【参考答案】TC增高是冠心病的危险因素之一，高TC者动脉硬化、冠心病的发生率较高。TC升高还见于甲状腺功能减退症、糖尿病、肾病综合征、胆总管阻塞、长期高脂饮食等。

21. 血清钾2.66mmol/L的临床意义。（2016、2014）

【参考答案】血钾参考值为3.5～5.5mmol/L。血钾2.66mmol/L为血钾降低。见于①钾盐摄入不足，如长期低钾饮食、禁食或厌食等。②钾丢失过多，如严重呕吐、腹泻或胃肠减压，应用排钾利尿剂及肾上腺皮质激素。

22. 2型糖尿病患者餐前血糖8.5mmol/L，检查近1～2个月血糖，应做什么实验室检查。（2016）

【参考答案】糖化血红蛋白和糖化血浆白蛋白测定：前者反映采血前2～3个月内平均血糖控制水平，后者可反映病人近2～3周内血糖总的水平。

23. ASO =800U的临床意义。（2016、2015、2014）

【参考答案】抗链球菌溶血素"O"定量：ASO < 500U。ASO = 800U为ASO升高，常见于A群溶血性链球菌感染及感染后免疫反应所致的疾病，如感染性心内膜炎及扁桃体炎、风湿热、链球菌感染后急性肾小球肾炎等。

24. 大便隐血（++）的临床意义。（2016、2013）

【参考答案】阳性常见于消化性溃疡的活动期、胃癌、钩虫病以及消化道炎症、出血性疾病等。消化性溃疡隐血试验呈间断阳性，消化道癌症呈持续性阳性，故本试验对消化道出血的诊断及消化道肿瘤的普查、初筛和监测均有重要意义。服用铁剂，食用动物血或肝类、瘦肉以及大量绿叶蔬菜时，可出现假阳性。口腔出血或消化道出血被咽下后，可呈阳性反应。

25. 成人淋巴细胞升高的意义。（2015）

【参考答案】见于①感染性疾病：主要为病毒感染，如麻疹、风疹、水痘、流行性腮腺炎、传染性单核细胞增多症等，也可见于某些杆菌感染，如结核病、百日咳、布氏杆菌病。②某些血液病。③急性传染病的恢复期。

26. 低密度脂蛋白4.13mmol/L，分析结果及临床意义。（2015）

【参考答案】低密度脂蛋白胆固醇（LDL－C）：≤3.12mmol/L为合适范围，3.15～3.61mmol/L为边缘性升高，>3.64mmol/L为升高。因此，低密度脂蛋白4.13mmol/L为LDL－C升高。LDL－C与冠心病发病呈正相关，LDL－C升高是动脉粥样硬化的潜在危险因素。

27. 脑出血 1 天，查血糖 9.4mmol/L，糖化血红蛋白 5.6% 的临床意义。(2015)

【参考答案】病理性高血糖：见于①各型糖尿病。②其他内分泌疾病，如甲状腺功能亢进症、嗜铬细胞瘤、肾上腺皮质功能亢进等。③应激性高血糖，如颅内高压、颅脑外伤、中枢神经系统感染、心肌梗死等。④药物影响，如噻嗪类利尿剂、口服避孕药、泼尼松等。⑤肝脏和胰腺疾病，如严重肝病、重症胰腺炎、胰腺癌等。⑥其他，如高热、呕吐、腹泻等。因此，脑出血 1 天，查血糖 9.4mmol/L，糖化血红蛋白 5.6% 为应激性高血糖。

28. 淀粉酶升高的临床意义。(2014、2013)

【参考答案】见于①胰腺炎：急性胰腺炎血、尿淀粉酶明显升高，慢性胰腺炎急性发作、胰腺囊肿等 AMS 也升高。②胰腺癌。③急腹症，如消化性溃疡穿孔、机械性肠梗阻、胆管梗阻、急性胆囊炎等。

29. 血清胆固醇增高，除冠心病、动脉硬化外还应考虑何种疾病。(2014)

【参考答案】血清胆固醇增高：除冠心病、动脉硬化外，还见于原发性高脂血症、肥胖症、阻塞性黄疸、糖尿病、肾病综合征等。

30. 甘油三酯 0.19mmol/L 的临床意义。(2014)

【参考答案】甘油三酯的参考值为 0.56 ~ 1.70mmol/L。甘油三酯 0.19mmol/L 为甘油三酯降低。见于甲状腺功能亢进症、肾上腺皮质功能减退或肝功能严重低下等。

31. 类风湿因子 1∶40 的临床意义。(2014、2013)

【参考答案】类风湿因子定量：血清稀释度 <1∶10。类风湿因子 1∶40 可见于系统性红斑狼疮、硬皮病、皮肌炎等风湿性疾病，以及感染性疾病如传染性单核细胞增多症、感染性心内膜炎、结核病等。有 1% ~ 4% 的正常人可呈弱阳性反应，尤以 75 岁以上的老年人多见。

32. 某男大量高脂饮食后胰腺淀粉酶 3500U/L，有何临床意义。(2014)

【参考答案】淀粉酶参考值：血清 800 ~ 1800U/L，尿液 100 ~ 1200U/L。血清淀粉酶超过正常值 3 倍可确诊为急性胰腺炎。因此淀粉酶 3500U/L 提示急性胰腺炎。

33. 肝硬化患者出现行为异常，血氨 76μmol/L，有何临床意义。(2013)

【参考答案】肝性脑病。

34. 尿比密 1.001，无多饮，有何临床意义。(2013)

【参考答案】见于尿崩症、慢性肾小球肾炎、急性肾衰竭和肾小管间质疾病等；肾实质严重损害出现等张尿，尿比密常固定，在 1.010 左右。

35. HBsAg、抗－HBe 及抗－HBc 阳性的临床意义。(2013)

【参考答案】HBsAg、抗－HBe 及抗－HBc 阳性俗称"小三阳"，提示 HBV 复制减少，传染性已降低。